高 等 学 校 教 材

中国传统养生学

项立敏　主编

化学工业出版社

·北京·

内容简介

《中国传统养生学》分为养生知识篇和养生方法篇两篇，涉及科学养生的方方面面，并介绍了我国古代多种效果佳、实用性强的"动以养生"的方法。养生知识篇包括：养生绪论、养生学的理论基础、养生学的发展与充实、衰老探索等；养生方法篇包括：情志养生法、环境养生法、饮食养生法、运动养生法、起居养生法、四时养生法等内容。另外，增加常见骨伤科疾病养生指导，更好地满足体育运动伤害事故和常见骨伤科病的保健与预防。

《中国传统养生学》可作体育类专业本科生教材，也可供其他专业的公选课教材。

图书在版编目（CIP）数据

中国传统养生学 / 项立敏主编. —北京：化学工业出版社，2021.3（2024.7重印）
ISBN 978-7-122-38276-4

Ⅰ.①中…　Ⅱ.①项…　Ⅲ.①养生（中医）-教材
Ⅳ.①R212

中国版本图书馆 CIP 数据核字（2020）第 265952 号

责任编辑：傅四周　陶艳玲
责任校对：王　静　　　　　　　　　　　　　　装帧设计：韩　飞

出版发行：化学工业出版社有限公司（北京市东城区青年湖南街 13 号　邮政编码 100011）
印　　装：北京建宏印刷有限公司
787mm×1092mm　1/16　印张 16　字数 407 千字　2024 年 7 月北京第 1 版第 4 次印刷

购书咨询：010-64518888　　　　　　　　售后服务：010-64518899
网　　址：http://www.cip.com.cn
凡购买本书，如有缺损质量问题，本社销售中心负责调换。

定　　价：65.00 元　　　　　　　　　　　　　　　版权所有　违者必究

《 前言 》

中国养生理论和有关养生文献是中国传统文化的瑰宝，在中华民族的传统文化中，养生理论与方法以其悠久的历史、丰富多彩的内容、切实可行的方法与扎实可靠的效果闻名于世，在中西文化交流中占有重要地位。

研究人类健康与长寿，已成为当前世界医学界的重大课题，随着世界各国老龄化进程的加快与我国《"健康中国2030"规划纲要》的实施，养生保健、延年益寿更受到人们的高度关注。近年来，有不少有关中国传统养生保健的著作面世，但多侧重一个或几个方面，几乎没有一部结构较完整、形成独立体系的著作可以当做高等学校的教材使用。

为弘扬中华传统文化，系统整理中医养生学的宝贵遗产，介绍传播中国养生理论和方法，从大量养生著作、养生文献及其他有关文献中，博采众长、汇集精华并汲取国内外现代医学研究的新成果、新进展，编写了这部《中国传统养生学》，力求古今结合、融会贯通，满足教学的需要。

本书参阅了大量的医学文献和养生文献，力求全面、科学、准确。

本书分为养生知识篇和养生方法篇两篇，涉及科学养生的方方面面，并注重我国古代的"动以养生"方法，介绍、解析了我国古代多种效果佳、实用性强的"动以养生"的方法。养生知识篇包括养生绪论、我国古代哲学和中医养生学的理论、衰老探索等；养生方法篇包括情志养生法、环境养生法、饮食养生法、运动养生法、起居养生法、四时养生法等内容。另外，增加"常见骨伤科疾病养生指导"的内容，以更好地满足体育运动伤害事故和常见骨伤科疾病的保健与预防，增加了学生学习的实用性。

本教材共分两篇十章，第九章四时养生法由项朕昊撰写，岳璐参与书中有关生理学部分和图示的修改、校对工作。项立敏负责全书的总体策划、设计和统稿。

本书在出版过程中，承蒙化学工业出版社编辑，中国矿业大学教务部等的鼎力支持。在教材编写过程中参考和引用了许多专家的学术观点、相关著作和文献，不能一一面谢，对作者表示衷心的感谢。

本书在编写过程中，虽然参阅了大量的医学、养生著作和文献，由于时间仓促加之编者水平等因素，书中难免出现疏漏与不当之处，敬请读者给予批评、指正。

编者
2020年9月

《[目 录]》

第一篇　养生知识篇

第二篇　养生方法篇

参考文献

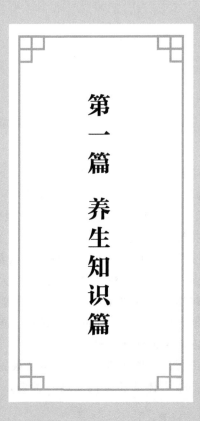

第一篇　养生知识篇

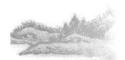

第一章
养生绪论

生，是指生殖、出生、生长之活力；命，原意为指使，此指"天赋之命""非人力所能为者"，即不以人的意识为转移的自然规律。生命一词见于《北史》，其云："人之所宝，莫宝于生命。"生命具有生长、发育活力，并按自然规律发展变化。

生命活动具有以下基本特征。

新陈代谢：是生物体内全部有序化学变化的总称，一般都是在酶的催化作用下进行。新陈代谢又可以分为物质代谢（从外界摄取营养物质并转变为自身物质称为同化作用；自身的部分物质被氧化分解并排出代谢废物称为异化作用）和能量代谢。物质代谢是指生物体与外界环境之间物质的交换和生物体内物质的转变过程。能量代谢是指生物体与外界环境之间能量的交换和生物体内能量的转变过程。

新陈代谢是生命体不断进行自我更新的过程，是生命最显著的特征，任何有生命的个体，都具有这一基本特征。如果人体的新陈代谢逐步减弱，人就开始衰老；新陈代谢停止，生命也将结束。

具有应激性和适应性：是指生命体在受到来自外界和内部刺激时，均具有产生反应的能力。例如，人体具有的对冷热刺激的反应、瞳孔对光反射、呕吐反射、排便反射等；生物体都能适应一定的外界环境变化。

生长和发育：任何生命体都经历从诞生到生长、发育、衰老、死亡的过程。所谓生长，是指生物在新陈代谢的基础上，当同化作用超过异化作用时，生物体的重量和体积便随之而增加。所谓发育，对有性生殖的生物来说，是指从受精卵开始，经过胚胎期、幼年期、成年期、老年期，一直到死亡。

生殖和遗传：生殖可使生物的种族得以绵延不绝；遗传是生物体维持其稳定性的基础。二者是一切生命体的显著特征之一。

具有共同的物质基础和结构基础：构成有机体或原生质的元素，无论是占百分之九十几的四种基本元素，即碳（C）、氢（H）、氧（O）、氮（N），还是占百分之几的其他元素，都是来自自然界，主要来自地球。从结构上来说，除病毒以外，生物体都是由细胞构成的，细胞是生物体的结构和功能的基本单位。恩格斯给生命的科学定义是："生命是蛋白质的存在方式，这种存在方式本质上就在于这些蛋白质的化学组成部分的不断自我更新。"

随着自然界的变化和生物进展，细胞由简单到复杂，由低级到高级，形成了各种各样的生物。它们都是发展、演变、进化而来的。

第一节 生命的维持和死亡

我国中医理论认为，不仅精气是生命的物质基础，而且神、脏腑、经络与人体的生命活动密切相关。以脏腑为中心，通过神与经络的作用而实现生命活动。人体生命的维持包括以下几个方面。

一、神是生命活动的主宰

"神"在祖国医学里有广义和狭义之分。广义的"神"，泛指一切生命活动，包括思维、意识、情绪、感知、运动等，即神、魂、魄、意、志五种神志的综合反应。此即为《黄帝内经》所述"血气已和，营卫已通，五脏已成，神气舍心，魂魄毕具，乃成为人"的意思。说明只有神、魂、魄、意、志都健全地存在于形体组织之间，这样的生命体，才可以叫做人。换言之，健康的生命所具备的一切功能活动，都是精神作用的结果，是精神的象征。

"神"是以精血为物质基础，它是血气阴阳对立的两个方面共同作用的产物，并由心所主宰。神虽由精气而生，但反过来又能支配精气的活动。明代著名医学家张景岳说："虽神由精气而生，然所以统驭精气而为运用之主者，则又在吾心之神。"以上说明，神在人身居于首要地位，唯有神在，才能有人的一切生命活动现象。《黄帝内经》里说"精神内守，病安从来"，从而指出，精神守持于内，则能调节人体各部组织的正常功能活动，以维持人体与外界环境的统一，保持健康状况。

二、精、血、津液是生命的物质基础

精、血、津液是构成人体及促进人体生长发育的基本物质。如《黄帝内经·灵枢·经脉》里说："人始生，先成精，精成而脑髓生，骨为干，脉为营，筋为纲，肉为墙，皮肤坚而毛发长。"这说明人体的产生必先从精始，精是人体的起源。同时，在形体已成之后，也是以精作为生命基础的，故《黄帝内经·素问·金匮真言论》里云："精者，身之本也。"人身阴精若能充盈，还可抵抗不良因素的刺激，从而免于疾病。"藏于精者，春不病温""冬不藏精，春必病温"，即是最好的说明。精为真阴，是人身元气的基本物质，人能使阴精内藏，不虞匮乏，不但春不病温，而且机体结实，行动矫健，年老不衰。精盈则生命力强，不但能适应四时气候的变化，抗御外邪的侵袭，而且还能推迟衰老。滋阴派的创始人朱丹溪，认为人体的成熟、衰老在于阴精的盈虚变化，而老年人还能延续生命，又在于胃能盛纳水谷之精。后世医家在救治危重急症、保存人体生命的疗法中，有较多的涵育益精之方，如张仲景重视急下存阴，温病派则强调"治温之法，重在救阴"。

［注：我国中医主要流派有：张仲景代表的伤寒派，主张六经辨证；李东垣创立的脾胃派，也叫补土派，主张疾病由补脾胃着手论治；朱丹溪创立的滋阴派，该派治疗以滋阴为主；以刘完素（刘河间）为主创立的寒凉派，主寒凉攻邪，善用防风通圣散、双解散等方治疗；张景岳、薛己主导的温补派，主张补益真阴元阳，攻邪必先扶正，反对轻率地使用寒凉药和攻伐方药，而以温补为宗；等等。］

精、气、神三者，古代养生家誉为人身"三宝"，是养生的关键。三者中，精能化气生神，故精又是气、神产生的基础。《黄帝内经》主张"积精全神"，以却病延年。《黄帝内经》还认为，若五脏之精不藏，则阴虚无气，乃致夭亡。张景岳曾在《类经》中高度评价阴精在生命中的重要作用，曰："精不可竭，竭则真散，盖精能生气，气能生神，营卫一身，莫大乎此。故善养生者，必宝其精，精盈则气盛，气盛则神全，神全则身健，身健则病少，神气坚强，老而益壮，皆本乎精也。"完全说明精是气、形、神的基础，亦是健康和长寿的根本，生命中最重要的物质基础。

在维持人体生命活动中，血是重要物质。血是脉管中的红色液体，是由脾胃水谷之精微所化生。《黄帝内经·灵枢·决气》里说："中焦受气取汁，变化而赤，是谓血。"因为血液仅存在于脉管之中，所以脉有"血府"之称。血由心所主，藏于肝，统于脾，循行于脉中，对人体各脏腑组织器官具有濡养作用，是人体不可缺少的营养物质。人的目之视、足之步、掌之握、指之摄以及皮肤的感觉等，都要依靠血的供应。若血行障碍，皮肤得不到足够的血液，可见麻木不仁；四肢得不到足够的血液，会出现手足不温，严重者痿弱不用。因而五脏六腑，外而皮肉筋骨，必须在血液运行不息的状态下，才能得到充足的营养，以维持正常的功能。

血亦是神的物质基础，血脉充盈才能神志清晰、精力充沛。若血虚或血热，均可导致神志方面的病变，如心肝血虚，可见失眠、多梦等症，血热重者则有神昏谵语之患。

维持人体生命活动同样不能缺少津液。所谓津液，它是体内各种正常水液的总称，其清而稀者为津，浊而稠者为液。津液包括唾液、胃液、肠液、关节腔内的液体及泪、涕、汗、尿液等。

津液对于人体亦很重要，它布散于体表能温润肌肤，内注于身体则灌溉脏腑，输送于空窍可润泽目、耳、口、鼻，流注于关节以滑利关节，渗透于骨髓能补益脑髓等。若津液大量丧失，会引起关节屈伸不利、头昏耳鸣、目视干涩、肠燥便秘、口干舌燥、皮肤干燥等症。

精、血、津液是人体生命活动的物质基础，若其不足，将会严重影响人体的生命健康，具体表现如下。

1. 阴精亏损对生命活动的影响

首先精亏可导致神志不聪。李时珍在《本草纲目》中说"脑为元神之府"，王清任在《医林改错》中提出"灵机记性不在心在脑"，说明中医虽然认为人的精神活动与心的功能密切相关，但与脑也有重要关系。而脑之所以与精神意识思维活动有关，又是因为肾藏精、精生髓、髓通于脑，即"脑为髓海"，精髓所藏于脑最多。若阴精亏损，不能生髓，常致脑海空虚，症见记忆衰退、思维迟钝、目眩头晕。

其次，精亏形坏无子。所谓形坏，是指身体衰老，不能正常活动；无子，是指没有生殖能力。《周易·系辞》说"男女媾精，万物化生"，说明精是生殖发育的基本物质，它对繁衍后代以及人体的生长发育极为重要。若肾精亏损，则影响生长发育和生殖功能。

还有，若精亏，可导致诸窍不利。原因是肾开窍于耳及前后二阴。耳的听觉、前阴的排尿、肛门的大便排泄，均与肾的精气密切相关。另外，肾藏精，精生血，血藏于肝，肝开窍于目；肾阳能温煦脾阳，而脾开窍于口，所以诸窍的功能正常与否，均与阴精是否充足密切相关。

（注：鼻为肺之窍，目为肝之窍，口为脾之窍，舌为心之窍，耳为肾之窍。）

2. 血液亏损对生命活动的影响

中医学认为，肝藏血，脾统血，心主血，故血虚常影响心、肝、脾的功能。如果影响于肝，肝血不足，不能濡养于目，则出现视物模糊、两目干涩；肝血虚，不能濡养筋脉，会出现肢体麻木、筋脉拘挛，指甲变脆和变厚；肝血不足，脑失所养，则发生眩晕。若影响于心，心血不足，则心失所养，心神不藏，常常出现面色不华、心悸健忘、失眠多梦。脾为气血生化之源，血虚往往是脾虚的结果，脾虚不能统血，常见出血症状，如月经过多、尿血、便血、皮肤紫斑等。

除血液亏损可导致人体病变外，血液运行不畅亦能损伤生命之功能。

血瘀后，首先产生疼痛，此疼痛常具有痛处固定、久痛不愈、反复发作之特点。其性质多为刺痛，用其他药物治疗无效等（通则不痛，痛则不通）。其次是发热，原因是瘀血阻滞，卫阳闭郁而不能宣发，可以见到局部或全身的发热。还能见到咳喘，因瘀血阻滞气道，妨碍气机出入，以致壅而为咳为喘。血瘀后，心悸怔忡亦常见，原因是瘀血阻滞心脉，心失所养而心悸怔忡。血瘀后，还可见黄疸，此因肝胆血脉瘀滞，疏泄失常，胆汁外溢。血瘀后，痈疮易见，是由于湿热火毒之邪侵犯人体，导致败血留滞、血瘀肉腐而形成内、外痈疮。血瘀后，还常见肢体感觉或运动功能失常，由血脉瘀阻、经脉不通而导致肢体麻木、疼痛甚至瘫痪。

血瘀除产生上述症状外，还常见癫狂，身上出现瘀积包块，皮肤颜色异常，舌质上有紫红色的瘀点、瘀斑，甚或舌色紫暗。这些都说明了血液运行瘀滞对人体生命活动的影响是极其严重的，是不能忽略的。

3. 津液亏损对生命活动的影响

《黄帝内经·灵枢·天年》里说："人之寿夭各不相同……六腑化谷，津液布扬，各如其常，故能长久。"长久，是指寿尽其天年，而尽其天年的重要一环，是要津液布扬，即津液能够布散到周身，濡润官窍、脏腑、皮毛、骨髓、关节等。若津液亏损，可引起肠燥便秘、咽干、口燥、口渴。不能濡润皮肤腠理，皮肤就会变得干燥、粗糙，甚至出现面容憔悴、荣华颓落的老态；若不能渗入骨腔、化精生髓，髓海不足，则胫酸无力、耳鸣目眩、鼻干目涩。

三、气是生命活动的根本和动力

维持人的生命活动，必须依靠气。气乃构成物质世界的最基本元素，宇宙中的一切事物都是由于气的运动变化而产生的。人当然也不能例外。《黄帝内经》认为气也是构成人体的基本物质，并以气的运动变化来说明机体的各种生命现象。

气本是指流动着的细微物质，就人体而言，如呼吸之气、水谷之气等。因为这种气富有生命力，人体各种脏腑组织的活动能力，也就是气的生命力的表现，所以也有人将气直接理解为功能，如五脏之气、六腑之气、经络之气等。

气分布在人体的不同部位。从总的来源看，不外乎肾中的精气、水谷之气和自然界吸入的清气三个方面。其中肾中精气来自父母，藏于肾中，为先天之精气；水谷精气来自脾胃，为后天之精气；清气则存在于自然界中，经肺吸入体内。气的生成，与先天之精是否充足、后天之精是否盈盛、肺脾肾三脏的功能是否正常均有密切关系，而其中脾的作用尤为重要。

归纳起来，气对于生命的作用主要有以下几点。

一是保卫肌表，抗御外邪。此指气能护卫体表，防御外邪的侵入。人体只要正气充足，就能抗拒外邪的入侵；若正气虚弱不足，外邪则易犯之。

二是温煦人体，维持体温。若气的温煦作用失于调节，则出现四肢不温、畏寒、怕冷等症。

三是激发推动，运行体液。人体的生长发育，各脏腑、经络的生理活动，血的循行，津液的输布，要依靠气的激发和推动，若气虚推动无力，生长发育就会迟缓，脏腑、经络的功能就会减退，或者发生血行停滞、水液停留等各种病变。

四是固摄体液，不使溢泄。气的固摄作用，表现于控制血液，不使溢出脉管之外；控制汗液与尿液，使其有节制地排出；以及固摄精液等。这里所说的固摄作用与上所述推动作用是相反相成的。比如，气对血的作用，一方面气能推动血的运行，另一方面又能统摄血的运行，这样才能使血液得以正常循行。如果气虚而推动作用减弱，可以导致血行不畅，甚至产生瘀血；气虚而固摄作用减退，将导致出血。

气对于人体的生命活动是至关重要的。战国时期医学家扁鹊在《难经·八难》中指出："气者，人之根本也。"但由于气的来源不同，分布各异，其功能表现也不尽相同，气又有各种不同名称，归纳起来主要有元气、卫气、宗气、营气等。

元气：它是人体各种气中最重要、最基本的一种，又称"原气""真气"。元气主要由先天之精化生而来，并受水谷精微的滋养和补充。经常培补和保养元气，是养生学说的重要原则。

卫气：主要由水谷之气化生，是人体阳气的一部分，故又有"卫阳"之称。卫气的主要功能是温煦脏腑，润泽皮毛，保卫肌表，抵御外邪，司汗孔开合，调节体温。

宗气：此由肺吸入的清气与脾胃运化来的水谷之气结合而成，聚积胸中。

营气：营有营运和营养两个含义，营气主要由脾胃运化的水谷精微所化生，是水谷之气中比较精粹而富有营养的物质。除有营养全身的功用外，还能化生血液。

气运行失常后也会出现气虚、气陷、气脱、气郁、气滞、气逆等各种病变。

气虚：就是气不够用。产生的原因，一方面是饮食失调、水谷精微不充，以致气的来源不足；另一方面是由于大病或久病、年老体弱以及烦劳过度等，以致脏腑功能减弱，气的化生不足。

气陷：气虚无力升举而致下陷，主要表现为腹部坠胀、胃下垂、脱肛、子宫脱垂等内脏下垂的病症。气陷与脾的关系最为密切，因为脾居中焦，其气主升，脾气受损则升举无力以致气虚下陷。中气下陷，脾胃运化失常，则表现为食少、腹胀肛坠、泄泻。

气脱：此为大汗、大泻、大失血、精液大泄以及中风、厥症等病情相当严重的一种病理变化。由于气的功能的发挥，有赖于血及津液的正常运行，当血液或津液大量损耗时，就会发生"气随血脱"或"气随液泄"的病变。气是人体生命活动的根本，气虚几至脱绝，便见气息低微、眩晕昏仆、面色苍白、四肢厥冷、脉微弱，甚至汗出如珠。

气郁：主要由忧思郁怒、情志不舒所致。其病机与肝、心的关系最为密切。中医认为，肝主疏泄，性喜条达，能疏达气机，发泄壅滞，若忧思郁怒等情志过极，使肝失条达、气机不畅，以致肝气郁结而成为气郁，表现为两胁胀满或窜痛、胸闷不舒、脉沉涩等症。气郁日久，影响及血，以致血循行不畅、脉络阻滞，则成血郁，表现为胸胁刺痛、痛有定处、舌有瘀点或瘀斑等。特别是气郁日久可化火，而成火郁，表现为性情急躁、口苦咽干、目赤耳鸣、大便秘结、舌质红、苔黄、脉弦数等。

气滞：此指气的运行不畅，因而在某一脏腑或某些部位产生气机阻滞的病变。在病变的脏腑或部位会出现胀闷、疼痛等特征。如经络气滞，营卫之气运行失常，表现为受阻部位的经络、肌肉、关节胀痛。

气逆：是由气的升降失常，当降不降，或升发太过所致的病变。临床上以肺、胃、肝的气逆较为多见，若肺气逆，则表现为咳嗽、喘促；胃气逆，可见呃逆、嗳气、恶心、呕吐、反胃等症；肝气逆，可见眩晕甚至昏厥。

四、心、肝、脾、肺、肾五脏是人体生命活动的中心

《黄帝内经·灵枢·天年》在论述生命为何会有长寿、短寿时，明确指出生命与五脏的关系极为密切，即"五脏坚固"是生命长寿的必备条件，而"五脏皆虚"是短寿的根本原因。其根据是因为人体是以五脏为中心组成的统一体。人体的生命活动与五脏功能是否健全有密切关系。

1. 生命与肾

在《黄帝内经·素问·上古天真论》中，以男子八岁为一阶段，以女子七岁为一阶段，分别论述了人的生长壮老死的整个生命过程。人的生长发育衰老与肾气的关系极为密切，是因为肾藏精，为先天之本；肾又为一身阳气之根，它是全身各脏器的调节中心。明代著名医家张景岳在《类经附翼·真阴论》中说："命门之火，谓之元气；命门之水，谓之元精。五液充则形体赖而强壮，五气治则营卫赖以和调。此命门之水火，即十二脏之化源。故心赖之，则君主以明；肺赖之，则治节以行；脾胃赖之，济仓廪之富；肝胆赖之，资谋虑之本；膀胱赖之，则三焦气化；大小肠赖之，则传导自分。此虽云肾藏之伎巧，而实皆真阴之用，不可不察也。"据此，张景岳认为，五脏为人身之本、肾为五脏之本、命门为肾之本、阴精为命门之本。强调阴精在生命活动中的作用，但更重视元阳。认为"天一生水"，即水由天一之阳而生。故水之所以生物，惟赖有此阳气；水之所以能化气，亦赖有此阳气，并强调指出："天之大宝，只此一丸红日；人之大宝，只此一息真阳。""凡阳气不充，则生意不广……凡万物之生由乎阳，万物之死亦由乎阳。"

明末医学家赵献可在其《医贯》中更强调命门的作用，把命门位于心君之上，称为性命之门，而为人身之真主。认为人之所以有生，生命之所以能持续，实源于火；火为阳之体，造化以阳为生之根，故人身亦以火为生之门。这里即揭示了命门所以称为性命之本，即因其中有火的存在。这火即为全身生命机能之所系。火强则生机可由之而壮，火衰则生机可由之而弱，火灭则生机由之而死。赵献可所谓的命门之火，实质上就是肾阳，即元阳；张景岳所谓命门水就是肾阴，即元阴。而肾阴、肾阳的作用，就是肾的功能体现，故肾是生命的中枢，调节的中心。

现代医学认为，肾虚与内分泌失调、免疫功能降低、遗传因素，都有极其密切的关系。现代研究表明上述三种情况都是导致衰老的重要原因。

2. 生命与脾胃

中医学认为，脾胃为仓廪之官、水谷之海、后天之本、气血生化之源。人体的生长发育、维持生命的一切物质，都要靠脾胃供给；若脾胃虚衰，功能异常，供给减少或过多，人体的生长发育、生命活动就将受到影响。《黄帝内经·素问·上古天真论》在论述女子发育过程中指出"五七，阳明脉衰，面始焦，发始堕"，说明人的衰老是先从阳明经脉开始的，其原因是足阳明胃经为多气多血之经，人的衰老首先表现在气血供应的不足。

古语有道："民以食为天。"可见，吃是生命活动的表现，吃是健康长寿的保证。"安谷则昌，绝谷则危"，只有足食，才能乐业。"安民之本，必资于食"，有了健康的体魄，才能谈得上事业上的成就和贡献。因此，饮食对于人体来说，十分重要。它是供给机体营养物质的源泉，是维持人体正常生命活动、保证生命生存下去的必不可少的条件。人若少进饮食或不进饮食就会造成精气乏竭，势必影响机体健康，甚至造成生命活动的终止。而

人少进或不进饮食的关键，又在于是否有胃气。故古代医家特别强调"胃气"的重要性。胃气的虚实，关系到人体之强弱，甚至是生命的存亡，所以明代李中梓在《医宗必读》里说："有胃气则生，无胃气则死。"

3. 生命与心、肝、肺

中医学认为，心为五脏六腑之大主，为"君主之官，神明出焉"，其"主血脉，其华在面"。正因为心具有这些重要的生理功能，所以《黄帝内经》认为心是"生之本"，即心是人生命活动的主宰，这就决定心的功能盛衰直接影响着人体生命的寿夭。

肝对于生命的重要性，主要表现在它与人体气血的密切关系。肝主藏血，它具有贮藏和调节血量的作用；肝主疏泄，又关系到人体气机的调畅。血气的和与不和，在很大程度上要取决于肝。此外，中医学认为肝与胆相表里，胆为肝之府，胆对生命活动的影响亦是很大的。

肺主气，不仅主一身之气，而且主呼吸之气。历代养生家皆非常重视气的作用，理由是气为血帅，气率血行，所以气要比血重要得多。至于道家、佛家，那就更重视气在养生中的作用，明确提出："善养生者，必先养气，能养气者，可以长生。"

五脏是人体生命活动的中心，养生必须重视对五脏的保养。

五、经络是生命活动的依赖

人体之经络"内属于脏腑，外络于肢节"，既能运行气血，又能传递信息，是人体生命活动不可缺少的一个重要组成部分。

经络，是我国劳动人民在长期与疾病作斗争的过程中逐步发现的。古代的祖先，在从事生产实践时，既要同自然环境作斗争，又要为战胜自身的疾病付出巨大的代价。当身体的某处有病痛时，就会不自觉地用手去揉按或捶击，以使病痛得到缓解；有时偶然发现体表某处被火烧或被乱石荆棘刺伤，结果使身体某部的疾患得以减轻或消失。这种现象的多次重复，使人们逐渐积累了一定的感性认识，进一步从无意识的刺激发展到有目的地去刺激体表的一定部位来解除体内疾病所造成的痛苦。这样，人们对穴位开始有了初步的认识。

针刺局部的穴位，可以产生明显的针感传导现象。这种针刺时出现的特殊感觉和反应叫做"得气"，因此穴位又称"气穴"。在实践中人们发现，针刺时施以捻转提插等手法，可以使针感加强或向某一特殊的部位传导。伴随实践经验的积累，人们对穴位治疗作用的认识不断深化，而且新的穴位又不断地被发现。在此基础上，人们对已知的穴位进行分析与归类，发现许多治疗作用大同小异的穴位，往往成行地分布在一定的部位上，而且这些分布在一定部位上的穴位，能够治疗一定脏器的疾病。如手太阴肺经的穴位，一般都能治疗肺脏、支气管、咽喉部位的疾患。临床又进一步证实，具有类同治疗作用穴位的分布与针感传导线路常常相一致，这样使人们认识到穴位和穴位之间有着一条联系的途径。古代医家就是在观察穴位的基础上，发现穴位之间的联系，产生了线的认识，并探索出各条线路之间复杂的内在联系，这样通过一番由点到线的认识，以及同类归经、经上布点的归纳与总结，于是形成了经络的概念。

经络是人体各组成部分之间的结构联络网，它分为经脉和络脉两大类。经脉纵贯上下，是主干；络脉联缀交错，网络全身，是分支。因此，经脉仿佛大地之江河，络脉好似原野之小溪。十二经脉分别络属相应的脏腑，构成脏腑表里相合关系，使脏之气行于腑，腑之精归于脏。每条经脉各源出于一条脏器，由里往外，通上达下。手三阴经由胸走手，手三阳经由手走头，足三阳经由头走足，足三阴经由足走腹，这样把脏腑和体表紧密地连接起来。奇经八脉也从正面与侧面、纵向与横向，将十二经脉维系在一起。通过经络的起、止、上、下、循、行、出、入、侠、贯、属、络、交、连、支、布、散，把人体的五脏六腑、四肢百骸、五官九窍、皮肉筋脉等组织器官有机地结合在一起，相互协调，形成一个统一的整体。

经络是人体各组成部分之间的气血运行通路，人体气血，循环不休，周流不息，以营养全身各组织器官。由于经络能将营养物质输送到全身各处，从而保证了全身各组织器官的功能活动。经络不仅有运行气血营养物质的功能，而且还有传导信息的作用，所以经络也是人体各组成部分之间的信息传导网。经络凭借四通八达的信息传导网，可以把整体的信息传递到每一个局部去，从而使每一个局部成为整体的缩影。

因为经络在生理上具有联系内外、运行气血、传递信息的作用，所以在病理上，主要表现为联系功能、气血运行及信息传导的异常。而这些异常变化，与经络所属的脏腑、经脉所循行的部位、经脉的通达与否、经气的虚实多寡、经气的厥逆暴乱以及经气的终绝衰亡，都有密切的关系。

由上可知，经络系统是祖国医学基础理论的重要组成部分，是指导中国医学各学科的理论基础，人体一切生理和病理作用，都在经络系统的调节和控制下进行。一些著名科学家认为，经络系统实际上是人体的总控制系统，是保持人体健康、长寿的关键。如果人人都能认识到经络在控制人体、保证健康方面的重大作用，经常自觉地通过不同途径锻炼经络，则人类的健康水平将有一个很大的提高。

人体的经络系统是由十二经脉、奇经八脉、十二经别、十五别络、孙络、浮络、十二经筋、十二皮部共同组成（图 1-1）。

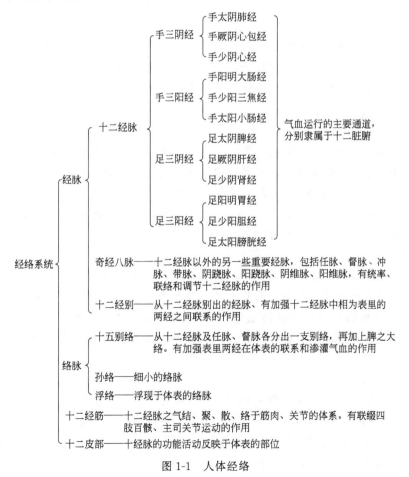

图 1-1　人体经络

养生是我国的传统学问，有理论有方法。先秦伟大思想家老子说："人法地，地法天，天法道，道法自然。"养生之道，也是效法自然的产物，是人们在实践中认识人体与自然关系的总结。

健康与长寿，自古以来就是人类的共同愿望和普遍关心的大事。关于养生之道与健康长寿的关系，《黄帝内经·素问》里非常明确地写道："余闻上古之人，春秋皆度百岁，而动作不衰；今时之人，年半百而动作皆衰者，时世异耶？人将失之耶？岐伯对曰：上古之人，其知道者，法于阴阳，和于术数，食饮有节，起居有常，不妄作劳，故能形与神俱，而尽终其天年，度百岁乃去。今时之人不然也，以酒为浆，以妄为常，醉以入房，以欲竭其精，以耗散其真……故半百而衰也。"这里的"半百而衰"，就是由于不懂或不实行养生之道；而"尽终其天年"，活到自己应该活到的岁数，就是因为认真实行了养生之道的结果。这段论述指出了能否身体健康、益寿延年的关键，在于人们是否懂得和实行了养生之道。

养生，又称摄生、道生、养性、卫生、保生、寿世等。养生一词最早见于《庄子·内篇·养生主》。所谓生，就是生命、生存、生长之意；所谓养，即保养、调养、补养之意。养生就是保养生命的意思。养生与现代的保健，就个体保健角度而言，两词的含义基本是一致的。

我国养生学萌芽于商周时期，甚或更早。在漫漫的历史长河中，它随着人们对发病学原理认识的逐步深化，以及中国古代哲学和各种自然科学的不断渗透而不断充实、完善，形成独具体系的中国养生学。中国养生学已成为我国传统文化中的瑰宝。

一、形神兼养，首重养神

形，指形体，包括人体的脏腑、皮肉、筋骨、脉络及充盈其间的精血。形是一切生命活动之宅。神，指人体的精神思维活动，包括魂、魄、意、志、思、虑、智等。神是人体生命活动的主宰。《黄帝内经》认为，只有"形与神俱"，"形体不敝（坏），精神不散"，才能"尽终其天年，度百岁乃去"，"可以百数"。历来养生家或从养神论述，或从养形发挥，都是主张形神兼养，首重养神的。

1. 养形

形乃神之宅，保养形体必不可少，如张景岳在《景岳全书·治形论》中论述："吾之所赖者，唯形耳，无形则无吾矣，谓非人身之首务哉。""善养生者，可不先养此形，以为神明之宅。""精血即形也，形即精血也。"养精血即养形体。精血宜充盈，宜营运不休，脏腑皮肉筋骨脉亦赖精血的濡养、滋润，才能进行正常的生理活动。由此可见养形之重要。

（1）动以养形是关键

以动养形，始于《庄子·外篇·刻意》："吹呴呼吸，吐故纳新，熊经鸟申，为寿而已矣。"且《天道》又指出"天道运而无所积"。至西汉已有《导引图》行世。而华佗则倡五禽戏，他说："古之仙者为导引之事，熊经鸱顾，引挽腰体，动诸关节，以求难老。吾有一术，名五禽之戏；一曰虎，二曰鹿，三曰熊，四曰猿，五曰鸟。亦以除疾，兼利蹄足，以当导引"。导，导气令和；引，引体致柔也。而春秋末期晋国人程本从理论上阐述说："流水之不腐，以其逝故也；户枢之不蠹，以其运故也。"如不是伪作的话，程本或许是最早从理论上提出以动养形的人。《吕氏春秋·尽数》也引用程本的观点，并结合人之生理、病理发挥云："流水不腐，户枢不蝼，动也。形气亦然，形不动则精不流，精不流则气郁。"《黄帝内经》反复强调营卫气血的"流行不止，环周不休"。假如气血"涩不能流"，"气不通"，就会生病，反对"久卧""久坐"。《三国志·吴普传》："动摇则谷气得消，血脉流通，病不得生，譬犹户枢不朽是也"。葛洪《抱朴子·内篇·杂应》云："朝夕导引，以宣动荣卫，使无辍（止也）阂。"后世又有发挥，所谓"养生之道，不欲食后便卧，及终日稳坐，皆能凝结气血，久即损寿"（《寿世保元·饮食》）"极须知调身按摩，摇动肢节，导引行气……能知此者，可得一二百年"（《千金翼方·养老食疗》），都说明动以养形的原理，除能使肢体矫健外，亦有助于气血营卫的流畅，帮助脾胃消化功能，对健康长寿大有裨益。

（2）体欲常劳，毋使过极

以动养形，非一时之功，而应持之以恒，所谓"常欲小劳"（孙思邈），"体欲常劳"（董仲舒）。常，恒也，经常也。但又应适度，所谓"形劳而不倦"，"不妄作劳"，"起居有常"（《黄帝内经》），"不当使极耳"（华佗），"莫大疲及强所不能堪耳"（孙思邈）。因妄作妄劳，致使疲倦，轻则伤气，重则损寿。饮食之后，当"行步踟蹰"（孙思邈），但"饮食不可疾走"（张湛《养生要集》），这又是指活动时间的选择和运动量的问题了。

要使以动养形持之以恒，且不过极，需要以神气的清虚静定为前提。

（3）养精血就是养形体

前已述及，动以养形的原理除使肢体矫健外，还有助于营卫气血的流畅、脾胃运化功能的健全。但如精血不足，则又当注意补养精血，使精血充盈。因为，养精血即养形体，如张景岳在《景岳全书·治形论》中云："虽治形之法非止一端，而形以阴言，实惟精血二字足以尽之。所以欲祛外邪，非从精血不能利而达；欲固中气，非有精血不能蓄而强。水中有真气，火中有真液，不从精血何以使之升降？脾为五脏之根本，肾为五脏之化源，不从精血何以使之灌溉？然则精血即形也，形即精血也。天一生水，水即形之祖。"所以，张氏认为"凡欲治病者，必以形体为主，欲治形者，必以精血为先，此实医家之大门路也"。可见，动以养形，必须以精血充盈为基础。民以食为天，正是为了充盈形体。而中医补养精血之法不外饮食、药饵两类。《黄帝内经》所谓"形不足者温之以气，精不足者补之以味"，说明补养精血，尚须辨证，历代对此颇多论述。如孙思邈在《备急千金要方·养性·服食法》中说："夫欲服食，当寻性理所宜，审冷暖之适，不可见彼得力。"

2. 养神

神是一切生命活动的主宰，是生命存亡的根本，故《内经》曰："得神者昌，失神者亡。"可见养神之重要。但神气主宰一切生命活动是易动而难静的，动则外耗，可见养神之难。（详见第四章第四节"如何养神"。）

二、掌握适度，重视调节

世间一切事物都有个适度的问题，超过了一定的"度"，就会走向反面，即"物极必反"。中国养生也以讲究"适度"为重要原则。

1. 精神情志活动的适度

正常的精神情态变化（如喜、怒、忧、思、悲、恐、惊"七情"）是人之常情，然而如七情过度（突然地、剧烈地或长期地作用）就能损伤五脏，造成疾病，甚至暴亡。以喜为例，本来乐观的情绪能促进健康，《黄帝内经》云"喜则气和志达，荣卫通利"，是说喜能使神气和调，志意畅达，营卫气血运行畅通，心身健康，所谓"笑一笑，少一少"（明代医学家胡文焕《类修要诀》）。但如过度，则"暴喜伤阳""喜伤心"（《黄帝内经》），"喜怒过多，神不归室"（《彭祖摄生养性论》）。再如思，一般思虑并不伤身，但"凡人才所不至而极思之则志伤也"（《彭祖摄生养性论》），且"思则气结""思伤脾"（《黄帝内经》），所以历代养生家均主张和喜怒以安神气，少思虑以养神气，去忧悲以悦神气，防惊恐以摄神气。《黄帝内经》还认为情志过度，致病多重，或者能成为外邪侵入人体的先导，这一点不但为后世诸大医家及养生家如刘完素、朱丹溪、李东垣、叶天士所承认并发挥，且已为现代科学所证实。

2. 饮食五味的适度

对于饮食卫生，孔子多有论述，但全面论述的仍推《黄帝内经》。《黄帝内经》认为，人体虽因饮食五味以生，但如过量、过偏，亦可因饮食五味以损。即"阴之所生，本在五味；阴之五宫，伤在五味"。其包括两方面，一是饮食过量可以致病，所谓"饮食自倍，肠胃乃伤"；二是过于偏嗜（食物种类及五味的偏嗜）也能致病，所谓"……久而增气，物化之常也，气增而久，夭之由也"，意即偏嗜日久，能形成体质因素，好发某些疾病，这比过量的危害大而深，但发病慢得多。此外，饮食过冷、过热也不适宜。如《黄帝内经》云"饮食者，热无灼灼、寒无沧沧"，所以提倡"食饮有节"，主张"寒温适中"，反对"以酒为浆"。《黄帝内经》还说"五谷为养，五果为助，五畜为益，五菜为充，气味合而服之，以补精益气"。这是科学的混合型食谱，主食、副食、动物食品与新鲜果蔬无不具备，这种食谱对健康长寿最为有利。对于"饕餮厚味者"，金元朱丹溪著《饮食箴》《养老论》《茹淡论》中曰"因纵口味，五味之过，疾病蜂起"，"纵口固快一时，积久必为灾害"，"强壮恣饕，比及五十，疾已蜂起"，此刻只得节饮食，以谷、菽、果蔬自然冲和之味来纠正体内代谢的不平衡。

总之，无论精神情志、饮食五味，从养生以冀康寿说，重在适度（即无太过、无不及）和调节，这是历代养生家一贯的思想。所谓凡口鼻耳目四肢之欲，虽人之所不能无，然"多而不节"，为害匪浅。故老子认为"生生之厚"乃"自蹈于死地"，指出"圣人去甚、去奢、去泰"。《吕氏春秋·贵生》也说："耳目鼻口不得擅行，必有所制"。《黄帝内经》则概括为"过用病生"四字，强调"凡物之用极皆自伤"的道理。强调了凡各种内在或外界的因素突然地、剧烈地、长期地过度作用（包括诸如"过度""不节""偏嗜""妄为""放纵""强力""长期不止"等概念），使机体本来固有的生理功能超越常度的活动，或过度消耗，即机体器官的过度使用，都能破坏机体的生理状态，出现病理现象。从养生角度说，就应竭力防止这种过度使用，而注意"调节"，掌握"适度"。

三、强调先天因素，重视后天调摄

《黄帝内经·上古天真论》在讨论为什么人年老就不生育的问题时指出，生育年限的短长有三种情况，一是一般的人，符合自然规律，女子七七（49岁）、男子八八（64岁），就形容衰老不能生育了；二是先天因素特别好，所谓"天寿过度，气脉常通，而肾气有余也"，这种人到七七、八八之时，身体还很好，且能生育子女；三是懂得养生之道的人，善于护养，即所谓"道者"，他们"能却老而全形，身年虽寿能生子也"，即年事虽高，但并不显得衰老，且能生育。这就说明先天因素与健康状况、寿命长短、生育年限等有很大关系，后天的调摄、保养又起着举足轻重的作用，给人以希望和追求。

东汉的王充在《论衡》中明确提出了人的寿夭取决于禀受先天之气的强弱，他说："夫禀气渥则体强，体强则其命长；气薄则其体弱，体弱则命短。"可见，在汉末已清楚地认识到了健康、长寿与先天遗传有关；健康、长寿与天癸竭尽的迟早、生育期限的长短有关；健康、长寿与后天护养有关。

后世历代养生家对此均有论述。明代的张景岳说："先天强厚者多寿，先天薄弱者多夭；后天培养者寿者更寿，后天斫削者夭者更夭。""先天之强者不可恃，恃则并失其强矣，后天之弱者常知慎，慎则人能胜天矣，所谓慎者，慎情志可以保心神，慎寒暑可以保肺气，慎酒色可以保肝肾，慎劳倦饮食可以保脾胃。……但使表里无亏，则邪疾何由而犯，而两天之权不在我乎。"《景岳全书·先天后天论》明代的虞抟从元气盛衰立论曰："其有生之初，受气之两盛者，当得上中之寿；受气之偏盛者，当得中下之寿；受气之两衰者，能保养仅得下寿，不然多夭折。"（《医学正传·医学或问》）他们都阐述了先天遗传因素与后天保养的重要。

四、因年龄而异，注意分阶段养性

早在春秋末期，孔子就说："君子有三戒：少之时，血气未定，戒之在色；及其壮也，血气方刚，戒之在斗；及其老也，血气既衰，戒之在得。"（《论语·委氏第十六》）这也可说是根据各年龄阶段人的生理状态的不同提出的养生原则，开阶段养生的先河。而元代医家王珪则阐述并扩充之，比较系统地论述了人生由婚孕、婴、幼、童、壮、衰老各阶段的调治，这是十分有创见的。

1. 婴幼儿期注意优育

这包括衣着寒暖、饮食、教养等各方面。早在隋代的《巢氏病源》就说："小儿始生，肌肤未成，不可暖衣，暖则令筋骨缓弱。宜时见风日，若都不见风日，则令肌肤脆软，便易伤损。""天和暖无风之时，令母将抱日中嬉戏，数见风日，则血凝气刚，肌肉硬密，堪耐风寒，不致疾病。若常藏在帏帐之内，重衣温暖，譬如阴地之草木，不见风日，软脆不任风寒。"饮食方面，提倡母乳喂养，认为"乳为血所化"，如请乳母，必须是身体健康无病、性情和顺之人；待稍大即可添加副食品"以助中气"，"但是发热难化之物，皆宜禁绝"（《格致余论·慈幼论》）；母亲须与小儿嬉戏以开发智慧。而"惜儿须惜食"，"若要小儿安，常带三分饥与寒"则是妇孺皆知的常识，这些古训对当今子女的养育仍有现实意义。

2. 青少年期是培育期

青少年期是人的生长发育旺盛期，这个阶段从生理上说虽"女子二七天癸至""丈夫二八肾气盛"，已有生育能力，但"人生十岁，五藏始定……二十岁，血气始盛"，若此时"男子破阳太早则伤其精气，女子破阴太早则伤其血脉"（明代龚廷贤《寿世保元·保生杂志》），"譬如园中之花，早发必先痿也"（明代万全《养生四要》）。故孔子曰"人之少也，血气未定，戒之在色"，以培育肾气。青少年期在心理上也处于成长期。南北朝时期颜之推在《颜氏家训·勉学篇》云："人生小幼，精神专利，长成已后，思虑散逸，固须早教，勿失机也。"说明青少年期是学习的大好时光。饮食营养，也当注意，尤其对先天不足者、体质稍弱者，更应抓紧发育时期，培补后天以补其先天不足。

3. 婚孕期主张晚婚少育

（1）晚婚

南齐褚澄在《褚氏遗书》中说："合男女必当其年，男虽十六而精通，必三十而娶，女虽十四而天癸至，必二十而嫁。""今未笄之女，天癸始至，已近男也，阴气早泄，未完而伤，未实而动，是以交而不孕，孕而不育，育而子脆不寿。"这说明早婚还影响下一代的康寿。金元时期的朱丹溪也认为，人之阴精难成易亏，为了保其阴精，"必近三十、二十而后嫁娶"。所以中国养生学历来提倡晚婚。

（2）少育

王充在《论衡》中指出"妇人疏字（少生育）者子活，数乳者死……字乳亟数，气薄不能成也"，少育则母亲气血旺盛，生子也寿。金代刘河间也强调"省约俭育"（少育）是"却老全形，身安无疾"的重要条件之一，可以惜精保精以健身防老。

（3）男女健康情况

南宋愚谷老人认为，"男女神和气顺精强，则生端正福寿之人，神伤气惫精亏者，即生怪状夭薄之人"。"怪状夭薄之人"可能是指先天性畸形。明代医家俞桥在《广嗣要语·论童壮》中则说："古法以男子三十而婚，女子二十而嫁。又当观其血色强弱而抑扬之，察其禀性淳漓（厚薄）而权变之，则无旷夫怨女过时之瘵也。"从现今的医学科学来分析，选择配偶除注意身体健康外，尚须注意近亲不可婚配，免生"怪状夭薄"之人，是很有道理的。

4. 中年开始抗衰老

《黄帝内经·素问·上古天真论》在论述男女生长发育时说："女子……五七，阳明脉衰，面始焦，发始堕。六七，三阳脉衰于上，面皆焦，发始白。""丈夫……五八，肾气衰，发堕齿槁；六八，阳气衰竭于上，面焦，发鬓颁白。"《黄帝内经·素问·阴阳应象大论》说是："年四十，而阴气自半也，起居衰矣。"《黄帝内经·灵枢·天年》说："四十岁，五藏六腑十二经脉，皆大盛以平定，腠理始疏，荣华颓落，发颇斑白，平盛不摇，故好坐。"人至中年是身体各部分由极盛转衰的时期，此时如注意保养，对防止早衰、预防老年病，争取长寿都十分有利。正如张景岳所说："……故人于中年左右，当大为修理一番，则再振根基，尚余强半。"人于中年如何"大为修理一番"？"恬淡虚无"自不必说，更应注意男女调摄还应有不同。中年男女身体由盛转衰，男子稍迟于女性，女子最易从容颜上表现出来，由盛转衰的实质还在于女子"阳明脉衰"。冲脉隶属于阳明，冲为血海，故女子以血虚为先。而男子五八先"肾气衰"，肾主藏精，男子以精为主，至六七、六八男女才都出现阳虚。中年抗衰老，如从饮食药物论，应慎重辨别，女子先血虚而后阳衰，男子由肾气虚而后阳衰，抗衰老并非都要补阳，中年人更要谨慎。

对于不惑之年的心理保养，孔子说："及其壮也，血气方刚，戒之在斗。"王珪在《泰定养生主论》中说："夫斗者，非特斗狠相持为斗，胸中才有胜心即自伤和。学未明而傲，养未成而骄，志不行则郁而病矣，自暴自弃，言不及义而狂矣。"

5. 老年设法延缓衰老

（1）调神

孔子曰："及其老也，血气既衰，戒之在得。"王珪阐述之，曰："盖因马念车，因车念盖。未得之，虑得之；既得之，虑失之。越趄（行走困难，不能向前进行）嗫嚅（口动，吞吞吐吐，欲言又止之状）而未决，瘯瘰惊悸而不安。"如此贪婪不已、心神浮躁，不利于健康。又说："盖年老养生之道不贵求奇，先当以前贤破幻之诗，洗涤胸中忧结，而名利不苟求，喜怒不妄发，声色不因循，滋味不耽嗜，神虑不邪思，无益之书莫读，不急之务莫劳。"其言切中要害。老人多性情孤僻，易于伤感，感则易病，所以不但要使"老者安之，少者怀之"（《论语》），还要注意"凡丧葬凶祸不可令吊，疾病危困不可令惊，悲哀忧愁不可令人预报"，"暗昧之室不可令孤，凶祸远报不可令知，轻薄婢使不可令亲"（宋代陈直《寿亲养老新书·卷一》），而唐朝孙思邈则首先提出了怡情悦志之法，"亲故邻里来相访问，携手出游百步，或坐，量力，宜谈笑简约其趣，才得欢适，不可过度耳"，对改善老人孤独感是有益的。

（2）饮食

《寿亲养老新书》云："老人之食，大抵宜其温热、熟软，忌其生硬生冷。"朱丹溪根据老年生理特点，认为："夫老人内虚脾弱，阴亏性急，内虚胃热则易饥而思食，脾弱难化则食已而再饱，阴虚难降则气郁而成痰……所以物性之热者，炭火制作者，气之香辣者，味之甘腻者，其不可食也明矣。虽然肠胃坚厚福气深业者，世俗观之，何妨奉养，纵口固快一时，积久必为灾害。"他主张"多不如少，少不如绝"，而"所谓绝而不与，施于有病之时……若无病之时，量酌可否，以时而进，某物不食，某物代之"，平时还应"必先开之以义理，晓之以物性，旁譬曲喻，陈说利害，意诚辞确，一切以敬慎行之……"（《格致余论·养老》），这样，老人也就乐于节制饮食。

（3）老则长虑

春秋初期的管仲首倡"老则长虑"的观点，认为"老不长虑，困乃邀竭"，即年老而不常用脑思考、不学习的话，会加快困乏迟钝，生命速竭。《颜氏家训》则发挥之，认为老年"犹当晚学，不可自弃"，引用师旷劝晋平公"老而学者，如秉烛夜行，犹贤乎瞑目而无见也"，来强调说明晚学的重要。事实上，晚学确有利于健康长寿，所谓"常用脑，可防老"，同时也是一种消遣、娱乐之法，如"闷来阅之，殊胜闷坐"（《千金翼方》）。

五、顺应自然，保护生机

顺应自然以养生有两重含义，一是指顺乎自然界的阴阳变化以护养调摄的意思，即所谓"法于阴阳"，"和于阴阳，调于四时"（《黄帝内经·素问·上古天真论》），"因时之序"（《素问·生气通天论》），"顺四时而适寒温"（《灵枢·本神》）。这些正常的四季气候变化，人们必须顺应。同时像"贼风数至，暴雨数起，天地四时不相保，与道相失"的异常、恶劣的气候变化，更当顺应，但比较困难，懂得养生之道的人方能做到，而免生大病，亦即《黄帝内经》所谓"唯圣人从之，身无奇病"。只有顺乎自然界的四季阴阳变化，才能生长化收藏，人才能健康无病。

二是指顺乎自然之理，顺应自然而然的状态以养生的意思。必须认识和掌握人与自然界二者的自然规律，按其规律养生，才有益于健康。这是庄子从"庖丁解牛"（《庄子·养生主》）的故事中悟出的养生之道。《黄帝内经》反复阐述了顺应自然以养生的观点。如要人顺应四时阴阳的生长化收藏的规律，以调神养生，示人"春夏养阳、秋冬养阴"，因为自然界是春夏阳气渐盛至大盛，是为秋冬的收藏作准备；秋冬阴气渐盛至大盛，是为春夏的生长作准备。人体应之，春夏人之阳气盛于外，秋冬阳气潜于内而阴气盛于外，这些都是自然之理，并非病态，故必须护养，切不能折伤。冬季"藏于精者，春不病温，夏暑汗不出者，秋成风疟"，也是此意。这种顺应自然以养生的目的是保护生机。再如所谓"男女居室，人之大伦，独阳不生，独阴不成"，此乃自然之理。但如"人欲无涯"或"至于半衰，其阴已痿，求女强合"，均损害身体，故自古强调顺乎自然，不盛不合，也是此理。

六、重视环境与健康长寿的关系

早在秦汉时期，古人就已认识到地理位置、环境、水质等与健康长寿有密切关系。汉代刘向在《淮南子·墬形训》详尽地论述了地理环境与健康体质、性别、性格的关系。"凡地形，东西为纬，南北为经，山为积德，川为积形，高者为生，下者为死，丘陵为牡，溪谷为牝。水圆折者有珠，方折者有玉。清水有黄金，龙渊有玉英。土地各以其类生，是故山气多男，泽气多女，障气多暗，风气多聋，林气多癃，木气多伛，岸下气多肿，石气多力，险气多瘿，暑气多夭，寒气多寿，谷气多痹，丘气多狂，衍气多仁，陵气多贪。轻土多利，重土多迟，清水音小，浊水音大，湍水人轻，迟水人重，中土多圣人，皆象其气，皆应其类。"虽不完全正确，但已能认识到环境与寿夭的关系是肯定的。

《黄帝内经》也认为，地理位置不同，环境、气候不同，物产也不同，人们的饮食习惯就不同，多发病也不同，从而有不同的治疗方法。如《素问·异法方宜论》曰："医之治病也，一病而治各不同，皆愈，何也？岐伯对曰：地势使然也。""东方之域……鱼盐之地，海滨傍水，其民食鱼而嗜咸……其治宜砭石"；"西方者，金玉之域，沙石之处……其民陵居而多风，水土刚强……其民华食而脂肥，故邪不能伤其形体，其病生于内，其治宜毒药"；"北方者……其地高陵居，风寒冰冽，其民乐野处而乳食，脏寒生满病，其治宜灸焫……""南方者……其地下，水土弱，雾露之所聚也。其民嗜酸而食胕……其病挛痹，其治宜微针"；"中央者，其地平以湿……其民食杂而不劳，故其病多痿厥寒热，其治宜导引按跷"。说明地势之高下，气候之寒温，与寿夭关系甚大。

中国养生学体现了中国文化心态内省力的高度发展，主张凝练内在的生命深度，充分调动自身体内潜在的生命力；体现了防止"物极必反"的中和思想，主张节与和，无过不及，使人体各种机能不受伤害；体现了人们执着追求的是"形与神俱"而"尽终其天年"，对生死的达观态度；体现了中国人民讲究道德修养、始终奋斗不息、养生而不苟生的大无畏精神。正是这种鲜明的中国特色，日益为广大民众所熟识，植根于民族土壤之中而历久不衰。

第三节　养生应遵循的原则

所谓养生原则，就是在养生活动中必须掌握和遵循的一些基本法则。主要的养生原则有调阴阳、和脏腑、通经络、葆阴精、重养神、顺天时、调气机。

一、调阴阳

《黄帝内经·素问·生气通天论》指出："陈阴阳，筋脉和同，骨髓坚固，气血皆从。如是则内外调和，邪不能害，耳目聪明，气立如故。"陈者，列也。这里可引申为等比、相等的意思。陈阴阳，即使阴阳相等，各无偏胜。这里所说的阴阳相等、各无偏胜，亦即阴阳调和之意。而阴阳调和，即可达到人体筋脉和顺，骨髓坚固，气血顺从。这样，内外就能调和，邪气不能侵害，耳聪目明，正气运行如常。由此看来，保持人体阴阳平衡、协调是多么重要。人体阴阳二气处在平衡协调状态，不仅可使人体是一个有机整体，且可保持人体与自然界的统一协调。

《黄帝内经·素问·阴阳应象大论》里说："阴阳者，天地之道也……治病必求于本。"意思说，阴阳，是自然界运动变化的普遍规律，因而疾病的治疗，必须从阴阳变化这个根本上认识和处理。这里的本，即根本，就是指阴阳。因为疾病的发生，不外乎阴阳的失调，所以治疗疾病，就必须探求病变的根本，或本于阴，或本于阳。《国医指南·阴阳之义》也指出："凡人乃乎阴精阳气合而成之者也。病之起也，亦不外乎阴阳二字，和则生，不和则病。"这段原文更进一步说明各种疾病的发生、发展，都是阴阳失去相对动态平衡的结果。阴阳失调所导致的偏盛偏衰，是病理变化的基本规律。

祖国医学的基本特点之一是辨证论治，它是中医诊治疾病的基本法则。所谓"辨证"，就是将望、闻、问、切四诊所收集的有关疾病的各种现象和体征，加以分析、综合、概括，判断为某种性质的"证候"；"论治"又叫"施治"，则是根据辨证的结果，确定相应的治疗方法。辨证论治的过程，就是认识疾病和解决疾病的过程。作为一个中医医生，关键是要掌握辨证论治。

中医学有多种辨证方法，如病因辨证、经络辨证、气血津液辨证、八纲辨证、脏腑辨证、六经辨证、三焦辨证等，但无论哪种辨证方法，都要用阴阳加以概括和分析，临床最常用的八纲辨证是各种辨证方法的总纲，而阴阳又是八纲之总纲，以统领表里、寒热、虚实，即表、热、实属阳，里、寒、虚属阴。对于养生者来说，就是要经常检查自己体内有无阴阳偏盛偏衰的表现；一旦发现，就要立即采取措施，以使阴阳"以平为期"，正如恩格斯所说："物体相对静止的可能性，暂时平衡的可能性，是物质分化的根本条件，因而也是生命的根本条件。"为了求得这种"暂时平衡状态"的生命的根本条件，保持人体阴阳的协调平衡成为重要的养生法则，无论精神、饮食、起居、运动的调摄，还是自我保健或药物的使用，都离不开阴阳协调平衡、以平为期的宗旨。

二、和脏腑

和，调和，协调之意；和脏腑，是指使人体五脏六腑功能相对稳定和协调。由于人体复杂的生命活动是以五脏为主体，是脏腑功能的综合反映，养生首先要协调脏腑的生理功能，使其成为一个有机整体。这是一条重要的养生原则。

祖国医学认为，脏腑学说是研究人体脏腑生理功能、病理变化及其相互关系的学说，它是祖国医学理论中最重要的组成部分。《黄帝内经·素问·灵兰秘典论》里说："凡此十二官者，不得相失也。故主明则下安，以此养生则寿，殁世不殆，以为天下则大昌。"这里的"十二官"，即是指人体五脏六腑，另加心包络。"不得相失"，即是指各脏腑之间必须相互协调。"以此养生则寿"，是说若人体十二脏腑在心的统率下，彼此相互配合使用，就能寿命久长。养生必须保持人体所有的脏腑功能活动正常，尤其是心肝脾肺肾五脏。保持人体脏腑功能健全的方法很多，但主要的是以下三条。

1. 保持五脏与外界环境相适应

人类生活于自然界中，其生理、病理无不受自然环境的影响，但人类不仅能被动地适应自然，更能主动地改造自然，从而提高健康水平，减少疾病的发生。《黄帝内经·素问·六节藏象论》指出："心者……通于夏气；肺者……通于秋气；肝者……通于春气；肾者……通于冬气；脾……通于土气。"这里的土气，是指长夏之气。从原文可以看出，人体的心肝脾肺肾五脏分别与自然界的五季即春、夏、长夏、秋、冬相应，人体五脏只有适应了五季的气候变化，才能"苛疾不起，是谓得道"。"得道"，是说便可谓懂得了养生之道，这样才能不发生疾病。否则，"逆春气，则少阳不生，肝气内变；逆夏气，则太阳不长，心气内洞；逆秋气，则太阴不收，肺气焦满；逆冬气；则少阴不藏，肾气独沈（通'浊''沉'）"。保持五脏功能正常，必须要使内在的脏气活动与外在环境取得统一协调，而适应外在环境的具体方法是"春夏养阳，秋冬养阴"。

2. 使五脏藏，要使六腑泻

《黄帝内经·素问·五藏别论》里说："所谓五脏者，藏精气而不泻也，故满而不能实。六腑者，传化物而不藏，故实而不能满也。"这里的满，是形容五脏藏精气的状态，五脏精气应当丰满充盛，才能游溢于中，供养人体，从而维持人体各组织器官的正常生理功能。如果不满而虚，就是五脏功能衰退的病理表现。这里的"实而不满"是指水谷而言，是形容六腑传输水谷的状态。人体的五脏六腑只有藏泻得宜，机体才有充足的营养来源，以保证生命活动的正常进行。

3. 及时运用中医五行学说的生克乘侮的规律纠正脏腑的偏盛偏衰

所谓五行学说，起初是古代劳动人民在长期的生活和生产实践中，认识到木、火、土、金、水五种物质是人民生活中不可缺少的东西。后来人们把这五种物质的属性加以抽象推演，用来说明整个物质世界；并认为这五种物质不仅具有相互滋生、相互制约的关系，而且是在不断运动、变化之中，故称之为"五行"。五行学说，将人体的内脏分别归属于五行，以五行的特性来说明五脏的生理活动特点，如肝喜条达、有疏泄的功能；木有生发的特性，故以肝属"木"；心火有温煦的作用，故以心属"火"；脾为生化之源，土有生化万物的特性，故以脾属"土"；肺气主肃降，金有清肃、收敛的特性，故以肺属"金"；肾有主水、藏精的功能，水有润下的特性，故以肾属"水"。由于五行学说主要以五行相生（木生火、火生土、土生金、金生水、水生木）、相克（木克土、土克水、水克火、火克金、金克木）来说明事物之间的相互关系，用在医学领域里，即能说明人体脏腑组织之间生理功能的内在联系，如肾（水）之精以养肝，肝（木）藏血以济心，心（火）之热以温脾，脾（土）化生水谷精微以充肺，肺（金）清肃下行以助肾水。这就是五脏相互滋生的关系。肺（金）气清肃下降，可以抑制肝阳上亢，肝（木）的条达，可以疏泄脾土壅郁，脾（土）的运化，可以制止肾水泛滥，肾（水）的滋润，可以防止心火亢烈，心（火）的阳热，可以制约肺金清肃太过，这就是五脏相互制约关系。

由上可知，五脏之间均存在着"生我""我生""克我""我克"这四个方面，从这四个方面来说明一个脏与其他四个脏的关系。兹以肝为例，生我者为肾（水生木），我生者为心（木生火），克我者为肺（金克木），我克者为脾（木克土）。根据这种理论，在养生中就能及时纠正五脏之间的偏盛偏衰。这里还以肝为例说明之：春天时肝气偏旺，往往会克制脾土，发生食欲不振、腹胀等，在饮食上就要"补甘减酸"。补甘，就是要多吃点甜味的东西，以补益脾气；减酸，就是要少吃些酸味的食品，因为酸入肝，会使本来偏亢的肝气过亢。这也就是《难经·七十七难》所指出的"见肝之病，则知肝当传之于脾，故先实其脾气"。用五行学说的术语来说，亦即"扶土抑木"。这个例子讲的是怎样用五行学说的理论纠正肝脏的偏亢。若五脏之中有一脏偏衰时，如肺脏虚，常表现为短气、面色㿠白、自汗出、声低息微、脉虚弱，就可采用"培土生金"法，即健脾益气。因为肺中所需的津气，要依靠脾运化水谷精微来供应。

在养生中要经常注意维持五脏之间的功能正常，若发生了偏盛偏衰，要及时加以纠正。

三、通经络

所谓通经络，就是指要使人体的经脉之气畅通无阻，若经络不通，则气血不和，百病丛生。如《黄帝内经·灵枢·经脉篇》里说："经脉者，所以能决生死，处百病，调虚实，不可不通。"这里的"不可不通"，即是再三强调人体之经脉必须畅通，原因是经脉"能决生死，处百病，调虚实"。

第一，"决生死"。就是说经脉的功能正常与否，决定了人的生与死。《黄帝内经·灵枢·海论》说："夫十二经脉者，内属于脏腑，外络于肢节。"《黄帝内经·灵枢·本藏》说："经脉者，所以行血气而营阴阳，濡筋骨，利关节者也。"这些原文非常清楚地说明了经络在人的生命活动中所起的重要作用。人之所以成为一个有机的整体，是由于经脉纵横交错，出入表里，贯通上下，内联五脏六腑，外至皮肤肌肉。若没有经络的这种沟通和联系，人体的各组织、器官靠什么濡养？人体气血，贵乎流通，才能使脏腑相通，阴阳交贯，内外相通。倘若气血不流通，脏腑之间的各种联系就要发生障碍，疾病即可发生，严重者导致死亡。

第二，"处百病"。经脉之气运行正常对于疾病的治疗与康复起到重要作用。大医学家喻嘉言说"凡治病不明脏腑经络，开口动手便错"，《黄帝内经·灵枢·九针十二原》里说"通其经脉，调其血气"，都高度概括地说明疾病的治疗、病体的康复，都必须从经络入手。疼痛是人们患病后最常见的症状之一，究其原因，中医认为是"疼则不通，不通则疼"。只有经脉畅通，才能运行气血；只有气血周流，患者才能得到治疗与康复。

第三，"调虚实"。调是调整，虚实是指证候，不是虚证，就是实证，人们患病后常常用虚实来概括说明证候的性质。中医学认为"邪气盛则实，精气夺则虚"。实证，即是病邪盛而正气未虚，正邪斗争激烈所表现的证候；虚证，即是正气虚衰，机能减退，抵抗力低下所表现的证候。《黄帝内经·灵枢·刺节真邪》里说"泻其有余，补其不足"，有余是指实证，不足是指虚证。对实证要用泻法，如胃痉挛的，针刺患者足三里穴，可使胃弛缓；对虚证要用补法，如胃弛缓的，针刺患者足三里穴，可使其收缩加强。由于虚实证不同，尽管都针刺足三里穴，但采用手法不一样，一个用泻法，而另一个用补法。此例说明，经络有调整虚实的功能。

总之，保持经络的畅通是非常必要的，此是一条重要的养生原则，要时时处处使自己的经络之气畅通。具体地说，以下方法有畅通经脉的作用。

一是要运动。因为"动形以达郁"，"动则不衰"，"流水不腐，户枢不蠹"。只有动，气血才能调流全身。

二是要常吃一些能够理气活血的食材。如陈皮、佛手、砂仁、当归、川芎、桃仁、红花、油菜、慈姑等。

三是要心情愉快。因为"愁忧者，气闭塞而不行"。不管发生了什么不愉快的事情，也要想得开，人们常说的"气死周瑜"不是最能说明问题的例子吗？

四、葆阴精

大医学家张景岳曾明确指出："善养生者，必宝其精，精盈则气盛，气盛则神全，神全则身健，身健则病少，神气坚强，老而益壮，皆本乎精也。"这里的皆本乎精，一语道破了葆阴精在人体生命活动中的重要性，无可辩驳地说明了养生一定要注意葆阴精。

人身三宝：精，气，神。但在精气神三者之间，精是生命的基础，因为"精盈则气盛，气盛则神全"。若精亏则体弱神衰，脏腑功能失调，百邪易侵。

精，即阴精，包括脏腑之精在内。传说中的长寿者彭祖是重视葆精的，他曾提出过"上士别床，中士异被，服药百裹，不如独卧"的主张。《管子》则明确提出了存精以养生的主张，认为精存则外安内固，泉源不竭，长生久视。《吕氏春秋》有"情欲"专篇，论述了情欲当节、过之伤人的道理，主张对精要"知早涩"，认为"知早涩则精不竭"，阐明了欲当存、精宜固的重要性。《黄帝内经》则明确指出，精是生命的基础，人体寿夭的关键，人"半百而衰"是由于不知保持精的盈满。汉代名医张仲景亦重视养生防病，他在经典著作《金匮要略》里曾提出"房室勿令竭乏"，并把此作为致病因素之一，体现了他重视保养阴精的思想。元代朱丹溪更是重视阴精，在其著作《格致余论》中有《阳有余阴不足论》《色欲箴》的篇章，其要旨是言肾中阴精难成易亏，而肝肾相火容易妄动，因此主张收心养心以抑制相火，节房事远帷幕以保护阴精。

综上所述，历代医家都非常重视保养人体阴精，养生必须重视养阴精，是养生的一条基本的原则。

五、重养神

养神的方法很多，但以清静为主。（详见第四章第四节"如何养神"。）

六、顺天时

顺天时是我国医学在"天人相应"思想指导下提出的重要养生原则。顺天时，即通过人体内部的调节使之与外界自然环境的变化相适应，从而保持正常的生理功能。如果外界自然环境发生反常的变化，而人体的调节功能又不能适应时，人体内外环境的相对平衡即遭到破坏而产生疾病。

人生天地之间、宇宙之中，一切生命活动不仅与大自然息息相关，而且受社会的制约和影响。这种把人体生理现象、精神活动与自然、社会结合起来考察人类生命规律的观点，就是中国古代文化所特有的"天人相应"的思想，也就是宇宙万物一体的观念。从文字记载考证，最初人们的这种认识比较朦胧，如《管子》书中写道："人与天调，然后天地之美生。"这里从天人关系中提出两者协调一致的重要性。《黄帝内经·素问·阴阳应象大论》里说："天地者，万物之上下也。"《素问·生气通天论》里说："天地之间，六合之内，其气九州九窍，五脏十二节，皆通乎天气。"这些论述清楚地阐明了自然界的一切事物和一切现象彼此之间都是相互影响、相互关联、相互依存的，而不是孤立存在的。明确地指出了宇宙的整体关系。

一年春夏秋冬四个季节各有其特点，又是互为联系而不可分割的，充分表现在春生、夏长、秋收、冬藏的连续性方面。春天到来，气候温暖，草木萌发，东风解冻，蛰藏之生物又开始活动起来，整个自然界充满一片新生气象。到夏季，气候炎热，一切植物长得十分茂盛，各种生物活动更加活跃，整个自然界显现蓬蓬勃勃的景象。秋天，气候开始凉爽，果实成熟，草木凋落，生物活动逐渐减少，整个自然界呈现一片清肃收敛的景象。冬季，气候变得寒冷，植物枯萎，泉水冰冻，许多小生物都蛰藏而停止活动，整个大地好像封藏起来一样。春温而生，夏热而长，秋凉而收，冬寒而藏，虽然四季有各自的特点，但实质上却又是不可截然划分的整体。因为有春温而生，才可能有夏热之长、秋凉之收、冬寒之藏。春夏秋冬四个季节的变化是有连续性的，每个季节总是在前一个季节的基础上发生发展起来的。没有温热，无所谓寒冷；没有生长，无所谓收藏。万物之间彼此密切相关，相互依存，相互制约，相互转化；万物从天地自然而生，最后又归于自然，反复循环，无有终时。这是宇宙万物的固有规律性。

自然界中的一切运动变化必然直接或间接地影响人体的生理功能和病理变化。唐代医家王冰称："不顺四时之和，数犯八风之害，与道相失，则天真之气，未期久远而致灭亡。""故养生者心谨奉天时也。"谨奉天时，就是指人们必须顺应四时。不仅养生者宜遵循，对于康复医疗来说，亦是不可忽视的一环。要达到身体的健康，必然要使人体的内环境与外环境相统一，只有内外环境平衡协调，才能保持生理活动正常。

顺应四时，要做好以下两点：

一要适应自然，避免外邪。

适应自然，即要"春夏养阳，秋冬养阴"，也就是春养生气，夏养长气，秋养收气，冬养藏气。所谓避免外邪，即《黄帝内经》所说的"虚邪贼风，避之有时"。《吕氏春秋·尽数》中说："毕数之务，在乎去害……大寒、大热、大燥、大湿、大风、大霖（久雨）、大雾，七者动精，则生害矣。故凡养生，莫若知本，知本则疾无由至矣。"自然界的四时六气是人类生、长、衰、亡的重要因素之一，人们要经常保养精神，锻炼身体，增强体质，才能适应气候的变化，抵御外邪，保持或恢复健康。（六气：一是六种致病因素，即阴、阳、风、雨、晦、明，是由秦国名医医和提出的"六气病源"学说；二是生理学名词，指人体气、血、津、液、精、脉等六种基本物质；三是六种正常的气候，即风、寒、暑、湿、燥、火六种气候；四是运气学说中的五运六气，即厥阴风木、少阴君火、太阴湿土、少阳相火、阳明燥金、太阳寒水。）古人根据四时六气，对养生康复提出"一年之内，春防风，又防寒；夏防暑热，又防因暑取凉，而致感寒；长夏防湿；秋防燥；冬防寒，又防风"。

二要利用自然，促进健康。

万物之中，只有人类能够征服自然。人类不仅能够认识自然，适应自然环境的变化，而且能够掌握自然规律，能动地改造自然，使之更加适合于生存，促进健康。古代著名养生家很重视生活环境的选择和改造。孙思邈在年老时就选择在山清水秀的环境造屋植木种花修池，独自在那里养老。清代名医曹慈山也"辟园林于城中，池馆相望，有白皮古松数十株，风涛倾耳，如置身岩壑……至九十余终"。他在《老老恒言》中提倡"院中植花木数十本，不求名种异卉，四时不绝便佳""阶前大缸贮水，养金鱼数尾""拂尘涤砚……插瓶花，上帘钩"；要求"事事不妨亲身之"，既美化了环境，又锻炼了身心。此外，还可在空气新鲜、纯洁的溪流和瀑布附近进行空气浴；利用山地、海滨美好环境进行气候康复；或者用温泉疗法、冷水浴、日光浴、森林浴等。这些都是利用大自然，使人与大自然协调一致，形成有利于健康的生活环境、气候条件，为恢复和增强人体健康服务。

七、调气机

《黄帝内经》中提出"百病生于气"的论点。这里的"气"是指气机，意思是许多疾病的发生，都和气机运行紊乱有关。

升降出入是气在人体运动的主要形式，其病变直接关系着人体的盛衰寿夭。金代李东垣在《脾胃论·天地阴阳生杀之理在升降浮沉之间论》里说："饮食入胃，而精气先输脾归肺，上行春夏之令，以滋养周身，乃清气为天者也。升已而下输膀胱，行秋冬之令，为传化糟粕，转味而出，乃浊阴为地者也……常欲四时均平而无偏胜则安；不然损伤脾，真气下溜，或下泄而久不能升，是有秋冬而无春夏，乃生长之用，陷于殒杀之气，而百病皆起，或久升不降亦病焉。"他主张调节气机升降，维持其正常功能，来达到养生的目的。

中医学认为，在脏腑的功能活动中，肺之肃降，肝之升发，脾之升清，胃之降浊，心火之下降，肾水之上升，肺之主呼气，肾之主纳气，都是气机升降出入的具体体现。因为气机的升降出入，关系到脏腑经络、气血阴阳等各个方面的功能活动，所以升降失常就会波及脏腑经络、表里内外、四肢九窍，而发生多种病理变化。如肺主肃降，以下行为顺，若逆而上走，则发为喘咳；肝主疏泄，性喜条达，但若过亢，升发有余，则将上逆而出现面红目赤、性情急躁、眩晕、头痛甚至昏厥等症；胃主降浊，亦以下行为顺，若失其和降而上逆，则致嗳气、恶心、呕吐、脘腹胀满；脾主升清，能转输布散水谷精微，若清气不能升，脑海失养则致头晕目眩；运化失职，则致便溏腹泻；中气下陷，则致腹部坠胀、便意频数、脱肛或子宫下垂等；心阳不能下交于肾，肾阴不能上济于心，心肾不交，则表现虚烦不眠、心悸健忘、头晕耳鸣、咽干、腰膝酸软、遗精、潮热盗汗等症；肾主纳气，若肾虚不能摄纳，则致呼多吸少、喘促短气、声低气怯，则动尤甚。综上所述，气机的病变关系到全身的病变，要保养好生命，必须注意观察气在体内的运行是否正常，当升则升，当降而降，要出则出，要进则进，一定不能反其道而行之。

以上所论养生原则，贯穿在中医养生活动的两个方面。顺天时的养生原则，既要在精神保健里实行，又要在起居方面实施；葆阴精的养生原则既要在性保健里遵循，又要在运动保健里予以重视。深刻领会各条养生原则，并灵活运用到养生活动的各个方面，才能"尽终其天年，度百岁乃去"。

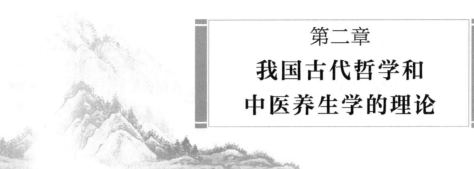

第二章
我国古代哲学和中医养生学的理论

第一节 我国古代哲学与养生

中国养生学既有自然科学的属性，又有社会科学的属性，是自然科学和社会科学的交叉产物。自然科学属性主要体现在养生学以人为研究中心，着重研究机体的运动、变化和发展的规律或本质，以及预防疾病防止衰老的具体方法，或谓"养生之道"；社会科学属性，则体现在养生绝非纯个体的行为，每一个人都生活在特定的社会中，社会环境同样不可避免地给人以影响，需要从社会学的角度对相关问题进行考察研究，从而具有社会科学的某些特性，这也是中国养生学的特色所在。不是简单地放在生物的单一模式环境中，更着重于放在社会—心理—生物的综合模式环境中去考察、研究、分析、发展。

科学发展史告诉人们，任何一门学科的发展都不能离开哲学，都必然采用一定的认识方法，而所用方法的性质对于所产生的理论的特点和实质，往往具有很大的制约作用。中国养生学在形成和发展过程中，不断地吸取了中国古代哲学研究进展，用当时的一些重要哲学思想和概念来阐明中国养生学的一系列问题，这主要是元气论（又称气-元论）、阴阳学说、五行学说等。中国古代唯物主义哲学流派中，有许多派是注重养生的，像老子、杨朱、庄周的哲学中都有这种倾向。中国养生学的理论和实践，反过来又丰富和发展了中国古代的哲学思想。所以，中国养生学和中国古代哲学有着十分密切的关系。中国养生学不仅有医疗康复本身的价值，而且对中国哲学也有着相当大的贡献。

中国养生学和中国传统医学（中医）更是有着天然不可分割的姻缘关系。中医基础理论与实践的发展，渗透于中国养生学之中，影响和推动了中国养生学，成为中国养生学理论与实践的极其重要的组成部分，以至论及中国养生学，根本就无法割裂与中医学的联系。而中国养生学的理论与实践，反过来也影响和丰富了中医学。中国养生学和中医学既有相对独立性，又互为影响、互为补充、互为发展。

以下概要地论及阴阳、五行、气血以及精、气、神和脏腑功能等，以示中国养生学和中国古代哲学及中医理论基础渊源深厚的关系。

一、阴阳的平衡与盛衰

阴阳，是中国古代哲学的一对范畴。阴阳学说是中国古代的一种宇宙观和方法论，它建立在唯物论的基础上，内含丰富的辩证法思想。

1.阴阳的来源

传说伏羲画八卦，未可信据，但文王演卦于羑里之说，西汉以前的学者是相信的，即使承认伏羲画过八卦，也不过是用简单的—代表阳，——代表阴。也有认为其最初的含义源于象形文字，后渐引申为指一切事物或现象本身所存在的相互对立的两个方面。也许，古人是从山坡的向太阳与背太阳二方有很大差异中发现：向阳面温暖、干燥、明亮，植物生长茂盛，动物肢体舒展而活跃；而背阳面寒冷、潮湿、幽暗，植物生长萎弱，动物肢体蜷缩而呆滞。向太阳的一面是阳的话，背太阳的一面就是阴。这是相互对立的两个方面。阳与阴各代表了一定的属性，而且互相对立。

古人的观察是细致的。据《汉书》记载，古人在冬至及夏至以前，把同等重量的土（一说铁）和木炭，各悬挂于"衡"的一端，当冬季干燥空气来时，炭中的水分逐渐消失，分量减轻，炭的那头就仰起来了，而悬土（铁）的一面则显得重而下垂。夏天潮湿空气来了，炭能吸湿，重量增加，就比土（铁）的一方为重而下垂。用炭的干燥或吸潮来测知气候的干燥与湿润的不同，根据前面的分析，这种干燥的气候属阳，湿润的气候属阴。

古人不断地用这个概念来分析事物，发现它是一个普遍规律，即宇宙间的一切事物都包含着阴与阳这相互对立的两个方面。"阴阳者，数之可十，推之可百，数之可千，推之可万，万之大不可胜数，然其要一也"（《黄帝内经·素问·阴阳离合论》），如：

阴：背太阳 地月 秋冬 夜 寒凉 下降 内 静女抑制物质 重浊柔 幽暗潮湿……

阳：向太阳 天日 春夏 昼 温热 上升 外 动男功能兴奋 轻清刚 明亮干燥……

随着对事物观察分析，人们又认识到由于阴、阳这对立的两方面的运动变化，才有事物的发生、发展和变化。同时，认识到阴阳之中还可分阴阳，即阴可分阴阳，成为阴中之阴与阴中之阳；阳也可分阴阳，成为阳中之阴与阳中之阳。这就是阴阳的可分性。阴阳两方的任何一方，都不能脱离对方而单独存在，没有阳，就无所谓阴；反之亦然。阳依存于阴，阴依存于阳，每一方都以其相对的另一方的存在为自己存在的条件。这就是阴阳的互根互用关系。阴与阳属性的对立，在一定条件下可以各自向其相反的方向转化，即阴可以转化为阳，阳可以转化为阴。这里说的"一定的条件"，就是指的"极限"，所谓"物极必反"。这就是阴阳的互相转化。阴阳二者都有克制、约束相对一方的作用，这就是阴阳制约。阴阳二方不是静止的，是在不断运动变化的。这种相互制约的作用，使阴阳的运动、变化处于相对平衡协调的状况，在相互消长中维持着动态平衡。可以是阳长阴消，也可阳消阴长。这种协调平衡十分重要。仍以前面的土（铁）与木炭为例，冬至以后，干燥气候使木炭中水分减少而变轻，夏至以后，潮湿空气使木炭吸潮而变重。干燥空气属阳，潮湿空气属阴。所以《黄帝内经》云："冬至四十五日，阳气微上，阴气微下；夏至四十五日，阴气微上，阳气微下。"（《素问·脉要精微论》）"四十五日"是指从冬至到立春、从夏至到立秋，都是四十五日。冬至阳气逐渐上升，阴气逐渐下降，到立春时阳气已较盛，而到夏季，则阳气大盛至极，阴气伏藏。夏至阴气逐渐上升，阳气逐渐下降，到立秋时阴气已得盛，到冬季则阴气大盛至极，阳气伏藏。年复一年，在这种相对的动态平衡中循环不已。人与万物都有着适应自然界气候阴阳消长变化的本能。

人们的这些认识也被用到医学和养生学中来，用以说明人体的生理、病理。人体内部也有阴阳对立的两方面，这种对立是相对的、可分的、互根的、互相转化的、互相制约的。最重要的是人体阴阳双方的制约关系，使阴阳双方平衡协调，从而保证了人体的健康。如果这种平衡、协调被破坏，就出现病理现象。养生，就是企图使阴阳保持和恢复平衡协调。

2. 阴阳的归类

（1）人体组织器官的阴阳属性

人体是一个有机的整体；它的一切组织结构，既是有机联系的，又可划分为相互对立的阴阳两部分。如：

阴：下部　体内　腹部　四肢内侧　五脏　藏精气而不泻　血　筋　津液　骨……

阳：上部　体表　背部　四肢外则　六腑　传化物而不藏　气　皮肤……

五脏之中，心、肺居于胸腔（上部）属阳；脾、肝、肾居于腹腔（下部）属阴。每一脏器又可分阴阳，如心有心阴、心阳，肾有肾阴、肾阳等。

（2）人体生理功能的阴阳属性

人体的生理功能是以物质为基础的，没有物质就无法产生生理功能。而生理活动又不断促进物质的新陈代谢。从阴阳属性看，功能属阳，而物质属阴。功能活动中也分阴阳。如：

阴：降　入　成形　抑制　滋润　濡养　收敛……

阳：升　出　化气　兴奋　温煦　推动　发散……

（3）人体病理现象的阴阳属性

各种疾病的临床表现，复杂多样，但都可以用阴阳来概括（表2-1）。

表 2-1　阴阳与疾病临床表现对应表

属性	精神	寒热	大便	小便	面色	语声	脉象
阴	委顿	畏寒	清稀	清长	色泽晦暗	低微无力	沉、细、涩、迟
阳	狂躁	壮热	燥结	短赤	色泽鲜明	高亢洪亮	洪、大、滑、数

（4）"八纲"辨证的阴阳属性

八纲是指阴、阳、表、里、寒、热、虚、实。

以阴阳为总纲：表、热、实证……阳

　　　　　　　里、寒、虚证……阴

致病的邪气也有阴阳属性。中医将外邪称为六淫，即风、暑、燥、火（热）邪为阳邪，寒、湿邪为阴邪。药物的性味、功用也可分阴阳。

3. 阴阳的互根和转化

（1）生理联系

以气与血为例，气属阳，血属阴。气、血之间又互相依赖，气推动血液运动，气能生血；血又为气之舍，缺一不可。在一定的条件下，气能转化为血；血充盈，气的功能发挥也就更好。所以气血不可分。

人体最本质的生理功能是兴奋和抑制，兴奋为阳，抑制为阴。没有兴奋，也就无所谓抑制；没有抑制，也就无所谓兴奋。兴奋太过，也会转化为抑制，反之亦然。

以功能与物质而言，功能属阳，物质属阴。由于生理功能的作用，产生了物质如气、血、精等，而丰富的物质又不断转化为功能。即《黄帝内经》所谓"阴在内，阳之守也；阳在外，阴之使也"。

（2）病理联系

由于阴阳的互根互用，如一方虚损，就会影响到另一方的盈亏。如阴血虚到一定程度，阳气亦虚，叫作"阴损及阳"；阳气虚到一定程度，阴血亦亏，叫作"阳损及阴"。临床常见失血而致气虚，就是阴损及阳；气虚生血不足致血虚，就是阳损及阴。阴损及阳，阳损及阴，最终将导致阴阳两虚。由于阴阳的互相转化，大失血时，不但要补血，还应补气；气虚不足时，补气中又应兼补血。

病证由阳转阴、由阴转阳的情况比较复杂，与正气的强弱、邪气的盛衰、治疗护理是否得当等有关，它们是促成病证阴阳转化的主要条件。

4. 阴阳制约：平衡与盛衰

人体阴阳的相对协调平衡是健康的表现。协调平衡被破坏，人就会生病，出现许多病理现象。虽然病理现象是很复杂的，但都可用阴阳的偏盛和偏衰来概括。

（1）阴阳偏盛

由于阴或阳的一方太盛，使相对的一方不能正常制约，甚至使相对的一方反遭损害。《黄帝内经·素问·阴阳应象大论》云："阴胜则阳病，阳胜则阴病；阳胜则热，阴胜则寒。"

（2）阴阳偏衰

由于阴或阳一方太弱，以致不能制约另一方，另一方相对亢盛，这就是阴虚生内热，阳虚生外寒；阴虚则阳亢，阳虚则阴盛。临床常见情志失调，日久化火，心肝火旺，阴不制阳；或房事过度，损伤阴精，阴不足以制阳，阳气偏盛。这两种情况都出现热象，但前者是阳气偏盛，属实；后者是阴精不足，属虚。房事过度日久，阴损及阳，致阳亦虚；或冷饮过多，阴寒偏盛，又都可出现寒象，前者是阳虚生寒，后者是阴胜则寒，属实。体弱者和老年人常出现阴阳平衡的失调，即阴阳偏盛，或阴阳偏衰。从治疗、药食调养的角度看，要注意选择药、食的寒热属性，以纠正阴阳的偏盛、偏衰，使之恢复平衡。阳气虚和阳寒盛者，当以热性药食调治；阴气虚、阳气盛者，当以凉性药食调治。

二、五行的生克与调控

"五行"指木、火、土、金、水五种有具体形态的基本物质。"五行学说"是中国古代的一种哲学思想。作为一种朴素的唯物论和辩证法思想，五行学说对中国养生学有过较大的影响。"五行学说"把握了宇宙万物和人体持续不断变化和转化的规律，亦即当代国外学者释谓"五行动力模型"，具有动静平衡的"负平衡调节法则"等内容。

1. 五行的来源

"五行"二字首见《尚书·甘誓》（夏书）："有扈氏威侮五行，怠弃三正。"此五行二字何解，后人注之不一。《尚书·洪范》（周书）则指出五行为木、火、土、金、水。《吕氏春秋》等著作发展了"五行学说"。

五行的"五"，即木、火、土、金、水五种物质；"行"有两层含义，一指"行列"、次序，《春秋繁露·五行相生》明确地以"列"释"行"，指出"天地之气，合而为一，分为阴阳，判为四时，列为五行。行者，行也；其行不同，故谓之五行"，二指运动变化，《黄帝内经》中"五行"和"五运"，并称混用，即取其运动之意。

古人认为木、火、土、金、水五者都是无形之气聚合而成的有形的物质材料，它们的本原是元气。人们按一定的目的将这些物质材料和谐地相杂组合，就可以制造出多种事物。"故先王以土与金、木、水、火相杂，以成百物。"（《国语·郑语》）同样，自然界的许多事物也可根据各自的属性特点和组成成分，最终归为木、火、土、金、水五大类。这五大类事物之间有着内在的次序和联系，并且运动不息，这就是"五行学说"的基本含义。

　　五行的特性，虽然来自木、火、土、金、水具体五者，然其在实际上大大超越了这五种具体物质的本身，从而具有更为广泛、更为抽象的哲学含义。《尚书·洪范》载："水曰润下，火曰炎上，木曰曲直，金曰从革，土爱稼穑。"凡具有寒凉、滋润、向下、静藏等特性和作用的事物及现象，均可归属于水；凡具有温热、升腾、昌茂繁盛等特性和作用的事物及现象，均可归属于火；凡具有生长、升发、条达舒畅等特性和作用的事物及现象，均可归属为木；凡具有肃杀、潜降、收敛、清洁等特性和作用的事物及现象，均可归属为金；凡具有生化、承载、收纳等特性和作用的事物及现象，均可归属为土。

　　根据五行的特性，便有了事物间的直接归类和间接推衍络绎。这种五行的推衍，虽其局限性，但自不必过于指责。事物的五行归类推衍，可见表2-2。

　　"五行学说"不只简单地将事物归属于五类，更重要的是以五行之间的生克乘侮等来探索、阐释复杂系统的内部各事物之间的相互联系，以及在这些基础上体现出的统一性、完整性和自我调控机制。有人认为，"五行学说"与现代系统论有许多相似之处，可视为一种原始朴素的普通系统论。它揭示了组成人体各部分之间在形态结构和生理功能方面的复杂联系，并从整体上把握人体生命活动的总规律。

表 2-2　事物五行归类推衍表

自然界							五行	人体					
五音	五味	五色	五化	五气	五方	五季		五脏	六腑	五官	形体	五志	五液
角	酸	青	生	风	东	春	木	肝	胆	目	筋	怒	泪
徵	苦	赤	长	暑	南	夏	火	心	小肠	舌	脉	喜	汗
宫	甘	黄	化	湿	中	长夏	土	脾	胃	口	肉	思	涎
商	辛	白	收	燥	西	秋	金	肺	大肠	鼻	皮	忧（悲）	涕
羽	咸	黑	藏	寒	北	冬	水	肾	膀胱、三焦	耳	骨	恐	唾

　　五行的相生，即一事物对它事物的促进、助长和滋生等作用，其规律和次序为：木生火、火生土、土生金、金生水、水复生木。五行的相克，则指一事物对它事物的抑制、约束等消极作用，其规律和次序为：木克土、土克水、水克火、火克金、金克木。由于五行之间的相生相克，对五行中的任何"一行"来说，都存在"生我""我生"和"克我"、"我克"四方面的联系，如图2-1所示。五行的相乘相侮，都是指五行之间不正常的相克。相乘是按五行相克次序的克制太过，相侮则是与相克次序相反方面的克制异常。如木行过于强盛，可以克土太过，导致土行的不足；或木行过于强盛，木当受金所克，此时金非但无力克木，反而为木所侮，即为反克。发生相乘时，有时可以出现相侮；发生相侮时，有时又可伴随相乘。

　　人们的这些认识也被用到医学和养生学中来，分析研究各脏腑、经络之间和各生理功能之间的相互关系，阐释病理情况下的互相影响。

2. 五行的归类

　　"五行学说"将人体内脏按五行特性予以归类，用以说明五脏的生理功能。如肝属木，木性曲直，喜条达、向上向外舒展；肝的禀性喜条达疏畅，恶抑郁遏制，表现出疏通开泄的功能特点，故归属木。脾胃运化水谷，提供精微物质，以营五脏六腑、四肢百骸，为气血生化源；而土性敦厚，万物赖土以承载，赖土以生化，故脾属土。其余皆然。五脏配五

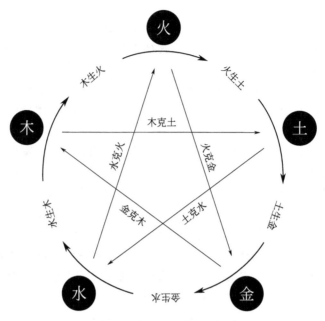

图 2-1　五行相生相克示意图

行，五脏又联系着自己所属的五体、五官、五志等，把机体各部和各种机能联结在一起，体现了人的整体观和以五脏为中心的生理病理系统。

3. 五行的传变

五脏在生理上的相互联系，决定了它们在病理上也必然相互影响，一脏的病变可以传至他脏，他脏的病变也可传至此脏，具体分为相生关系传变和相克关系传变两类。

肾属水，肝属木，水能生木，故肾为母脏，肝为子脏。肾病可以及肝，如先有肾精不足，然后再累及肝脏，导致肝血亦不足，终而肝肾精血不足。这就是中医学中的"母病及子"。又如肝脏属木，心脏属火，木能生火，故肝为母脏，心为子脏。心血不足，再累及肝脏，而使肝血亦不足，以致形成心肝血虚；或先有心火旺盛，然后累及肝脏，导致肝火亦旺，从而表现为心肝火旺。这就是中医学中的"子病犯母"。

4. 五行的调控

"五行学说"在养生学中的应用，就是利用五行的相生相克关系，通过五行的调控，促进人体机能的正常有序，从而达到健康益寿的目的。

情志生于五脏，五脏之间存在着生克关系，因此，不同的精神情志活动之间也有着生克关系。异常的情志活动是加速衰老、引起疾病的重要因素之一。既病之后，异常的情志活动又常常使病情加重，情志和内脏之间有着密切关系。所以古代医家养生家均十分重视精神调摄，在治疗精神情志疾病时，又常常借助情志之间的相互制约关系来达到治疗的目的。悲为肺志，属金；怒为肝志，属木。金能克木，故悲能胜喜。恐为肾志，属水；喜为心志，属火。水能克火，故恐能胜喜。喜为心志，属火；忧为肺志，属金。火能克金，故喜能胜忧。余理皆然。

三、气血的调和与失和

早在先秦文献中，气就已作为哲学范畴出现了，认为气是构成整个宇宙的最基本物质。庄子在《庄子·知北游》中指出："人之生，气之聚也。聚则为生，散则为死。……

故曰：通天下一气耳。"《鹖冠子·秦录》以"元气"相称，说："天地成于元气。""元"在古代哲学中是指本原。元气论，又称气-元论，是中国传统文化中占主导地位的自然观，体现着古代的唯物论和辩证法，给予中国养生学和中医学以深刻的影响。

1. 气的生理病理

中医学认为，气是一种极微小的、不断活动的精微物质，它构成并维持人体的生命活动。

气的存在，是通过其生理功能表现出来的。气不足（即气虚）或气的运动失常，人的生理功能就会受到影响；气竭或气的运动停止，生命也就停止。

气的生成与肾、脾胃、肺有关。肾藏先天精气；脾胃从各种饮食中汲取水谷精气；肺从自然界呼吸空气。故保养脾胃消化、吸收功能和肺的呼吸功能是十分重要的。

气的生理功能主要有以下五方面。

① 推动作用：气具有推动脏腑组织的生理功能活动、血液运动、津液输布、生长发育等作用。如果气虚，推动作用减弱，就可出现脏腑功能低下、血液运行不畅、水液停滞、生长发育迟缓等病变。

② 温煦作用：气具有温养全身、维持体温的作用，是热量的来源、正常生理活动的保证。如果气的温煦作用减弱，就可出现畏寒怕冷、手足欠温、血及津液运行不畅等寒象。

③ 防御作用：气具有护卫肌表、防御外邪入侵的作用。如气虚防御作用减弱，就可出现机体抵抗力下降，容易罹患疾病。

④ 固摄作用：气具有控制血、津液等液态物质，防其流失的作用。如气虚固摄作用减弱，可发生出血不易止、自汗、多尿、流涎、泄泻、滑精等。

⑤ 气化作用：是指精、气、血、津液各自的新陈代谢及相互转化。如气化功能失常，可以影响气、血、津液的生成和输布，也可影响尿、汗和粪便的排泄。

人体的气是在不断运动的，这种气的运动称为"气机"，有升、降、出、入四种形式。如肺主呼吸功能，呼气是出，吸气是入，宣发是升，清肃是降；脾胃主消化吸收功能，脾的吸收传输为升，胃肠的运化水谷为降；肾在水液代谢中的功能，体现了升、降、出、入四种形式，肾司气化，能开能合，使水液之清者蒸腾于上，使水液之浊者下输膀胱。这种气机的升、降、出、入，对每个脏腑来说，是有所侧重的。如肝脾主升，肺胃主降。但对机体来说，升和降、出和入之间则必须平衡。如肺气清肃下降，肝气升发条达，从而使气机通畅、气血通调；脾气主升，胃气主降，共同维持食物的消化吸收、输送精微、排泄糟粕的正常运行。所以，气的升降出入运动的协调平衡，也是机体生理功能协调平衡的一个重要环节。这种协调平衡，称为"气机调畅"；而升降出入运动的失调，称"气机失调"，是病理现象。气机失调大致有：气滞，气的运行受阻，某些局部阻滞不通，可见闷、胀、痛等；气逆，气上升太过或下降不及，可见嗳气、恶心、呕吐、咳嗽、气喘等；气陷，气的下降太过或上升不及，可见胀坠感、脱肛、子宫脱垂等；气脱，气不能内守而外逸，可见大汗如油、二便失禁、昏厥等；气闭，气不能外达而阻闭不通，可见无汗、无尿便、四肢不温，神志不清等。

2. 血的生理病理

中医学所说的"血"，基本上就是指"血液"。血行于脉管之中。

血的生成亦与脾胃、肺、肾有关。脾胃"为气血生化之源"，肺气使之变为鲜红，肾藏精，精血同源。此外，肝也有"以生血气"的作用。如饮食营养长期摄入不足，或脾胃消化吸收功能障碍，均可导致血液生成不足，出现血虚的种种证候。

血的生理功能是"血主濡之"（《难经·二十二难》），"濡"即营养、滋润的意思，可分为以下两方面。

① 濡养各器官组织：五脏六腑、皮肉筋骨必须得到血的濡养，才能进行正常的生理活动。如《黄帝内经》云："肝受血而能视，足受血而能步，掌受血而能握，指受血而能摄。"由于血的濡养，面色红润，肌肉丰满壮实，皮肤和毛发润泽而有光华，感觉和运动灵活自如。如果血的生成不足或持久过耗，濡养作用减弱，可见头昏目花、面色少华或萎黄、毛发干枯、肌肤干燥、肢体麻木，以及脏腑功能不全等表现。

② 养心神：人的精神充沛、神志清晰、感觉灵敏、活动自如及兴奋与抑制的平衡均有赖于血的濡养。如血虚不足，而致血不养心，会出现心悸心慌、神萎健忘、多梦失眠、烦躁等。

血在脉管中正常运行，是依靠气的推动作用和固摄作用的协调平衡。分而言之，血液的运行主要依赖心气的推动，所谓"心主血脉"；肺气的宣发使血液敷布全身，所谓"肺朝百脉"；肝主疏泄，以调畅气机，也是维持血液正常运行的重要因素，同时"肝藏血"，有调节血量的功能；"脾统血"，有固摄血液的作用。心、肝、肺、脾任何一脏的功能失调，都会引起血的运行失常。如心血虚弱，推动血液运行无力，则血流缓慢，甚或导致心血瘀阻；肝失疏泄，肝气郁结，也可形成血瘀；肝气疏泄太过，影响肝藏血的功能，可致出血；脾气虚弱不能统摄血液，可出现多种出血症，如崩漏、便血、皮下出血等。此外，脉管本身的通利与否，寒温变化也可影响血的运行。

3. 气血的调和与失和

如前所述，气属阳，血属阴，二者关系密切，互根互用，可用"气为血之帅，血为气之母"一语来概括。气血任何一方病变，都会影响另一方的正常，只有气血调和，才是健康无病。

① 气能生血：是指血的组成与生成过程离不开气和气化功能。气旺盛，则化生血液的功能亦强；气虚衰，化生血的功能亦弱，日久可致气血两虚。

② 气能行血：血的运行要依赖心气推动、肺气敷布、肝气疏泄，所以说"气行则血行，气滞则血凝"。如果气虚推动无力，或气滞运动不畅，都可影响血的正常运行，出现血行迟缓、血行不利，即血瘀症状；如气逆，血亦随之而上逆，可见面红目赤、头痛，甚至中风及上部各种出血症。

③ 气能摄血：是指气对血有固摄作用。如气虚不能固摄，可见许多出血病症，其特点是伴有明显的气虚症状。出血的原因很多，一定要辨别清楚。

④ 血能载气与血能养气：气依附于血，气血不可分；血又不断为气提供营养，使气发挥作用，所以，"血盛则气旺，血虚则气衰"。如大出血，常伴气脱，称"气随血脱"。用独参汤补气固脱以止血，就是这个理论的具体运用。

综上所述，气血调和是气、血双方在量、质、功能三方面都协调平衡的状态；其中一方的任何病变，都会影响对方，而出现气血失和，如气血两虚、气滞血瘀、气虚血行不利、气血上逆、气虚出血、血随气脱等。

四、精、气、神的充盈与亏耗

1. 精

有广义与狭义两种，广义的"精"，是构成人体和维持生命活动的精微物质，包括精、血、津液在内；狭义的"精"，指肾精，是促进人体生长、发育和生殖功能的基本物质。精的来源，既禀受于先天父母生殖之精，又赖后天饮食水谷精微的培育。二者是相互依存、相互为用的，"先天之精"要依靠"后天之精"的不断补充，"后天之精"又依赖于"先天之精"的活力。

"精"的生理功能有以下几个方面。

① 主生长发育：人的生、长、壮、衰过程，外观可从身高、体魄、牙齿、头发、面貌以及智慧等的发展看出，而其内在的动力则是肾脏精气。如肾脏精气充盈，生长发育就正常；反之，可见发育不良、少而不壮，或未老先衰。

② 主生殖：女孩的月经来潮，男孩的精气溢泻，以及两性副性征的发育、性功能的成熟和生殖能力，都与肾脏精气的盛衰有关。如肾精气不足，常会出现这些方面的异常。

③ 濡养脏腑、组织、孔窍：五脏六腑都受精、血、津液的濡养，才能维持正常的生理功能。多余的精气贮藏于肾中，肾中精气充盈，即可溢泻于体外，这就是女子的月经、男子的泄精；同时，在必须时又能转换成其他形式（如血）输送到五脏六腑中去。肾精气的功能表现又可概括为肾阴、肾阳两方面。对机体各个组织起着滋养、濡养作用的为肾阴；对机体各组织起着推动、温煦作用的为肾阳。肾阴肾阳相互依存，相互制约，维持相对的平衡。如果这种平衡被破坏，而且又不能自行恢复时，即成病理的肾阴虚或肾阳虚，肾阴虚可见内热、咽干口燥、舌红少津等缺乏滋润的征象；肾阳虚可见形寒肢冷、小便清长、大便泄泻、舌质色淡等温煦作用减弱的征象。同时，还可影响到其他脏腑的阴阳失调。此外，还有阳虚及阴、阴虚及阳的情况。

精是人体生命活动的物质基础。精充盈，生命力强，抵御外邪的能力亦强。故《黄帝内经·素问·金匮真言论》云："夫精者，身之本也。故藏于精者，春不病温。"而纵欲过度是损伤精气的重要原因，所以，历代养生家谆谆告诫节欲以固精。

2. 气

如前所述，气是构成、维持人体生命活动的基本物质，而其存在是通过生理功能表现出来的。气的生成与肺、脾胃、肾有关，而脾胃的吸取消化食物尤为重要。《黄帝内经·灵枢·五味》曰："谷不入半日则气衰，一日则气少矣。"人体的气，大致可分以下几种。

（1）宗气

宗气是由肺吸入的空气和脾胃从食物中汲取的有水谷精气结合而成。它积于胸中，"上走息道"，"下注气街"，如《黄帝内经·灵枢·邪客》所说："宗气积于胸中，出于喉咙，以贯心脉而行呼吸焉。"宗气的生理功能可概括为：走息道以司呼吸，即宗气有助肺司呼吸的作用，凡语言、声音、呼吸的强弱都与宗气的盛衰有关；贯心脉以行血气，即宗气有助心行血的作用。所以，凡气血的运行、肢体的寒温和活动能力，以及视、听等感觉能力，心搏的强弱与节律等，都与宗气的盛衰有关。

（2）营气

营气是由脾胃化生的水谷精气中最富有营养作用的物质。《黄帝内经》说："营者，水谷之精气也。"营气运行于脉中，与血一起，营运全身，濡养全身，同时，化生血液。正因为血的化生离不开营气，营气与血关系密切，是可分而不可离的，平时常"营血"并称。营气不足，主要表现为血虚濡养作用减退的症状，如皮肤干涩皱褶、面色少华，脏腑生理功能亦会相应低弱。

（3）卫气

卫气是脾胃水谷精气所化生。卫气行于脉外，由于肺气的宣发，卫气外合皮肤肌腠、内联胸腹脏腑，遍及全身，起着"温分肉，充皮肤，肥腠理，司开阖"的功能，如"卫气和，则分肉解利，皮肤调柔，腠理致密矣"（《黄帝内经·灵枢·本藏》）。卫气的生理功能可概括为：护卫肌表，抗御外邪；控制汗孔开合，调节体温；温煦脏腑，润泽皮毛。如卫气不足，常可表现为抵抗力低下、易感冒、自汗、怕冷，以及脏腑功能低下等。

3. 神

神是人体生命活动现象的总称，包括精神意识、思维情感、知觉运动等。神的生成是以先天之精为基础、后天之精不断给养培育的。《黄帝内经·灵枢·本神》说："故生之来谓之精，两精相搏谓之神。"神的旺衰与精气的盈亏密切相关。精充、气足、神全才是健康无病之人，才有可能高寿。

神与心的关系最密切，所谓"心者，君主之官，神明出焉"。神又为五脏所主，即五脏与神都有关系，中医称为"五神脏"，因为任何一脏的病变都会出现神的异常。其中以心神为最重要，心神的病变能影响各个脏腑的生理功能，即《黄帝内经》所谓"心者，五脏六腑之主也……心动则五脏六腑皆摇"，可见保养心神的重要。而欲念无涯，情志过激，常使心神躁扰不安而耗神伤精，影响健康。清虚静定、少私寡欲就成为保养心神的主要手段。

综上所述，精、气、神之间是互相滋生的，精充气足则神全；神躁不安则伤精；精气不足，神也易浮躁不宁。只有精气神充盈、健全，才是健康长寿的保证。养生以保精气神为首务。

五、脏腑功能的协调与紊乱

无病健康的人，脏腑的生理功能是互相协调平衡的。它们相互制约、相互依存、相互为用，还以经络为通道，互相传递着各种信息，在精、气、血、津液的濡养下，形成一个非常协调统一的整体。即使老年气血不足，脏腑俱虚时，脏腑之间也同样互相协调统一，仅其生理活动处于较低水平。如果脏腑间的平衡失调，就成为病理。

脏腑生理功能的协调与紊乱，大致有如下几种情况。

（1）心与肺

心与肺的关系主要是心主血和肺司呼吸、朝百脉之间的关系，两脏相互配合，保证气血的正常运行。血的运行有赖于气的推动，而气的输布有赖于血的运载。心与肺的关系，实际上就是气和血相互依存、相互为用的关系。在病理上，肺气不足可影响心的行血功能，出现胸闷、心律不齐等；而心气不足，心脉瘀阻，也会影响肺的呼吸功能，出现胸闷、喘咳等症。

（2）心与脾

心与脾的关系主要表现在血的生成与运行方面的联系。心主血，脾统血，脾又是气血生化之源。脾气健运，血有所生，则心血充盈，脾统血亦正常。脾所生之血，又赖心气的推动。在病理上，心脾两脏亦常互相影响。如思虑过度，不仅暗耗心血，还可影响脾的运化功能。若脾气虚弱，运化失职，则气血生化无源，可导致血虚而心无所主；若脾虚统摄无权，致出血，也可出现心血不足。以上种种情况，都可出现眩晕、心悸、失眠、食少、体倦、面色少华等心脾两虚的证候。

（3）心与肝

心与肝的关系主要表现在血液正常运行和情志调节方面。心主血，肝藏血，心肝两脏相互协调以维持血运行的正常。心之行血功能正常，则血运正常，肝亦有所藏；若肝不藏血，则心无所主，血运行亦失常，临床心肝血虚常同时出现。心主神志，肝主疏泄，二者相互配合，以调节情志活动。心肝二脏有病，在情志变化方面常互相影响。如肝血不足，除见头晕目眩、爪甲不荣等症外，常兼见失眠、惊悸等心的病症；而心阴不足，虚火内盛，除见心烦、失眠外，又常见急躁、易怒、头晕、目赤等肝的病症；由于情志不畅，日久多化火伤阴，故见心肝阴虚、心肝火旺常同时并存且相互影响。

（4）心与肾

心与肾的关系主要是心阳与肾阴之间阴阳升降、水火既济的关系。即在正常生理情况下，心火必须下交于肾，肾水必须上济于心，心肾之间的生理功能才能协调平衡。这种协调平衡的状态称为"心肾相交"。反之，如心火不能下降于肾而独亢，肾水不能上承于心而凝聚，心肾之间的生理功能就失去协调平衡，而出现以失眠为主，伴有心悸、怔忡、心烦、腰膝酸软，或男子梦遗、女子梦交等病理表现，称为"心肾不交"，也就是"水火失济"。

此外，心肾阴阳之间的关系也很密切。如肾阳虚、水泛可上凌于心，而见水肿、惊悸等心肾阳虚之证；心阴虚亦能下汲肾阴，而致心肾阴虚之证。

（5）肺与脾

肺与脾的关系主要表现在气的生成和津液输布、代谢两方面。肺主气，脾主运化，肺吸入的清气和脾胃消化吸收的水谷精气是组成气的主要物质。如脾气虚损常可导致肺气不足；肺病日久，也可影响脾的运化使脾气亦虚。肺主通调水道，脾主运化水液，两脏协调平衡，保证了水液代谢与输布的正常。如脾失健运，水液停滞，聚而成痰成饮，就可影响肺的宣发和肃降功能，出现喘咳、痰多等症，故"脾为生痰之源，肺为贮痰之器"。反之，肺病日久，也可影响脾的运化功能，或使脾气虚，出现纳少、腹胀、便溏甚至水肿等症。中医治疗法则中的"培土生金"，就是针对这种病症而言的。

（6）肺与肝

肺与肝的关系主要表现在气机的调节方面。肺主降而肝主升，二者相互协调，调畅全身气机。若肝升太过，或肺降不及，则多致气火上逆，可出现咳逆上气，甚则咯血，称为"肝火犯肺"。相反，肺失清肃，燥热内盛，亦可使肝失条达，疏泄不利，可见咳嗽，伴有胸胁引痛、胀满、头痛、面红目赤等症。

（7）肺与肾

肺与肾的关系主要表现在水液代谢和呼吸运动两方面。肾主水，肺为"水之上源"。肺的通调水道有赖于肾的蒸腾气化。反之，肾的主水功能也有赖于肺的通调水道功能的正常。如果肺气失于宣肃，通调水道的功能失常，必累及肾，可见尿少、水肿等症；肾的气化失司，水气上泛于肺，致肺气宣肃失常，可见喘咳、倚息不得卧等症。肺主呼气，肾主纳气，肺的呼吸功能需要肾的纳气作用来协助，使呼吸保持一定的深度，所以说"肺为气之主，肾为气之根"。如肾精气不足，摄纳无权，气浮于上，或肺气久虚，久病及肾，均可导致肾不纳气，出现动则气喘等症。

此外，肺肾之阴也是相互滋生的。肺阴虚可损及肾阴，而肾阴不足则不能上滋肺阴，故肺肾阴虚常同时并见，而出现潮红盗汗、干咳音哑、低热、腰膝酸软等症。

（8）肝与脾

肝脾的关系主要表现在对食物的消化和血的生成、贮藏方面。肝主疏泄，脾主运化，肝的疏泄功能正常，脾的运化功能亦健旺。若肝气失于疏泄，致脾运不健，引起肝脾不和，可见精神抑郁、腹胀便溏等。肝藏血，脾为气血生化之源，又主统血。脾气健旺，生血有源，统血有权，则肝有所藏；若脾虚气血生化不足，或脾不统血，致失血过多，均可导致肝血不足。

此外，在病理上肝病可传脾，脾病可及肝，肝脾两脏的关系是非常密切的。

（9）肝与肾

肝与肾的关系主要表现在肝血与肾精之间互相滋生转化的关系。肝藏血，肾藏精，精血之间相互滋生，故有"肝肾同源""精血同源"之说。在病理上肝肾常互相影响，如肾精亏损可致肝血不足，肝血不足亦可耗损肾精。因为肝肾同源，所以肝肾阴阳之间也是相互制约、协调平衡的。如肾阴不足，可引起肝阴不足，阴不制阳，而出现肝阳上亢之症，称为"水不涵木"；如肝阴不足，可导致肾阴亏虚，而致相火上亢；肝火太盛，下劫肾阴，形成肾阴不足等。

此外，肝主疏泄与肾主封藏之间相互制约、协调平衡的关系，调节着女子月经来潮与男子泄精的正常。如此二者失调，可出现月经周期不正常、月经量过多或闭经；男子遗精滑泄，或阳强不泄等症。

（10）肾与脾

肾与脾的关系主要是先天、后天的关系。脾主运化，为后天之本，肾主藏精，为先天之本。脾之运化须借助于肾阳的温煦；肾中精气有赖于水谷精微的充养，才能不断充盈。脾、肾之间是相互滋生、相互促进的。在病理上亦相互影响，互为因果。如肾阳不足，不能温煦脾阳，则可见腹部冷痛、下利清谷，或五更泄泻、水肿等症；若脾阳久虚，损及肾阳，也成脾肾阳虚之证。

正因为脾肾关系密切，见先天不足者，都从调补脾胃着手，能收到很好效果，所谓"先天不足补后天"，就是这个意思。

（11）心与小肠

心与小肠通过经脉相互络属，而互为表里关系。表现在病理上，如心有实火，可移热于小肠，引起尿少、尿赤、尿痛等症；小肠有热也可循经上炎于心，而见心烦舌赤、口舌生疮等症。

（12）肺与大肠

肺与大肠通过经脉络属构成表里关系。肺气的肃降有助于大肠的传导，大肠传导功能正常，有利于肺气的肃降。如大肠实热，腑气不通，可影响肺的肃降，出现胸满喘咳等症；如肺失清肃，津液不能下达，可见大便秘结；肺气虚弱，推动无力，也可便秘，称为"气虚便秘"。

（13）脾与胃

脾与胃通过经脉络属而构成表里关系。脾主运化，胃主受纳；脾主升清，胃主降浊；脾喜燥恶湿，胃喜润恶燥。脾胃相辅相成，维持正常的消化吸收功能。在病理上也互相影响。如脾为湿困，运化失职，则可影响胃的收纳和降，可见食少、呕吐、恶心、脘腹胀满等症；若饮食失节，食滞不化，胃失和降，亦可影响脾的升清运化功能，可见腹胀、泄泻等症。

（14）肝与胆

胆附于肝，又通过经脉与肝相互络属。胆汁来源于肝，胆汁的分泌排泄依靠肝的疏泄功能。如肝的疏泄失常，会影响胆汁的分泌与排泄；胆汁排泄不畅，也可影响肝的疏泄。肝病常及胆，胆病也常波及肝，终致肝胆同病。如肝胆火旺、肝胆湿热常可并见。

（15）肾与膀胱

肾与膀胱通过经脉相互络属构成表里关系。肾主气化，膀胱的贮尿和排尿功能依赖于肾的气化功能。肾气充足，气化正常，则膀胱贮尿、排尿正常。若肾气不足，固摄无权，膀胱失于约束，开合失常，可见尿失禁，或遗尿、尿频等；如肾气不足，膀胱气化不利，则可见小便不畅、尿少，甚至尿闭等症。

此外，六腑在饮食消化、吸收过程中的平衡协调，使人能不断地受纳、消化、传导、排泄，保证了人体生长发育对营养物质的需求。这种协调平衡被破坏，亦互相影响。如胃有实热，可致大肠传导不利，出现便秘；而大肠燥结，便闭不行，亦可影响胃的和降，使胃气上逆，出现恶心、呕吐等症。

六、经络的疏通与不和

经络是经脉和络脉的总称。经脉是主干，络脉是分支。经脉大多循行于深部，有一定的循行径路；络脉循行于较浅部位，有的甚至显现体表，它纵横交错，网络全身。由于经络的广泛联系，所谓"内属于腑脏，外络于肢节"（《黄帝内经·灵枢·海论》），把人体所有脏腑器官、孔窍、皮肉筋骨等组织联结成一个统一的有机整体。

由于宗气和肾精所化之元气的推动，气血在经络中运行不息，流畅不滞，从而不断地将气血输送到全身，使机体所有器官、组织都得到气血的滋养。同时，经络还使人体内外、上下、左右、前后、脏腑、表里之间保持相对的平衡，气血盛衰和机能动静等也都有正常的节律。在疾病情况下，就会出现经络气血不和及阴阳偏胜的虚、实证候。这些证候，可以是局部的或整体的，一经的或数经的。经络气血不和，可以是经络气血阻滞不通畅，就会出现有关部位的肿胀、疼痛。如气血郁积化热，则可见红、肿、热、痛之症，都属于实证；如果是气血运行无力，就会出现麻木不仁、痿软无力、功能减退等，属虚证。如经络之阳气不足，就会出现局部发凉或全身怕冷；如经络之阴气不足，则可见局部发热，或五心（手、足心及心窝部）烦热。

经络本身还有抗御病邪的能力，运用针灸、推拿，就是要激发这种抗病能力，以达扶正祛邪的目的。

关于养生（衰老和抗衰老）的现代医学理论，涉及面广，是一门极为复杂的综合性学科。衰老的原因总的可以分为内因和外因两个方面：内因主要指遗传因素以及无明显外因，纯属机体内部随着增龄而发生的衰老改变；外因指人体受到明显的或隐蔽的外环境影响而引起内部的衰老改变。有学者又把外环境对衰老的影响分为以下三类。

① 非生物环境，包括天然的或人为的理化因素，如气候（包括温度、湿度和海拔高度等）、自然辐射、土壤、水质、人为的电离辐射、生活用水和空气污染等。

② 生物环境，包括细菌、霉菌和病毒感染，及其他生物如蚊、蝇、鼠类等对人类的影响。

③ 社会经济环境，包括精神和体力的紧张度（社会心理因素和劳动强度）、营养和生活卫生条件等。

现代医学关于养生（衰老和抗衰老）的理论，归纳起来，主要有遗传说、内分泌说、免疫说、差错成灾说、交联说和自由基说、精神心理卫生说等（详见第三章第一节"三、现代衰老学说"）。

第二节 我国养生学的发展与充实

我国古代的养生思想及实践，在历史发展的长河中，作为一种文化现象，与当时社会的政治、经济、教育、科学、艺术等都有着密切的联系，尤其受到儒教、道教、佛教的影响，形成了独特的体系，它是中华民族对人类的一大贡献。我国古代养生讲求性命双修、神形俱养或心身并育，使人体的各系统或器官，在人的生命的全部历程中都处于相互协调发展的状态。

一、先秦时期养生思想

我国养生学的发端，至少可追溯到殷商时代。在甲骨文中，也已看到有关个人卫生和环境卫生的文字记录，如盥、沐、浴和洒等，并已有"小疾臣"这种管理治疗疾病的官。

《路史》前纪第九卷《阴康氏》说："阴康氏之时，水渎不疏，江不行其原，阴凝而易闭，人既郁于内，腠理滞著而多重腿。得所以利其关节者，乃制为之舞，教人引舞以利道之，是谓大舞。"这些传说表明，原始社会后期，人们已开始意识到利用"舞"这种身体活动方式来进行身体锻炼和养生了。

夏商时期，医疗保健和养生知识已有了初步的积累。如《尚书·洪范》在论及"五福""六极"时写道："五福：一曰寿，二曰富，三曰康宁，四曰攸好德，五曰考终命。六极：一曰凶短折，二曰疾，三曰忧，四曰贫，五曰恶，六曰弱。"五福中有三福是涉及健康长寿，六极中有四极是与短命夭折、病弱等不健康短寿有关的内容。说明当时人们对健康长寿的认识比较深刻，而且成为人们向往追求的目标。

西周时期，据《周礼》记载："四时皆有疠疾：春时有痟首疾，夏时有痒疥疾，秋时有疟寒疾，冬时有嗽上气疾。"说明当时对四时不同气候与疾病的关系已有认识。同时，有食医掌管周王与贵族阶层的饮食，指导"六饮、六膳、百馐、百酱"等多方面的饮食问题，提出调理饮食要与四季相适应。此外，有疾医治病，"以五味、五谷、五药养其病"，"分而治之"，并"各书其所以"。同时，已有专职主管环境卫生的职官，如"庶氏掌除毒蛊"，"翦氏掌除蠹物……以莽草熏之"，"壶涿氏掌除水虫"使水清洁，并有藏冰及简单理发器具等，说明周人对发病学已有初步认识，开始设法主动注意卫生、防治疾病、保养身体，并有对疾病作进一步观察研究的打算，顺应自然的思想也已萌芽。

在《诗经》中有大量的"寿考不忘"（《秦风·终南》）、"胡不万年"（《曹风·鸤鸠》）、"万寿无疆"（《豳风·七月》）、"万寿无期"（《小雅·南山有台》）、"寿考万年"（《小雅·信南山》）等词句。其中一些词语直到今天仍然经常被人们用来祝福健康长寿。

春秋战国时期，由于文化的发展，在学术上出现"百家争鸣"的局面，人们进一步探求疾病的防治和健康的保养。人们逐渐认识到湿邪、情志致病，对积水生蚊导致疟疾也有认识。逐渐增长的自然科学知识为养生学向科学方向发展奠定了基础，如阴阳说、五行说、生理学、医学等。郑国良医扁鹊著《难经》，用人体解剖来阐明脉理和病理，基本上摆脱了巫医那种鬼神迷信的思想。老庄、孔子、《吕氏春秋》等的养生思想具有代表性。

1. 老庄思想与养生

老子、庄子都是道家，属诸子学派之一，他们的思想主要是哲学思想。但是道家哲学思想中的一些观点后来被道教和一些养生派所利用和发挥，形成不同的养生观。

老子认为维持生命的长久（长生久视），维护国家的统治，都离不开"啬"这条原则，即"无为"。达到无为，要"致虚极，守静笃"，即尽量使心灵虚寂，切实坚守清静。要去"五色""五音""五味"及"驰骋田猎"之欲，甚至指出"死而不亡者寿"。

这种使事物常常保持原来的状态，不让矛盾发展，以求达到"无不为"的目的的观点对后世"持静""内养"的养生观有一定的影响。

老子具有朴素的辩证法思想。他认为事物都是相互依存而不是孤立的，刚柔、强弱、祸福、轻重、生死、攻守、进退、静躁等，都是对立统一的，一方不存在，另一方也就不存在。并指出对立的东西不是一成不变的，它们是能互相转化的："祸兮，福之所倚；福兮，祸之所伏。"

老子看到事物无不向着它的对立面转化这一基本规律，所以他对待生活的态度是主张贵柔、守雌，反对刚强和进取。他说："物壮则老，是谓不道，不道早已。"就是说事物强大，就会引起衰老，有意造成事物的强大，是违反道的原则的，不合乎"道"，必然很快死亡。他主张"去甚，去奢，去泰"。就是要去掉那些极端的、奢侈的、过分的东西，始终保持着像"道"那样冲虚而不盈满的状态。

这些观点并非是直接、具体地来谈养生问题，但它对养生具有指导作用，于是与养生发生了关系，并产生了深刻的影响。

庄子的思想源自老子，但跟老子又有很大的不同。庄子把世间事物都看作是相对的，其相对主义也被运用到人生和处世方面。庄子要求人们对于寿夭、生死、祸福等现象不必计较，听其自然。他说"死生无变于己"，认为死生并无利害好坏的分别。"死生，命也"的意思是说死生都是不可抗拒的。那么你只好安然处之，这就是命运。

庄子在内篇《养生主》里提出了几条"养生"原则：

① "吾生也有涯，而知也无涯，以有涯随无涯，殆矣"。

② "为善无近名，为恶无近刑，缘督以为经，可以保身，可以全生，可以养亲，可以尽年"。

③ 以"庖丁解牛"说明养生要"依乎天理"，"因其固然"。

④ "指穷于为薪，火传也，不知其尽也"。

后来庄子学派言论有了很大的变化和发展，渗透了神仙思想，讲究养神之道，祈求长生不死。这在《庄子》的外篇、杂篇中都可以看出。虽然庄子后学注重养形求长生，但他们看不上导引养形的人，即《刻意》篇提到的："吹呴呼吸，吐故纳新，熊经鸟申，为寿而已矣；此道引之士，养形之人，彭祖寿考者之所好也。"他们强调的是"虚无恬淡"的"养神之道"，避免劳形、自累，即所谓"形劳而不休则弊，精用而不已则劳，劳则竭"。

在《达生》篇中有一番评议养形的理论，说："世之人以为养形足以存生，而养形果不足以存生，则世奚足为哉？"对养形存生提出了疑问。实际还是说养生不足以存生，"莫若放而任之"。

2. 孔子思想与养生

孔子是我国历史上伟大的思想家、教育家，是儒家学派的创始人，在中国历史上乃至世界文化史上有着深远的影响和重要地位。

孔子是一个文武兼备的人，曾言"有文事者必有武备，有武备者必有文备"。其力甚大，精于射御，常与弟子讲论射御的事。他的弟子中，如有若、冉有、樊迟、子路、公良孺等，皆有勇力，能持兵入阵。

孔子首创私人讲学，他继承了西周"礼、乐、射、御、书、数"六艺教育的传统，教育学生认真地学习"六艺"的知识技能。冉有为鲁季氏的将师，打败齐国后，季康子问冉有的军事本领从哪里学来的，冉有回答："学之于孔子。"这说明，孔子的教育中就有军事技能的教育。

孔子的养生之道在《论语》中有不少记载，如"食不厌精，脍不厌细。食饐而餲，鱼馁而肉败，不食。色恶，不食。失饪，不食。不时，不食。割不正，不食。不得其酱，不食。肉虽多，不使胜食气。惟酒无量，不及乱。沽酒市脯不食。不撤姜食，不多食。祭于公，不宿肉。祭肉不出三日，出三日，不食之矣。食不语，寝不言。虽疏食菜羹，瓜祭，必齐如也"。西汉刘向《说苑》有一段这样的记载："鲁哀公问于孔子曰：'有智者寿乎？'孔子曰：'然，人有三死而非命也者，人自取之。夫寝处不时，饮食不节，佚劳过度者，疾共杀之。'"

孔子向人们提出的三条经验：寝处有时（按时休息）；饮食有节（饮食有规律）；佚劳适度（劳逸结合）。从这些内容看，其养生方法在当时是进步的、科学的。

3.《吕氏春秋》的养生思想

《吕氏春秋》是由秦相吕不韦招集门客，综合先秦时期诸子学说，编撰的一部巨著。后人称之为杂家代表著作。

在《吕氏春秋》中涉及养生问题的文章多达十几篇，如《孟春纪》中的《本生》《重己》，《仲春纪》中的《贵生》《情欲》，《季春纪》中的《尽数》和《先己》等。养生论述庞杂繁多，归纳起来主要有三个方面。

（1）动以养生，健身祛病

《尽数》曰："流水不腐，户枢不蝼，动也。形气亦然，形不动则精不流，精不流则气郁。郁，处头则为肿为风，处耳则为挶为聋，处目则为挶为盲，处鼻则为鼽为窒，处腹则为张为府，处足则为痿为蹶。"列举了不运动而产生的一系列疾病，告诉人们运动的重要性。

《达郁》篇曰："凡人三百六十节，九窍五脏六腑，肌肤欲其比也。血脉欲其通也，筋骨欲其固也，心志欲其和也，精气欲其行也。若此病无所居，而恶无由生矣。"此亦强调运动的好处。并指出："出则以车，入则以辇，务以自佚，命之曰招蹶之机。"意思是说，不肯走路，出入坐车坐辇，必生足病。

《先己》篇曰："凡事之本，必先治身，啬其大宝，用其新，弃其陈，腠理遂通，精气日新，邪气尽去，及其天年。"初步揭示了"新陈代谢"的重要性，希望人们遵循这条规律去治身，求得长寿。

（2）顺生节欲，取利去害

《重己》篇说："凡生之长也，顺之也，使生不顺者，欲也。故圣人必先适欲。"《本生》篇曰："圣人之于声色滋味也，利于性则取之，害于性则舍之。此全性之道也。"指出了顺生节欲的重要性。

在该书中，对如何顺生节欲取利去害，进行了许多具体的论述。如《尽数》篇中曰："凡食无强厚，味无以烈味重酒，是以谓之疾首。食能以时，身必无灾。凡食之道，无饥无饱，是之谓五藏之葆。"

《尽数》篇云："天生阴阳，寒暑燥湿，四时之代，万物之变，莫不为利，莫不为害。圣人察阴阳之宜，辨万物之利，以便生。故精神安乎形，而年寿得长焉。长也者，非短而续之，毕其数也。毕数之务，在乎去害。何谓去害？大甘大酸大苦大辛大咸，五者充形，则生害矣。大喜大怒大忧大恐大哀，五者接神，则生害矣。大寒大热大燥大湿大风大霖大雾，七者动精，则生害矣。故凡养生莫若如本，知本则疾无由至矣。"这里涉及食味、情绪、气候对人体身心健康的影响。"去害"显然是去除那些对于身体健康有害的因素。

（3）因时养生

时令气候与人的健康有着密切的关系。《吕氏春秋》也谈到不同时令的养生方法和注意事项。在《仲夏纪》篇中说："是月也，长日至……君子斋戒，处必掩，身欲静，无躁，止声色，无或进。薄滋味，无致和，退嗜欲，定心气……可以居高明，可以远眺望，可以登山陵，可以处台榭。"《仲冬纪》云："是月也，日短至……君子斋戒，处必弇，身欲宁，去声色，禁嗜欲，安形性，事欲静，以待阴阳之所定。"由此可见，古代人对寒、暑这两个最重要的季节变化与身体之关系是非常重视的。

二、秦汉时期养生思想

秦汉时期，神仙方术十分盛行，其主要内容是追求长生久视，肉身成仙。方士们或倡导吐纳导引，或鼓吹炼丹制药，或从事巫术等。

东汉末由张陵、张角创立的道教团体，是以主张长生不死为最高要求的，而"养生"则往往是长生不死的一种手段。在早期道教看来，无论肉体还是精神，都是由"气"构成的，因此，只要把"气"养好了，就可以"长生久视"了。曹植在《辩道论》中说："世有方士，吾王悉所招致，甘陵有甘始，庐江有左慈，阳城有郄俭。始能行气导引，慈晓房中之术，俭善辟谷，悉号三百岁。"

早期的道教对所谓"服气""行气""辟谷"颇为提倡，把行气、导引、辟谷作为修炼身体的方法。因此，在汉末的道教中始终把内气修炼，即行气作为主要内容。

20世纪70年代，我国考古工作者对长沙市东郊五里牌外的马王堆汉墓进行科学发掘，出土了数千件珍贵文物，其中包括导引养生方面的著作和彩图，如《养生方》《却谷食气篇》和《导引图》等。这些珍品的发现对了解汉初及汉以前导引养生的发展有极其重要的价值。

1.《养生方》

《养生方》有甲、乙两编，共有200支竹简，原件上没有标题与作者姓名。由于文中记录了十段问答，并录有"合阴阳方"与"天下至道谈"等内容，故分别定名为《十问》《合阴阳方》《天下至道谈》与《杂禁方》。

《合阴阳方》记述了男女性生活中值得注意的问题。其内容包括性保健理论"十动"及其具体式式、房中导引等。提出要合乎自然之理达到有益而不伤身。

《十问》是借古代传说中的黄帝和夏商周秦以来帝王与寿老（彭祖）、名医（如天师岐伯与文挚等）的对话来阐述有关养生的道理。其内容涉及生理、病理、药物与自然变化对于人体健康的影响等。其中王期与秦昭王谈到与早衰作斗争时，提出了运动与休息，以及药物与营养并重的辩证关系。其运动方面谈到吐故纳新"必朝日月而翕其精光"；睡眠与休息方面谈到"一昔（夕）不卧，百日不复"的危害。

《天下至道谈》和《杂禁方》主要是讲房事的养生之道。

《养生方》是我国久已失传的古佚书，在养生学方面具有重要研究价值。

2.《导引图》

《导引图》是一幅绘有各种运动姿态的帛画。这幅帛画复原后，长约100cm，宽约50cm。上面绘有44人，分列成4排，每排11人。人像高9～12cm，从形态和服饰来看，有男有女，有老有少。有的穿长袍，有的穿短裙、短裤，还有裸背的。帛画图前面没有总名，图像侧旁大都题字，考古学家从其运动姿态和所标文字的内容推定，确认为古代的《导引图》。这是迄今我国考古发现中时代最早的一张健身图谱，它为研究我国独特的导引术的源流和发展，提供了很有价值的资料（详见第152页"导引图"）。

图中除个别人像手持器物外，没有别的背景。图上的文字部分已经残缺，现在尚存有31处，从能够辨认的文字和图形来看，可以归纳出以下三点：

第一，人体动作。有伸屈、屈膝、体侧、腹背、转体、跳跃，以及类似舞蹈的肢体运动，还有吐纳动作。其中包括站桩等静功的自然呼吸和伴随动作的动功呼吸。

第二，模仿动物。即模仿动物的动态动作。如"鹞背""龙登""鸟信""沐猴灌""猿呼""熊经"等。这说明中国古代养生学具有仿生的特点。"熊经鸟伸"是先秦以来最常用的导引动作，但从未见过形象的说明。

第三，说明养生法所治病症。这一部分数量较多，也最重要，它是说明这种运动的方法所针对的病症。如"引睸"（治眼病）、"引聋"（治疗耳聋）、"引胠责"（治下肢不遂症）"引项"（治颈病），"引炅中"（治热性疾病）等。

从《导引图》所绘制的各种人体运动姿态的名称以及动作形象可以知道，我国导引术从先秦开始内容越来越丰富，形式越来越多样化了。它不仅成为我国医学上主要治疗方法的一种，而且也是很好的保健体操运动。

3. 华佗的养生思想与五禽戏

华佗，字元化，是东汉时杰出的医学家，在养生方面很有研究，"晓养性之术，年且百岁而犹有壮容，时人以为仙"。他主张"动以养生"。

在华佗之前，当时社会上已流行着很多导引术势，如《导引图》所列名目，在《淮南子·精神训》中提到"熊经""鸟伸""凫浴""猿躩""鸱视""虎顾"六种仿生导引名目。而华佗在继承前人导引术势的基础上，经过精简提炼，又创编了简便易行的"五禽戏"（详见第 148 页"五禽戏"）。

华佗向弟子吴普说："吾有一术，名五禽之戏，一曰虎，二曰鹿，三曰熊，四曰猿，五曰鸟。亦以除疾，兼利蹏（蹄）足，以当导引。体有不快，起作一禽之戏，怡而汗出，因以著粉，身体轻便而欲食。"弟子吴普"施行之，年九十余，耳目聪明，齿牙完坚"。章怀太子贤在对《后汉书·方术列传·华佗》的注释中写道："吴普从佗学，微得其方，魏明帝呼之，使为禽戏，普以年老，手足不能相及，粗以其法语诸医，普今年将九十，耳不聋，目不冥，牙齿完坚，饮食无损。"

华佗五禽戏的出现，在推动我国导引养生发展上起到了重要作用，但具体动作早已失传。后世所传五禽戏当为后人所编。六朝时陶弘景在《养性延命录》中辑有《五禽戏》。

三、魏晋南北朝养生思想

魏晋南北朝时期，由于社会动荡不安，玄学、道教、佛教兴盛。玄学在本体论方面似是崇奉老庄思想，主张"以无为本"，鼓吹虚无寂静，动中求静。佛教宣扬"灵魂不死""三世轮回""因果报应"。这些说教都不同程度地在养生领域产生影响，使当时的养生论大多带有虚玄、妖妄的色彩，出现了畸形发展。

在养生方法上，或偏重于精神修养，或偏重于服"神丹妙药"，忽视身体运动。这一时期由于热衷于养生的人很多，加之医学等科学技术的发展，养生保健理论和方法仍取得了长足的进步。其代表人物有葛洪、陶弘景、嵇康、颜之推等。

1. 葛洪的养生主张

葛洪号抱朴子，其代表作是《抱朴子》，内篇论道教，外篇论儒术。他的理论思想是以道教为本，儒术为辅，主张治身与治国并重。

葛洪把求得长生不死成神仙的问题，当作道教的根本宗旨，认为成仙的最好办法，是提炼大补之药的金丹术。他还有一些关于其他养生方法的论述。

葛洪很重视"胎息"，他说"还精胎息，延寿无极"。对于胎息的方法，在《释滞》篇中做了详细的介绍。他还很注意行气的正确方法。他认为服药虽为长生之术，但若能兼行气，其益更快。即使不服药，若能掌握正确的行气法，并认真实践者，可能长寿。

葛洪也提倡养生要避开各种"伤身"的事物。在《极言》篇中，论述了"养生不以伤为本"的道理。他列举了种种伤身的情况，如"才所不逮，而困思之""力所不胜，而强举之""悲哀憔悴""喜乐过差""汲汲所欲""久谈言笑""寝息失时""沈醉呕吐""饱食即卧""跳走喘乏""欢呼哭泣""阴阳不交"等，他根据这些问题，提出了具体的养生方法："唾不及远，行不疾步，耳不极听，目不久视，坐不至久，卧不及疲、先寒而衣，先热而解。不欲极饥而食，食不过饱；不欲极渴而饮，饮不过多。""不欲甚劳甚逸，不欲起晚，不欲汗流，不欲多睡。""不欲多啖生冷，不欲饮酒当风。"……

葛洪还认为，"聪明之道"要能"龙导、虎引、龟咽、燕飞、蛇屈、猿踞、兔惊、天俯地仰"。他对当时流行的导引术势及其作用是有一定研究的。他所提倡的服食所谓丹砂、黄金、白银等仙药是不可取的。

2. 陶弘景的养生著述

陶弘景是南朝齐梁间的医药学家，著有养生方面的书《养性延命录》及《导引养生图》等。

《养性延命录》一书以"略取要法，删弃繁芜"的原则，辑录了"上自农黄以来，下及魏晋之际，但有益于养生，乃无损于后患"的养生理论和方法，保存了大量古代导引养生的资料。其中《导引按摩》部分，内容丰富多彩。他根据《导引经》，介绍了不少成套的动功。如导引七势、按摩八法、肢体运动八势等。这些功法有啄齿、漱唾、狼踞、鸱顾左右、顿踵、叉手、伸足、熨目、按目、引耳、发举、摩面、乾浴、托头仰手、挽弓、托天、两手前推等等。现存最早的华佗五禽戏功法，也在本篇中。

据晁公武《郡斋读书志》云，陶弘景所撰《导引养生图》，图分三十六势，"如鸿鹄徘徊，鸳鸯戢羽之类，各绘像于其上"。目的在于动摇关节，活动血脉，预防疾病。可惜此书亡佚了。陶弘景也主张炼丹、服丹药，这是不可取的。

3. 嵇康的养生论

嵇康（224—263年），是魏末晋初著名文学家、名士，竹林七贤之一。他反对儒家繁琐礼节，政治上疾恶如仇，不愿投靠掌权的司马氏，后遭谗被杀。他"长好老庄"，喜养性服食，著有《养生论》。他写道："修性以保神，安心以全身，爱憎不栖于情，忧喜不留于意，泊然无感，而体气和平，又呼吸吐纳，服食养身，使形神相亲，表里俱济也。"这与道家养生法近似，有一定科学性。

他又主张养生要克服"五难"：名利不灭；喜怒不除；声色不去；滋味不绝；神虑精散。并指出要避免7种事物"伤人"：忧愁悲哀；喜怒过量；忿怒不解；汲汲所愿；戚戚所患；寒暖失节；阴阳不交。他也主张服食，"尝采药游山泽，会其得意，忽焉忘反"。服食中有"石髓""黄精"等，则又有不可取之处。

4. 颜之推的养生观

颜之推（531—约597年）字介，今山东临沂人，北齐文学家。先为南朝梁人，后入北齐、北周。他编撰的《颜氏家训》内有不少以儒家传统思想为主的养生主张。

他反对神仙养生，提倡"爱养神明，调护气息，慎节起卧，均适寒暄，禁忌食饮"。主张服用一些有益健康的中草药以强身健体。"庾肩吾常服槐实，年七十馀，目看细字，须发犹黑。邺中朝士，有单服杏仁、枸杞、黄精、术、车前，得益者甚多。"但反对服松脂、金丹等。

颜之推也反对"遁迹山林"、神仙丹药，但提倡"叩齿"等小术，并主张养生先虑祸，"全身保性，有此生然后养之，勿徒养其无生也"。并举例说："嵇康著养生之论，而以傲物受刑，石崇冀服饵之征，而以贪溺取祸。"

四、隋唐五代养生理论

隋唐时期的养生思想与方法，继承了魏晋南北朝时葛洪、陶弘景、嵇康、颜之推等人的养生思想与方法，并在实用方面有所发展。隋唐统治者多热衷于养生之道，著名养生家曾先后应召入宫，宣讲养生之道，这一时期养生著述甚多。其中导引按摩在医疗保健上被广泛应用。隋唐之时三大医籍——《诸病源候论》《备急千金要方》《外台秘要》都有关于导引按摩、治病防病的记载。

导引按摩在官方医疗中的地位也确立起来。《隋书·百官志》记载，隋设太医署，除有主药二人、医师二百人、药园师二人、医博士及助教二人外，还有按摩博士二人。

《新唐书·百官志》记载，唐太医署中有按摩博士一人，按摩师四人，其主要任务是"掌教导引之法以除疾，损伤折跌者，正之"。并设有按摩工五十六人，按摩生十五人。唐代不仅设有导引按摩的专职人员，还从事导引按摩人才的培养。

唐代亦崇奉道教，两晋南北朝之时发展起来的炼丹术在此时也异常兴盛，很多人吃"长生药"而丧命，这成为导引养生发展的一股逆流。另一方面，道教所倡导的导引、行气、按摩也有新的发展。

隋唐佛教宗派的形成，使修炼方法也多样化了，这使佛教养生增添了不少新的内容。

1. 巢元方与《诸病源候论》

巢元方，隋代医学家，曾任太医博士。隋大业六年（610 年）主持编撰了《诸病源候论》，共 50 卷，分各科疾病 67 门，证候 1720 论。分述各种疾病的病源、病状、病机。附导引法，但不载药方。

导引法在书中有的标为《养生方·导引法》（或《养生方》）约计 289 条。从姿势说，有偃卧、侧卧、端坐、跪坐、踞坐、蹲坐、舒足坐等；从呼吸说，有呼、有吸，有的还规定次数；从练意来说，有内视丹田、存视五脏、意贯涌泉、存念、引气等；动作则有伸展手臂、伸屈膝足、前屈、旋转、转头等。

如对于"虚劳候"，《养生方》云："鸡鸣时，叩齿三十六通讫，舐唇漱口，舌聊上齿表，咽之三过。杀虫补虚劳，令人强壮。"对于"风痹手足不随候"，《养生方·导引法》云："左右拱两臂，不息九通。治臂足痛、劳倦、风痹不随。"

这些导引法多为前人所创，巢元方大量引入医书，用于医疗，开后代医家用导引治病之路，贡献不小。

2. 孙思邈的养生思想与方法

孙思邈（581—682 年，存在争议），唐代医学家，今陕西铜川市耀州区人。著有《千金要方》和《千金翼方》各 30 卷，以及《摄养枕中方》等书，对后世影响大。

《千金要方》强调养性要保持身体和平、预防疾病。《千金翼方》提出养性要注意：啬神、爱气、养形、导引、言论、饮食、房室、反俗、医药、禁忌 10 个方面，"过此已往，未之或知也"。

在清代医家尤乘的《寿世青编》中收载的《孙真人卫生歌》，总结了不少卫生知识，如"卫生切要知三戒，大怒大欲并大醉"，"心若太费费则竭，形若太劳，劳则怯，神若太伤伤则虚，气若太损损则绝"，"发宜多梳气宜炼，齿宜频扣津宜咽，子欲不死修昆仑，双手揩摩常在面"，"春月少酸宜食甘，冬月宜苦不宜咸。夏要增辛减却苦，秋辛可省便加酸"，"太饱伤神饥伤骨，太渴伤血并伤气，饥餐渴饮勿太过，免致膨脝伤心肺，醉后强欲饱强食，未有此身不成疾"，"食后徐行百步多，手磨脐腹食消磨，夜半灵根灌清水，丹田浊气切须呵"，等等。

孙思邈精通儿科，在《千金要方》中专有育儿法："凡天和暖无风之时，令母将儿于日中嬉戏。数见风日则血凝气刚，肌肉牢密，堪耐风寒，不致疾病。若常藏在帏帐之中，重衣温暖，譬犹阴地之草木，不见风日，软脆不堪风寒也。"

孙思邈对养生学贡献甚大，他在医学上也卓有贡献，被后人尊为"药王"，功不可没。但其思想中杂有某些迷信色彩。

3 智𫖮的"止观法"

智𫖮（538—597年），隋代高僧，佛教大台宗创始人，俗姓陈，字德安。他融合南北佛教特点，强调以"止法"和"观法"养生，代表作为《修习止观坐禅法要》（简称《童蒙止观》）。

所谓"止"法，就是停止，开始练功时，通过调身、调息、调心把各种闲思杂想都调伏下去。调身是调整身体姿势（安坐、正脚、宽衣、正身、正头、吐浊气、闭口、闭目等）；调息是调整呼吸（不声、不结、不粗，出入绵密，若存若亡，似用周身毛孔呼吸）；调心是调定心情（入定、住定、出定）。

所谓"观"法，是在止法不行时，就采用闭目返视，用分析推理方法去克服杂念，达到入静的目的。共分六种：一数、二随、三止、四观、五还、六静。

智𫖮还把止观法和治病相结合。《童蒙止观》说："安心住在病处，即能治病……脐下一寸名忧陀那，此云丹田。若能止心守此不散，经久即多有所治。"

五、宋元养生术的发展

宋代经济的发展及城市的繁荣使人们的生活内容日趋丰富，人们延年益寿的意愿也因此而有所增强。宋代之时印刷术和造纸术相当发达，而且思想活跃，兼容儒、道、佛三教，并重视前人文化遗产的整理。这为导引养生术的整理、继承和创新发展提供了有利条件。其中最著名的著作有《云笈七签》和《圣济总录》等。

元代的导引养生术，在继承前人的丰富遗产的基础上，进行了不断探索和研究，使导引养生的理论和方法都有新的发展。其代表作有《大丹直指》《金丹大要》《修龄要指》及"十六段锦法""坐式八段锦"等功法。

1. 对前人导引资料的汇辑整理

《云笈七签》是宋真宗天禧年间张君房辑的一部道教类书，其中汇集了不少导引养生资料。如陶弘景的《养性延命录》、孙思邈的《摄养枕中方》《太清导引养生经》，以及宁先生导引养生法、彭祖导引法、王子乔导引法、婆罗门按摩法、胎息法、玄鉴导引法等导引方法。此书对促进导引养生的发展作用重大。

《圣济总录》是宋徽宗政和年间产生的较大规模医方书。书中列有导引、服气两部分，记载了不少古代资料。如击探天鼓、拭摩神庭、下摩生门分别是今天鸣天鼓、浴面，摩腹等按摩法的前身。服气部分则介绍了多种呼吸锻炼方法。

2. 医家学派与导引治病

金元有4大医家，在治病的同时，主张用导引于医疗。

① 刘完素（约 1110—1200 年），金代医学家，字守真，河间人。治疗主张用清凉解毒药降心火、益肾水，人称"寒凉派"。他也主张用六字诀"应于三阴三阳"，达到治病目的。

② 张子和（约 1156—1228 年），金医学家。治病以祛邪、攻下（善用汗、吐、下三法）为主，人称"攻下派"。他也主张用导引，按摩以出汗而疗疾。

③ 李东垣（1180—1251 年），金医学家，河北真定（今正定）人。主张用温燥的药物补脾胃，以培补元气，扶正祛邪，人称"补土派"。他在《脾胃论》中提倡养气，以补病伤。

④ 朱丹溪（1281—1358 年），元医学家，浙江义乌人。临床主张从滋阴降火入手，是"滋阴派"创始人。他主张"气滞痿厥寒热者，治以导引"。因而主静，认为静则生阴以养水。在养生方面，则主张节制食欲、色欲，以保真阴。

金元医家各派，都提倡导引养生以疗病，推动了导引的进一步医疗化、理论化、科学化，并在前人丰富经验的基础上有新发展，特点是术势简化，方便推行，并发展了"坐功""八段锦""小劳术"等导引养生术。

3. 文人学士的导引研习

宋代文人学士思想活跃，许多人对导引养生术感兴趣，并有研习、著述。

苏轼对导引养生有深研，有不少总结其实践经验的论著。他主张练"内丹"，总结了一套简便易行的导引养生功法："每夜以子后，披衣起，面东若南盘足，叩齿三十六通，握固，闭息，内观五脏，肺白，肝青，脾黄，心赤，肾黑；次想心为炎火，光明洞彻，下入丹田中，待腹满气极，即徐出气。惟出入均调，即以舌接唇齿内外，漱炼精液，未得咽。复前法闭息内观，纳心丹田，调息漱津，皆依前法，如此者三，津液满口，即低头咽下，以气送入丹田；须用意精猛，令津与气谷谷然有声，径入丹田；又依前法为之，凡九闭息，三咽津而止。然后以左右手热摩两脚心，及脐下腰脊间，皆令热彻，次以两手摩熨眼、面、耳、项，皆令极热；仍案捉鼻梁左右五七下，梳头百余梳，而卧熟寝至明。"（见《东坡全集》卷四十四中的《上张安道养生诀论》）

苏轼还著有《养生论》《养生偈》等，介绍了不少可贵的养生资料。

宋文学家欧阳修在《删正黄庭经序》中，在反对贪生求仙的同时，对导引养生能祛病延年的功效也作了肯定。他主张养生要顺应自然，即"上智任之自然，其次养内以却疾，最下忘忌而贪生"。

朱熹对"静坐"甚为爱好，以为"静坐"对于居"敬"工夫的养成大有用处，也把这看成导引之法。

六、明清养生的继承与发展

1. 明代对养生的继承和发展

具有数千年发展历史的养生术，其目的就是为了强身益寿、防病治病。当传至明代，尤其是明代的中后期，商品经济空前发展，使人们的价值观念发生了变化，养生祛疾、益寿延年的导引术成了人们需求的热门，甚至成了一些人生活中不可缺少的组成部分。

明人在继承前代导引养生发展的基础上，除对前人的资料进行辑录、整理外，还进行了精选分类和择要阐述使导引养生术进一步向通俗化、简明化和实用化方向发展。因此，简易有效的导引养生方法以通俗易记、朗朗上口的歌诀形式，以生动的图文并茂的图谱形式，在社会上广泛传播。

在养生理论方面，则首推张景岳的《传忠录》，其也是《景岳全书》的第一部分。《传忠录·治形论》云："精血即形也，形即精血也。""故凡欲治病者，必以形体为主，欲治形者，必以精血为先。"并云："善养生者，可不先养此形以为神明之宅？"他的"精血即形"的观点，扩充了养形理论。张氏的"人于中年左右，当大为修理一番，则再振根基，尚余强半"（《传忠录·中兴论》）的论述，至为深刻。

李时珍的药学专著《本草纲目》，丰富和发展了饮食调养的论述，有无法估量的作用。该书提供了有关饮食营养的大量资料，仅谷、菜、果三部就有 300 余种，虫、介、禽、兽有 400 余种，并且保存了不少食疗佚文，收载了很多食疗方法。

高濂撰写的养生专著《遵生八笺》于万历十五年（1591 年）成书，正文共 19 卷，目录 1 卷，从 8 个方面介绍延年之术，却病之方。八笺的题目分别是《清修妙论笺》《四时调摄笺》《却病延年笺》《饮馔服食笺》《燕闲清赏笺》《灵秘丹药笺》《起居安乐笺》《尘外遐举笺》。

《类修要诀》与《养生导引法》为明代胡文焕所编撰。前者是以歌赋形式记载各种养生之法；后者是运用导引、按摩方法养生治病的专著，多选自巢元方的《诸病源候论》和道家著作《云笈七签》等。

明代湖北罗田名医万全撰写的《养生四要》主要从"寡欲""慎动""法时""却疾"四个方面论述养生。最后在卷五"养生总论"中指出："养生之道，只要不思声色，不思胜负，不思得失，不思荣辱，心无烦恼，形无劳倦，而兼之以导引，助之以服饵，未有不长生者也。"

除此，还有《修龄要旨》（冷谦著）、《摄生要义》（河滨丈人著）、《三才图会》（王圻著，是一部图录类书，辑录了养生法）等。《修龄要旨》与《三才图会》都提到了"文八段"，可见这种坐式"八段锦"到明代已固定下来了。周履靖编的《夷门广牍》，辑录导引图 72 种，另有《保生心鉴》《修真秘要》《养生类要》等，足见明代养生导引著作之多，对后世影响不小。

2. 清代的导引养生

清代继承宋明，进一步重视导引养生健身治病，讲究功法简便易行，内外兼修，注重实效。

一方面，又出现了一批导引养生著作，如《勿药元诠》《寿人经》《内功图说》《寿世传真》《寿世青编》等，多图文并茂，为习练者提供了方便。

另一方面，又出现了一批导引养生功法，如延年九转法（又名方仙延年法）、却病延年法、易筋经十二式、十二段锦等，强调功法规范及实际应用，反映了清代在继承和整理传统导引术势方面取得显著成绩。

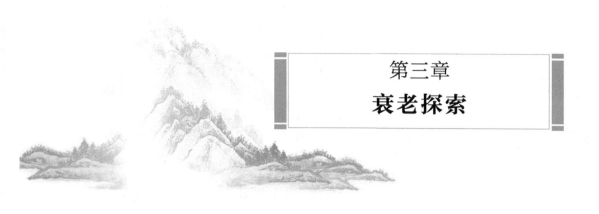

第三章
衰老探索

第一节　衰老

衰老是指机体对环境的生理和心理适应能力进行性降低、逐渐趋向死亡的现象。要想实现长寿，必须对衰老进行全面、深刻、认真的探索，找出衰老的根本原因，实现抗衰老、推迟衰老的目标，从而达到延年益寿的目的。

人在衰老过程中，在生理功能、适应能力等方面都会有显著变化：

一是器官储备能力下降。人体所有的器官，在一般情况下都不是竭尽全力工作，而是留有一定储备的，一定的储备可以令机体有代偿的能力。而衰老时，这种储备能力下降，代偿能力不足，出现各器官功能降低。

二是对外界环境的适应能力减退。在外界环境发生变化时，身体具有逐渐适应和习惯的能力，叫作适应力。衰老时，人的适应力降低，当发生气压、气温、湿度等气候上的改变时，就容易生病。如在阴天、刮大风时，或到地势较高的地方，易出现全身酸痛无力、胸闷、气短、呼吸困难甚至失眠、情绪抑郁等现象。

三是自理能力下降。自理能力是指自己能够料理自己、不需要别人帮助的能力。衰老时，体力逐渐减退，行动不便，发生外伤等的机会较多。

四是对感染性疾病的防御能力、抗肿瘤能力、清除衰老细胞的能力减退。老年人免疫功能衰退、紊乱，抵抗力低下，对新抗原的反应性缺失，易发生传染性疾病、退行性疾病、代谢紊乱性疾病和恶性肿瘤等病变。

一、衰老的原因

衰老有两种不同的情况，一种是正常情况下出现的生理性衰老；另一种是疾病引起的病理性衰老。生理性衰老是生命过程的必然结局，病理性衰老则可结合防病加以控制。病理性衰老，有人称之为早衰。所谓早衰，是指生命在生长、发育的过程中，由于各种原因使人体发生病理性变化，提前出现身体脏器的退行性改变过早地衰老。

1. 七情太过

"七情"是指中医所说的忧、思、喜、怒、悲、惊、恐；"太过"是指长期的不良精神刺激或突然受到剧烈的精神刺激，超过人体生理活动所能调节的范围，就会引起机体阴阳气血失调、脏腑经络功能紊乱，导致疾病的发生，促进衰老。《黄帝内经·素问·疏五过论》说："暴乐暴苦，始乐后苦，皆伤精气。……离绝菀结，忧恐喜怒，五藏空虚，血气离守。"过度的情志变化，使气血损耗离乱，脏腑的生理功能失调，持久不复，易导致衰老。《吕氏春秋》说："年寿得长者，非短而缓之也，毕其数也。毕数在乎去害。何谓去害？……大喜、大恐、大忧、大怒、大哀，五者损神则生害矣。"

2. 疾病损伤

疾病会给机体带来长久的生理、心理功能损伤，所谓"病来如山倒，病去如抽丝"，加速衰老，缩短寿命。原因是患病后，可加重阴阳平衡失调，加重气血精神脏腑的亏损，甚至导致气散精竭神去，阴阳离决而死亡。

3. 遗传因素

人类及动物的衰老和遗传有密切关系。因遗传特点不同，衰老速度也不一样。王充在《论衡·气寿篇》中所说："强寿弱夭，谓禀气渥薄也。……夫禀气渥则其体强，体强则寿命长；气薄则其体弱，体弱则命短，命短则多病寿短。"先天责在父母，先天禀赋强则身体壮盛，精力充沛，不易变老。反之，先天禀赋弱则身体憔悴，精神萎靡，变老就提前或加速。

4. 睡眠质量差

孔子曰："一日不息，百日不复。"我国教育部规定，青少年每天必须保障 8～10h 睡眠时间。长时不眠或者长期睡眠不足，神经系统过度疲劳，可能发生神经衰弱，影响大脑的创造性思维，脑力劳动效率降低，还可出现精力不足、记忆力减退、头晕脑涨、眼花耳鸣、全身乏力等症状。严重者还影响心血管系统、呼吸系统、消化系统的功能，降低身体的免疫力，进而导致器质性病变或早衰。

5. 环境失宜

环境，包括自然环境和社会环境。自然环境包括大气、日光、水分、地质、森林、植被、天文、气象、电离辐射等；社会环境包括社会政治环境、经济环境、法制环境、科技环境、文化环境、教育环境、卫生环境等。环境因素错综复杂，且不断变化，人体借助机体内在调节和控制机制，与各种环境因素保持着相对平衡，表现出对环境的适应能力。但人的适应能力是有限的，当有害的环境因素长期作用于人体，或者超过一定限度，就会危害健康，引起疾病，促进早衰。《黄帝内经》指出："高者其气寿，下者其气夭。"高，是指空气清新、气候寒冷的高山地区；下，是指平原地区。因为高者气寒，植物生长缓慢，生长期长，寿命就长；而下者气热，植物生长较快，寿命就相应短促。社会环境的好与坏也直接影响着人体的健康。首先是不同的时代，人类的寿命就不同。近年来，人类的平均寿命明显延长。其平均寿命不断延长的原因是多方面的，但社会经济的发展是一个重要因素。

6. 运动不足

法国思想家伏尔泰曾说过"生命在于运动"。事实证明，运动可以提高身体新陈代谢，使各器官充满活力，尤其是对心血管系统，更是极为有益，从而推迟各器官的衰老改变。

7. 饮食不节

饮食不节，指饮食没有节制，过饥过饱，或饥饱无常，营养得不到补充或损害脾胃，致使气血亏少，正气不足，可损脏腑，诸病丛生，折寿损命。

美国免疫学家奥福尔指出，限食可使机体免疫力在老龄时仍保持旺盛，使免疫中枢器官——胸腺的定时紊乱得以推迟，从而延缓衰老过程，即"麦卡效应"。告诫中老年人，在保质的前提下适当限食、减量，会使人长寿。日本九州大学医学部大村裕教授研究发现，进食过饱后，大脑中一种叫"纤维芽细胞生长因子"的物质比进食前增加数万倍。这种物质能使毛细血管内皮细胞和脂肪细胞增殖，并能促使脑动脉粥样硬化，是引起大脑早衰的主要物质。人们必须注意节制饮食，否则会导致早衰。明代敖英著《东谷赘言》中反复强调多食的危害，"多食之人有五患，一者大便数，二者小便数，三者扰睡眠，四者身重不堪修养，五者多患食不消化"。

8. 劳伤过度

劳伤，中医指因过度劳累而引起的内伤，包括劳力过度、劳神过度和房劳过度三个方面。

劳力过度主要指体力劳动负担过重（包括剧烈运动），时间过长，得不到应有的休息，积劳成疾。《黄帝内经·素问·举痛论》说："劳则气耗……劳则喘息、汗出，内外皆越，故气耗矣。"《东垣医集·脾胃论·脾胃胜衰论》说："形体劳役则脾病，脾病则怠惰嗜卧，四肢不收，大便泄泻；脾既病，则其胃不能独行津液，故亦从而病焉。"故劳力过度，初则全身酸痛、困倦；久则形体消瘦、神疲体倦、气短、自汗、便溏、胃纳减少，或有所劳倦则发热，久立或久行可见腰膝筋骨酸软等各种虚劳病证。

劳神过度主要指长期思考用脑过度，劳伤心脾，损伤肝血。中医理论认为心主血藏神，肝藏血，脾主运化，故思虑劳神过度，可使心血暗耗，肝的阴血受损，脾失健运，气血化生不足，出现心悸、心烦、失眠、多梦、头晕、健忘、纳呆、腹胀，或呕吐、泄泻。久则血气日消，肌肉消瘦，神疲，四肢无力等。

房事劳伤主要指房事不节（包括性生活过于频繁、早婚及手淫），使肾精亏损。房劳过度，特别是禀赋薄者及早婚者，常使人成为虚损证，精气神不葆，导致早衰而寿夭。一般表现为腰膝酸软、头晕耳鸣、神疲乏力、健忘、消瘦、或性功能减退、阳痿、早泄、遗精、滑精、不育，或白淫、闭经、崩漏、不孕等。

9. 吸烟嗜酒

（1）吸烟

烟草烟雾中含有较多有害物质，如尼古丁、烟焦油、亚硝胺、砷、一氧化碳等。

尼古丁是一种神经毒素和剧毒物质，急性中毒致死速度与氰化物相似。当尼古丁被吸入人体内后，会对心脏与血管等产生不良作用，使交感神经异常兴奋，从而引起血管收缩，心率加快，血压升高；烟焦油含有多种致癌物质、促癌物质和致癌引发剂；一氧化碳会促进胆固醇贮量增多，加速动脉粥样硬化。烟草中还含有砷、汞、镉、镍等有害金属元素。

吸烟会导致多种疾病，其主要危害有以下几个方面。

① 致癌作用。吸烟是肺癌的重要致病因素之一，长期吸烟者的肺癌发生率是不吸烟者的 20～40 倍，喉癌发病率较不吸烟者高十几倍。吸烟与膀胱癌、口腔癌、食管癌、胃癌等的发生都有一定关系。临床研究和动物实验表明，烟雾中的致癌物质还能通过胎盘影响胎儿，致使其子代的癌症发病率显著增高。癌症的发生率也与烟草的种类、开始吸烟的年龄、吸烟年限、吸烟量等有关。

② 对心、脑血管的影响。吸烟是许多心脑血管疾病的主要危险因素，吸烟者的冠心病、高血压病、脑血管病及周围血管病的发病率均明显升高。并且更易发生心律不齐，发生猝死的危险性也增高。

③ 对呼吸道的影响。吸烟是慢性支气管炎、肺气肿和慢性气道阻塞的主要诱因之一。吸烟者常患有慢性咽炎和声带炎。

④ 对消化道的影响。吸烟可引起胃酸分泌增加，一般比不吸烟者增加 91.5%，并能抑制胰腺分泌碳酸氢钠，致使十二指肠酸负荷增加，诱发溃疡。烟草中烟碱可使幽门括约肌张力降低，使胆汁易于反流，从而削弱胃、十二指肠黏膜的防御因子，促使慢性炎症及溃疡发生，并使原有溃疡延迟愈合。吸烟易造成黏流性食管炎。

⑤ 对妇女的影响。吸烟对妇女的危害更甚于男性，吸烟妇女可引起月经紊乱、受孕困难、宫外孕、雌激素低下、骨质疏松及更年期提前。

⑥ 吸烟增加老年性白内障发病的危险性。

二手烟是烟草燃烧过程中散发到环境中的烟草烟雾，包括吸烟者吐出的烟雾和烟草燃烧过程中散发到空气中的烟雾，二手烟在成分上与吸烟者吸入的主流烟雾没有差别。科学研究证明，二手烟对人群健康危害严重，能导致癌症、心血管疾病和呼吸系统疾病等。

（2）嗜酒

酒的有效成分主要是乙醇，俗称酒精，酒精是有害物质，过量饮酒可引起急、慢性酒精中毒，对人体损害极大。长期酗酒会使人的饮食结构发生变化，导致营养不良，神经系统功能也会遭到不同程度的损害，易造成精神障碍等并发症，并且会引发肝功能不良、胃肠道损伤等躯体疾病。嗜酒过度能引起中枢神经的深度抑制，最后因呼吸中枢麻痹而死亡。长期过量饮酒造成的慢性酒精中毒，可引起食管炎、慢性胃炎、胃及十二指肠溃疡和维生素缺乏症等，并会加重肝脏负担，使肝细胞受损变性，发生脂肪肝和肝硬化。

二、衰老的生理变化

生命是生物体所表现出来的自身繁殖、生长发育、新陈代谢、遗传变异以及对刺激产生反应等复合现象。一切生物体都会沿着出生、生长、发育、成熟、衰老、死亡的轨迹运行。

1. 人体外形的变化

人体的衰老多从人体形态、外貌上反映出来，如皮肤、毛发、容颜、牙齿及形体的改变。人体形态变化主要是由组织、器官退行性改变所引起，如细胞减少、肌肉萎缩、组织弹性减低等。

人体衰老时，外貌变化明显，尤其是面部。面部皱纹是衰老的重要征象之一，主要是由于失水、皮下脂肪和弹性组织逐渐减少以及皮肤受到肌肉的牵拉所致。皱纹出现的顺序一般是额部（皱纹变多变深）、眼角（两眼角外侧呈扇形放射状，俗称"鱼尾纹"）、耳前颞部及口角两边相继出现。随着年龄的增长，皮肤上常出现褐色色素斑（称为老年斑），并且头发变白、鼻毛变白、头发脱落、发际线后移、眉毛稀疏、胡须逐渐变白等。老年人由于椎间盘萎缩变薄，脊柱变短且弯曲，出现驼背和身高降低。如果同时伴有臀部及膝部弯曲，加重身高的降低和姿态的改变。老年人还常伴有牙齿脱落、牙龈萎缩、牙槽骨吸收，致使脸面下部皱缩，口腔变形。

2. 人体各系统的变化

随着年龄的增长，人体各系统的结构、形态、功能均发生改变。

（1）神经系统的变化

神经系统主要包括脑、脊髓和遍布全身的周围神经，以及感觉器官组成。人体衰老时，一方面脑细胞减少，大脑出现萎缩性变化，神经胶质增殖，脑实质钙沉着，脑的重量也随年龄的增加而逐渐减轻；脑回变窄，脑沟加深，皮质变薄；硬脑膜变厚，硬脑膜下的蛛网膜逐渐胶原纤维化和钙化。老年人神经细胞的微细结构也出现明显的增龄变化，神经细胞失去有规律的轮廓，尼氏小体减少；神经细胞核变形缩小；神经纤维中脂褐质含量增加，并发生脂肪变性等。

另一方面脑细胞功能减退。老年人对复杂刺激的分析、综合和判断能力减弱；大脑皮质的兴奋性降低，条件反射不易形成；出现不同程度的思维能力和记忆力减退，特别是近期记忆力减退明显，注意力不集中，对外界事物反应迟钝等。还会出现睡眠时间短、易醒、爱打瞌睡，温度觉、触觉和振动觉的敏感性下降，而味觉阈升高。

随着年龄的增长，人体眼睛内晶状体的弹性逐渐降低，屈光能力逐渐减少，晶状体的视调节逐渐降低，视觉减退。许多人在 40～50 岁时发生"老花眼"。晶状体的混浊度随年龄增长逐渐增加，使晶状体的透明性明显降低或丧失，便会形成白内障。

人体从 30 岁开始，听觉就逐渐减退。其原因可能与鼓膜的增厚和弹性减退，听小骨链关节的机械效能减退，内耳的听觉神经细胞——耳蜗的毛细胞数逐渐减少、活力减弱等有关。常伴有重听、耳聋等疾病。

（2）运动系统的变化

首先是肌肉的改变。肌细胞内水分减少，细胞间液体增多，肌肉萎缩，弹性、肌群体积减小；肌腱韧带萎缩而变僵硬。肌肉的兴奋性降低，工作能力下降。

其次是骨骼的改变。主要是骨钙出现负平衡，骨小梁变细，数量减少。钙的负平衡现象是从中年以后开始的。骨骼中化学成分也发生变化，有机物如胶原、黏蛋白等减少或消失，在长骨端及骨盆，骨变成海绵样状态，或发生骨质疏松症，以致使骨骼变脆。无机盐如碳酸钙、磷酸钙、硫酸钙等增多。骨髓体积减小，骨髓中储备的造血母细胞数量减少，使老年人有贫血倾向。

最后是关节的改变。关节软骨纤维化、磨损，弹性降低、增生而骨化；有时软骨可完全消失，致使老年人活动时仅以其关节两端骨面直接接触。肋软骨钙化，变脆易断；滑囊变僵硬、萎缩，分泌滑液减少致使关节僵硬。关节囊及周围软组织老化，易引起疼痛及功能障碍，形成慢性老年性关节炎。

（3）呼吸系统的变化

呼吸系统的功能是吸进氧气与呼出二氧化碳，主要包括鼻腔、气管、支气管及肺泡。衰老时，由于骨骼、韧带和胸部肌肉萎缩、硬化，胸廓前后径增大，胸廓活动亦渐受限，出现"桶状胸"。肺组织萎缩、弹性降低、肺泡扩大、泡壁变薄，使肺容量改变，吸气量和肺活量减少，而余气量增多，肺活量逐年呈直线下降。呼吸道的黏膜逐渐萎缩，黏膜的纤毛功能及保护性咳嗽反射的敏感性降低，气管的分泌物易潴留，容易诱发慢性支气管炎。反复发作的慢性支气管炎、支气管哮喘又会影响心脏功能，严重者引起肺心病。

（4）消化系统的变化

衰老时，牙周组织退行性改变，牙龈萎缩、牙根外露，牙齿咬合面的牙釉质和牙本质逐渐磨损，磨损程度甚至可达髓腔，使牙髓显露。牙本质向髓腔内增厚，髓腔缩小，由于牙龈萎缩，牙齿的间隙明显增大，牙周膜也逐渐变薄，引起牙齿萎缩、磨损、松动、脱落。磨损的牙齿较敏感，冷、热食物的刺激均可导致疼痛。

衰老时，舌头的味蕾逐渐变性萎缩，数量减少，味觉减退；唾液腺细胞不断萎缩，分泌唾液减少；嗅觉减退；咀嚼力减弱。这些都不利于老人感受食物的味道，口味变重。

老年人胃黏膜变薄，平滑肌萎缩、弹性降低，腺体萎缩，肠液分泌减少等，致胃肠蠕动减慢，易出现消化不良，排便过程延缓，产生便秘及内脏下垂等现象。

老年人随着机体衰老，唾液淀粉酶、胃酸、胃蛋白酶、胰蛋白酶等各种消化酶分泌减少，活性下降，因此老年人对食物的消化吸收能力减退。

老年人肝脏萎缩，肝内结缔组织增生，有关药物代谢酶减少，导致肝功能减退，肝脏合成代谢、解毒能力下降，药物及毒素的排泄减慢；胆囊不易排空，胆汁黏稠，容易形成胆石症。

老年人消化系统的改变还有：胰腺体积变小，胰腺内分泌和外分泌功能减退，腹壁肌肉减弱，腹腔内韧带松弛，肛门松弛等。

（5）循环系统的变化

随着年龄的增加，心瓣膜纤维化，瓣膜变厚、僵硬，瓣膜缘增厚，部分形成纤维斑块。血管壁内的弹性纤维逐渐变直，出现分叉和断裂，同时钙的含量增加，弹性组织内钙盐沉着，动脉失去弹性，主动脉和周围动脉管壁增厚，全身的血管特别是动脉都会逐渐硬化。

心脏到老年期会出现萎缩、变小及重量减轻，各瓣膜出现增厚变硬。窦房结的自律性下降，心率减慢，使心脏每分钟输出量减少；心脏收缩和舒张功能减退，心肌老化，心血管功能储备随年龄变老而显著降低。

老年人交感神经系统调节功能的效能随衰老进程而降低，心率、每搏出量、心输出量不能相应增加，甚或降低，难以承受应激需要。心律失常的发生率随年龄增长而增加，多见室上性早搏和室性早搏。

（6）内分泌系统的变化

衰老时，甲状腺萎缩，特别是甲状腺功能低下者，可促进其向衰老变化；肾上腺雄激素分泌减少一半，甚至完全消失；甲状旁腺功能下降，激素分泌减少，对低血钙的分泌反应也下降；雄激素分泌减少，不能对抗甲状旁腺激素的作用，致使钙从骨中丢失。衰老时，血中垂体加压素含量有所升高，而加压素有升高血压的作用。生长激素的分泌量也随年龄的增加而逐渐减少。

（7）泌尿系统的变化

泌尿系统主要包括肾脏、输尿管、膀胱和尿道。衰老时，肾脏最重要的改变就是肾小球数量逐渐减少，肾脏清除废物和重吸收的功能有所减低，尿里常可见到微量蛋白质、红细胞，有时还会出现尿糖、尿比重偏低等情况。老年人肾脏储备力差，在紧急情况下，会发生肾功能不全。

由于膀胱黏膜萎缩而常发生膀胱炎；由于激素影响，前列腺肥大常导致尿潴留；体内肾上腺皮质激素总量上升，至胰岛素不足，糖尿病发生率高。

（8）生殖系统的变化

对男性来说，产生精子的精曲小管周围的基底膜与固有膜的胶原纤维增生，使精血小管的纤维化逐渐加重，精子产生逐渐减少，直至最后丧失生精能力。产生男性激素（睾丸酮）的间质细胞的数量逐渐减少，使睾丸酮的分泌量逐渐减少；而睾丸酮的减少可导致性功能降低。

对女性来说，首先是卵巢停止排卵、绝经。一般绝经年龄在 45～55 岁，此时卵巢仍分泌雌性激素，但逐渐下降。由于阴道萎缩，腺体分泌减少，性生活也受影响。

（9）免疫系统的变化

随着年龄的增长，人体免疫能力逐步下降，对外来抗原的反应减弱，但自身免疫反应增强，自身抗体增加。具体表现在：胸腺在性成熟后逐渐萎缩；T 细胞数减少；B 细胞制造抗体能力下降等。

由于细胞免疫力下降，对已知抗原不产生反应，不能识别新抗原，失去保护机体能力；由于防卫和监督能力下降，致使肿瘤细胞、细菌、病毒在体内增殖，使机体感染率增加，肿瘤发生率增高。

三、现代衰老学说

现代医学有关衰老的学说有以下几种。

1. 遗传学说

该学说认为生物的衰老与遗传因素密切相关。细胞由细胞膜、细胞质和细胞核组成，细胞核是细胞的核心，如果用一种特殊染料将细胞染色，就可发现着色较深的核仁，还可看到一些网状染色体，即染色质，它主要是由脱氧核糖核酸（DNA）和碱性蛋白质组成，其中 DNA 与遗传有着密切的关系。大量事实证明，人类及动物的衰老和遗传有密切关系。即使同是人类，因遗传特点不同，衰老速度也不一样。从世界各国平均寿命看出，女性寿命一般比男性长 5～10 岁，因为男女染色体成分有区别。男和女的差别发生在第 23 对染色体上，女性第 23 对染色体都是 X 染色体，男性的第 23 对染色体中一个大的是 X 染色体，另一个小的是 Y 染色体。Y 染色体中所含遗传成分很少，因此女性的遗传物质是十分完整的两套，两套染色体可以相互弥补。如果一套染色体受到某种影响发生了损伤，可由另一套提供相同的遗传信息加以修复，而男性只有一套是完整的，另一套是不完整的，若损伤发生在第 23 对染色体中的 X 染色体上，就无法修复。这便是男性寿命较短的根本原因，也是女性的免疫系统衰退较慢的原因。

2. 生物钟学说

该学说认为一切有生命的东西，都好像时钟，其寿命长短是由预先的时刻表规定的。美国著名老年学学者海弗利克教授研究细胞水平的衰老过程。证明人体纤维细胞在体外培养，只能分裂 50 代左右，以后就发生衰老死亡。说明衰老在机体内类似一种"定时钟"，即衰老过程是按一种既定程序逐渐推进的，凡是生物都要经历这种类似的生命过程，只是不同的物种又各有其特定的生物钟而已。大多数学者都认为，人类遗传的全部奥秘就在细胞核中的 DNA 上。其中某一小段 DNA 分子就称为"基因"，每种生物都有它安放在 DNA 分子上的衰老基因，这个基因决定着生命活动的全过程。

生物钟学说是在分子水平上说明衰老原因的学说，认为衰老是在特定种属生命周期中已安排好的一个时刻，特定的遗传系统会激活退变过程。这些退行性变化有组织特异性，反映的是退变器官特有的分化程序。此学说也被称为"程序性衰老学说"。

3. 差误学说

差误学说是从遗传学角度并从分子水平说明衰老原因的学说。机体衰老时，对蛋白质的合成能力明显下降，合成蛋白质的酶也发生误差，从而导致 DNA 传达与复制的能力下降或发生误差，这些误差的积累，引起了生物衰老。蛋白质在合成中会有差错累积，DNA、RNA 等遗传物质的复制过程中也会发生差错，从而积累起错误的遗传信息。年轻个体中，存在着功能正常的修复酶，能将 DNA 损伤修复。但年老细胞修复酶的功能衰弱，错误不能得到修正。如果机体完全缺乏修复系统，只能生活很短一段时间就会死亡。

4. 色素学说

此学说又叫渣滓学说，或有害物质积累学说。此为代谢学说的内容之一。1842 年，汉诺佛在动物神经细胞内发现一种褐色自发荧光的不溶性颗粒；1911 年博斯特将它命名为脂褐素，又叫衰老色素。衰老色素广泛存在于动物体内，随年龄的增长而在体内沉积逐渐增多。增多的脂褐素可分布在体表的色素斑、神经和心肌、骨骼、肌细胞中，它可使细胞质 RNA 持续减少，终至 RNA 不能维持代谢需要，使细胞萎缩或死亡。

5. 体细胞突变学说

体细胞突变，是指当生物在某些化学因素、物理学因素、生物学因素的作用下，生物细胞中的遗传物质发生突然改变，引起细胞的形态与功能失调，从而导致机体的衰老。这种学说从细胞水平说明衰老的原因，是拥护衰老无可控制的代表学说。认为随着年龄的增长，细胞内染色体发生畸变，导致衰老。

6. 自由基学说

自由基学说首先由哈曼于 1956 年提出。他认为，人体在生命活动过程中必然会产生一些自由基，这些自由基与体内的某些成分发生反应，对机体造成损害，引起人体衰老。1973 年，坦珀尔又指出，从生化角度对老化的现代解释立足于自由基的产生，继而引起自由基连锁反应，导致膜损伤及生物分子交联。其结果由于酶活性降低、核酸代谢差误、膜功能障碍、脂褐素堆积而引起细胞整合性的下降，最终导致机体的衰老和死亡。

自由基对人体有很多危害。但在正常生活环境下，其危害性仅仅表现为慢性的，这是因为人体中有一些抗自由基的物质在起缓解作用，像抗氧化剂和抗氧化酶类。维生素 E 是一种抗氧化剂，它能抵抗不饱和脂肪酸被氧化成脂褐素。但随着年龄的增长，体内的这种防御物质浓度下降，削弱了对自由基损害的防御能力，加速了生物的衰老变化。

近年来的研究证明，自由基学说在说明生物衰老与某些疾病的发生和发展的关系中占有重要位置，它是关于人类衰老机制现代理论中重要的一种。

自由基，是自由的化学基团，是指有未配对的电子的原子、离子或化学基。它们一般都非常活泼，存在的时间短暂，例如过氧化基及羟基。自由基对人体并不是绝对有害，只有当自由基反应异常或失控才会引起组织的损害或机体的衰老。其主要危害，一是氧化人体内大量的不饱和脂肪酸，使脂肪变性，形成过氧化脂质，并进一步分解产生醛，而醛能交联蛋白质、脂类及核酸；二是引起核酸变性，影响它们传递信息的功能以及转录与复制的特性，导致蛋白质合成能力下降，并产生合成差错；三是引起蛋白质的变性，导致某些异性蛋白的出现，从而引起自身免疫反应；四是引起细胞外可溶成分的降解，如患风湿性关节炎时，白细胞进入关节滑液中，自由基使原来具有滑润作用的黏多糖发生氧化降解，结果滑液失去滑润作用，对关节发生明显的损害。

7. 内分泌功能减退学说

内分泌腺包括甲状腺、甲状旁腺、胰岛、肾上腺、性腺和脑垂体等。其所分泌的物质——激素也微乎其微，但作用惊人。激素分泌失常，可造成机体内稳定状态严重破坏，导致衰老。美国哈佛大学老年学家登克拉提出，人的脑垂体会定期释放一种能够抑制或干扰人体利用甲状腺素的激素，从而使细胞利用甲状腺素的能力降低。而一旦细胞不能利用甲状腺素，细胞就会逐渐衰老或死亡。

8. 中枢神经系统衰退说

中枢神经衰退说是通过细胞间、脏器、个体水平解释衰老原因的学说，该学说认为衰老与大脑功能减退有关。

人的大脑约有 140 亿个神经元，从出生到 18 岁左右，脑细胞的数量变化不大，但从成年起，脑细胞由于退化死亡而逐渐减少。到 60 岁左右，将失去一半。此外，运动神经的传导速度和感觉神经的传导速度也都随年龄增加而降低，开始影响智力和体力环境的平衡。对于老年人，常表现出老年时特有的某些心理特征的变化，如多疑、忧郁、孤独、失去自我控制能力等。

9. 免疫功能改变学说

这种学说是从细胞间、脏器、个体水平解释衰老原因的学说。在正常情况下，机体的免疫系统不会与自身的组织成分发生免疫反应，但机体在许多因素影响下，免疫系统把某些自身组织当作抗原而发生免疫反应的现象。这种现象对正常机体内的细胞、组织和器官产生许多有害的影响，使机体产生自身免疫性疾病，从而加速机体的衰老与死亡。老年人多有的神经痛、关节炎被认为是免疫系统自身攻击的结果。

10. 自身中毒学说

这种学说认为，生物体在自身代谢过程中，不断产生一些有害于机体的毒素。而衰老就是由代谢产物在体内堆积，使机体长期慢性中毒而造成的。例如大肠内的食物残渣的积留，受细菌作用而产生酚、吲哚等毒素，逐渐使机体慢性中毒而出现衰老。

11. 交联学说

交联学说是从分子水平说明衰老原因的学说。交联是指两个以上反应基因的物质与蛋白质之类作用时，一个反应基因与一个蛋白质分子结合，其他反应基因与其他蛋白质分子结合，从而形成新的大分子。交联学说认为，人体的细胞与组织中存在着大量的发生交联反应的成分，因而往往容易发生多种交联反应。交联反应是所有化学反应中的一种。在体内的生物化学反应过程中，只要发生了极小量的交联干扰，就可以对机体产生严重的损伤作用。生物体内大分子中发生异常的或过多的交联，可以引起生物体的衰老和死亡，这就是衰老机制的交联学说的基本要点。

12. 溶酶体膜损伤学说

溶酶体，是一种细胞超显微结构，它含有许多水解酶。在衰老过程中损伤了溶酶体保护膜，使水解酶释放出来，引起细胞溶解死亡。

人体在结缔组织退化、衰老色素增加的部位，溶酶体膜会受到破坏。另外，脂肪过度氧化、紫外线、电离辐射和睾丸酮等是导致细胞损伤的原因，而应用某种膜稳定剂或抗氧化剂，如氯丙嗪、肾上腺皮质激素以及抗组织胺类药物，可以延长细胞或动物的寿命。由此认为，衰老的原因，可能与随着年龄的增加，溶酶体膜受损，释放水解酶，导致细胞死亡有关。

四、中医学对衰老的认识

《黄帝内经》中对女子衰老进行了探讨。《素问·上古天真论》中说："女子……五七阳明脉衰，面始焦，发始堕；六七三阳脉衰于上，面皆焦，发始白；七七任脉虚，太冲脉衰少，天癸竭（天癸：促进与维持男女性功能的物质，与现代医学中脑垂体所分泌的7种激素的功能相类似），地道不通，故形坏而无子也。"描述的是女子35岁后逐渐衰老的过程及其发生的原因。其衰老的最初老化，是毛发脱落、变白；再经过14年时间，由于与肾气密切相关的一种物质——天癸的衰竭，导致女子生殖功能的完全丧失，即月经停止，没有生殖能力，形体更加衰败。与现代医学的认识完全一致，即内分泌系统的性腺在老年时萎缩得最为明显。

《黄帝内经》对男子衰老的原因及过程也有详细的论述。《素问·上古天真论》里又说："男子……五八肾气衰，发堕齿槁；六八阳气衰竭于上，面焦，发鬓颁白；七八肝气衰，筋不能动；八八天癸竭，精少，肾脏衰，形体皆极，则齿发去。"男子衰老的表现除女子所具有的毛发落、头发白、生殖能力丧失外，原文里又有了新的内容，即牙齿脱落和运动障碍。外形的改变，是人衰老时最明显的标志。《灵枢·天年》曰："四十岁，五脏六腑十二经脉，皆大盛以平定，腠理始疏，荣华颓落，发颇斑白，平盛不摇，故好坐；五十岁，肝气始衰，肝叶始薄，胆汁始减，目始不明；六十岁，心气始衰，苦忧悲，血气懈惰，故好卧；七十岁，脾气虚，皮肤枯；八十岁，肺气衰，魄离，故言善误；九十岁，肾气焦，四藏经脉空虚；百岁，五藏皆虚，神气皆去，形骸独居而终矣。"从原文可以看出，五脏的衰弱，是人体衰老的根本原因。人体的衰老，是由五脏的虚衰所致。《素问·阴阳应象大论》里说："年四十，而阴气自半也，起居衰矣；年五十，体重，耳目不聪明矣；

年六十，阴痿，气大衰，九窍（'九窍'即人体的两眼、两耳、两鼻孔、口、前阴尿道和后阴肛门）不利，下虚上实，涕泣俱出矣。"这些论述都非常正确地指出了人体衰老的变化，为研究衰老提供了宝贵的资料。中医学对衰老机制的探讨主要有以下几点。

1. 阴阳失调

在《黄帝内经》中，《素问·宝命全形论》说"人生有形，不离阴阳"，即人体的生命活动，必须以阴阳为依据。《素问·阴阳应象大论》指出，人的衰老与阴阳失调有关，即"能知七损八益，则二者可调；不知用此，则早衰之节也"。阴阳失调能导致衰老，而调节阴阳就有抗衰老的作用。调节阴阳，不仅要调节内外环境使之平衡协调，而且要调节细胞内的平衡。

根据阴阳平衡在体内的重要性，元代大医学家朱丹溪从病理角度强调了内伤饮食、七情、房事等诸种产生杂病的原因，均可使相火妄动而阴精耗伤，更会使人体阳有余阴不足的偏盛偏衰之象加重，从而产生各种内伤疾病。清代喻嘉言说："夫人身之阴阳，相抱而不脱，是以百年有常。"人到中年以后，由于阴阳平衡失调，机体即可受到各种致病因素的侵袭，从而疾病丛生，出现衰老。如唐代药王孙思邈在《千金翼方·养老大例》中说："人年五十以上，阳气日衰，损与日至，心力渐退，忘前失后。"明确指出，中年以后，阳气日渐损伤，而阳气虚损，阴气自然偏亢，衰老也即逐渐形成，若发展到"阴阳离绝"，会导致精气绝灭，人必死去。

2. 精气虚衰

南朝著名医家陶弘景《养性延命录·服气经》中说："道者，气也，保气则得道，得道则长存。神者，精也。保精则神明，神明则长生。精者，血脉之川流，守骨之灵神也，精去则骨枯，骨枯则死矣。"气，指真气，包括元气、营气、卫气、脏腑之气等，是生命活动的根本和动力，为生化之根；精，即阴精，包括肾脏所藏先天之精在内，是构成人体和促进生长发育的基本物质基础。精与气相互滋生，是维系生命的关键。精充气足，才能延缓衰老，健康长寿；而精亏气惫，是早衰、变化的原因。《灵枢·决气篇》里说："精脱者耳聋，气脱者目不明。"要想长寿防老，却病保生，关键亦在于保养精气。

3. 肾气亏损

中医学认为，"先天之本在肾"，如《素问·上古天真论》里说："丈夫八岁，肾气实，发长齿更；二八肾气盛，天癸至，精气溢泻，阴阳和，故能有子；三八肾气平均，筋骨劲强，故真牙生而长极；四八筋骨隆盛，肌肉满壮；五八肾气衰，发堕齿槁。"说明肾气是决定人体强弱寿夭的关键因素。肾气的盛衰，决定着人的强壮衰弱、寿命的长短，在生长、发育、衰老过程中起着主导作用。《灵枢·天年》指出"愿闻人之始生，何气筑为基？何立以为楯？……以母为基，以父为楯。"说明人体胚胎的形成，全赖父精母血、阴阳两性结合而成。肾主藏精，主生殖发育，与遗传密切相关。张景岳说："夫禀受者，先天肾也。……先天责在父母。"遗传因素的影响，后代禀赋不足，自然形成多种遗传病而损害健康，引起早衰。

肾藏元气，为一身阳气之根，与机体免疫功能有关。元气是正气的主要成分，正气就相当于机体的免疫功能。肾气虚，元气就衰；元气衰，正气也就弱，可表现为机体的免疫功能降低。

4. 脾胃虚衰

《景岳全书·传忠录》说："盖人自有生以来，惟赖后天精气以为立命之本。……其有先天所禀原不甚厚者，但知自珍而培以后天，则无不获寿。""后天培养者寿者更寿，后天所削者夭者更夭。"说明后天调养对寿命和衰老的影响。《黄帝内经·灵枢·五味篇》说"胃者,五脏六腑之海也,水谷皆入于胃,五脏六腑,皆禀气于胃",意思是说胃是五脏六腑所需营养汇聚于其中的大海,水谷都进入胃中,五脏六腑都从它那里接受水谷所化的精微之气。如果脾胃虚衰,不能消化吸收饮食水谷,人体所需要的营养物质得不到及时补充,便会出现营养不良、贫血、水肿、气短、头晕、四肢无力等各种各样的疾病或症状,从而加速衰老甚至死亡。

5. 心脏虚衰

心为生命活动的主宰,它能协调脏腑,运行血脉。若心气虚衰,会影响血脉的功能及神志功能,从而加速衰老。孙思邈在《千金翼方·养老大例》中指出:"人年五十以上,阳气日衰,损与日至,心力渐退,忘前失后,兴居怠惰,计授皆不称心,视听不稳……万事零落,心无聊赖,健忘嗔怒,情性变异,饮食无味,寝处不安。"人至老年,机体各部器官逐渐衰退,常易出现健忘、言善误或惊惕等神志失聪的表现。

6. 肺脏衰弱

肺主一身之气,人身诸气的生成、运行及功能活动,都与肺的生理活动密切相关。因此,只有肺的功能正常,人体才能维持旺盛生机不致衰退,并抵御外邪以免因病夭折。若肺气衰,全身机能都会受到影响,出现不耐劳作、呼吸及血液循环功能逐渐减退等衰老表现。

7. 肝脏衰老

《黄帝内经》说"五十岁,肝气始衰"。说明人体的衰老同肝有密切联系,肝功能下降后,其他脏腑亦随着衰弱。肝藏血,具有储存和调节血量的作用。肝又主疏泄,关系到人体气机的调畅。《素问·举痛论》说:"百病生于气也。怒则气上,喜则气缓,悲则气消,恐则气下,寒则气收,炅则气泄,惊则气乱,劳则气耗,思则气结,九气不同,何病之生?""气"是指气机运行失常,而气机升降出入失常,人即会衰老,甚至死亡。

第二节 天年与长寿

自古以来,为了长寿,人们曾做过各种寻找灵丹妙药的试探,甚至采取神秘的法术,但结果却是徒劳无益。但从现代的科学水平和人类物质文化生活的水平来看,要使人类寿命普遍延长,甚至达到天年,是可以实现的。

一、天年

所谓天年,就是天赋的年寿,即自然寿命,一个人应该活到的岁数。所谓寿命,是指从出生经过发育、成长、成熟、衰老以至死亡前机体生存的时间,通常以年龄作为衡量寿命长短的尺度。由于人与人之间的寿命有一定的差别,在比较某个时期、某个地区或某个社会的人类寿命时,通常采用平均寿命。平均寿命常用来反映一个国家或一个社会的医学发展水平,它也可以表明社会的经济、文化的发达状况。寿命的长短是受多种因素影响,它与先天禀赋的强弱,后天的给养、居住条件、社会制度、经济状况、医疗卫生条件、环境、气候、体力劳动、个人卫生等多种因素的影响有关。各人自出生后,带着先天的遗传因素,经历社会因素的洗练、生物因素的干扰、特殊意外情况的遭遇,从而使寿命不尽相同。人的天年,即自然寿命是多少岁?祖国医学认为人的寿命大概是100～120岁。《黄帝内经·素问·上古天真论》里说："尽终其天年，度百岁乃去。"王充在《论衡·气寿》中提出："百岁之寿，盖人年之正数也。犹物至秋而死，物命之正期也。"晋代著名养生家嵇康认为，"上寿"可达百二十，"古今所同"。此外，还有三种推算人类寿命的方法。第一种方法以古希腊的亚里士多德为代表，他提出"动物凡生长期长的，寿命也长"。英国生物学家巴风在此基础上提出一种"寿命系数"，即哺乳类动物的寿命应当为其生长期的5～7倍。按此方法计算，人的生长期为20～25年，则自然寿命应为100～175岁。

第二种方法是美国学者海尔弗利在1961年提出来的。他根据实验研究发现动物胚胎细胞在成长过程中，其分裂的次数是有规律的，到一定阶段就出现衰老和死亡。这与细胞分裂的次数和周期有关。二者相乘即为其自然寿命。海尔弗利将胎儿的细胞放在培养液中一次又一次地分裂，一代又一代地繁殖，但当细胞分裂到50代时，细胞就全部衰老死亡。他又在大量实验资料的基础上，提出根据细胞分裂的次数来推算人的寿命，而分裂的周期大约是2.4年，照此计算，人的寿命应为120岁。鸡的细胞分裂次数是25次，平均每次分裂的周期为一年零两个月，其寿命为30年。小鼠细胞的分裂次数是12次，分裂周期为3个月，其寿命为3年。

第三种方法是根据哺乳动物的性成熟期推算寿命。根据生物学的规律，最高寿命相当于性成熟期的8～10倍，而人类的性成熟期是13～15岁，据此推测人类的自然寿命应该是104～150岁。

以上三种推算方法不尽相同，但是无论哪种推算方法，其结果都表明，人的寿命应该在百年之上。

二、长寿

1. 影响长寿的因素

长寿是人类最重要的课题之一，因为人的生命太短暂，即使是能够活到天年，也只是历史的一刹那，人们把生命看得尤其重要。

影响长寿的因素很多，人们必须注意克服不利于长寿的因素，利用有利于长寿的因素。美国《家族》杂志曾根据许多资料编写了一份寿命测算法，里面详细地介绍了诸多影响长寿的因素。我国老年医学工作者参考这份寿命测算法，并结合我国情况，整理出基本符合我国人的预测项目（表4-1）。

表 4-1 影响寿命的因素

影响因素	影响方式	影响年限
饮食	A. 每天至少吃一顿包括所有基本营养素的饭菜	+2
	B. 每天吃一粒多种维生素或一粒维生素 A、维生素 C、维生素 E	+1
	C. 每天不吃一顿高纤维食品	−1
	D. 每天不按时吃两顿或三顿饭	−1
	E. 经常不按顿吃饭或吃东西不细嚼就咽	−1
	F. 经常喜欢吃黄油、动物油、腌肉、精制白糖，每种	−1
	G. 喜欢吃野菜、野果等野味	+2
	H. 喜欢吃粗粮	+1
酒	A. 常喝一点酒（果子酒或葡萄酒）	+1
	B. 常大量喝酒，有时还喝醉	−2

影响因素	影响方式	影响年限
烟	A. 天天抽烟,甚至超过两包	−8
	B. 抽烟每天达到1～2包	−6
	C. 抽烟每天不足1包	−2
	D. 虽不抽烟,但常与抽烟人一起生活	−2
茶	A. 经常适量喝茶	+1
	B. 不喝茶	−1
体重	A. 能保持正常的体重	+1
	B. 体重比正常体重多5kg	−1
	C. 体重比正常体重少10kg	−1
睡眠	A. 睡眠经常少于5h或多于9h	−2
	B. 每天睡眠都在9h以上	−4
运动	A. 每周至少坚持3次体育锻炼,每次半小时	+2
	B. 每周工作之余散步1h,或做轻微体力劳动	+1
	C. 不进行体育活动或很少参加体力劳动	−2
药物	A. 长期服用有副作用的药品,如激素	−2
	B. 不经医生诊断,乱吃药	−2
工作	A. 喜欢自己的工作,但又不是工作狂	+1
	B. 做体力劳动工作者,但又不很累	+2
	C. 做体力劳动极少的工作	−1
	D. 长期从事丰富的脑力活动	+1
	E. 经常操劳过度	−2
精神	A. 能经常保持愉快的心情	+1
	B. 经常心烦和情绪低落	−2
	C. 经常精神紧张,不能松弛	−2
	D. 心胸宽阔,精神宁静	+2
	E. 思想常处于矛盾之中	−1
性格	A. 性情文雅、随和、理智	+1
	B. 喜欢交朋友	+1
	C. 喜欢生气,性情急躁	−1
环境	A. 工作环境受到污染	−2
	B. 生活在热闹的都市里	−1
	C. 居室空气流通,气温常在20℃以下	+1
	D. 工作在山清水秀、富有负离子之地	+2
娱乐	A. 喜欢音乐、下棋、旅游、读书、钓鱼等活动	+2
	B. 文娱生活贫乏或根本不喜欢	−2
遗传	A. 生活在长寿家族中	+2
	B. 父母、祖父母或外祖父母中,各有一人于50岁前死于心脏病的	−2
	C. 50～60岁之间死于心脏病,各有一人有糖尿病、甲状腺病、癌症,每有一种病例	−2
	D. 兄弟姐妹,有在50岁以前死于心脏病、糖尿病、溃疡病的	−2
	E. 50～60岁之间死亡者	−1
	F. 妇女,其女性近亲中,如有60岁以前死于乳腺癌的	−2

影响因素	影响方式	影响年限
婚姻	A. 男子婚后分居或离婚后独居	−3
	B. 如果因妻子死去而独居	−2
	C. 分居、离婚或鳏居的男人如与家庭其他成员同居	−1
	D. 家庭美满幸福、性生活和谐	+2
	E. 女子婚后分居或离婚后独居	−2
	F. 寡居女子	−1
	G. 男子单身未婚或女子单身未婚	−1
生育	A. 生育过多、孩子超过 7 个的母亲	−2
	D. 第　胎出生者	+1
	C. 母亲生你时,年龄小于 18 岁	−1
体检	A. 血压经常在 130/90mmHg	+1
	血压常在 140/95mmHg	−3
	血压常保持在 150/100mmHg	−5
	B. 胆固醇超过正常	−1

2. 根据健康人的生理特征预防疾病

人类第一大死因是人类自身的疾病造成,除了意外死亡和自然因素,人类的死亡大部分是由疾病所致。2019 年 6 月,《柳叶刀》杂志发表的研究报告《1990—2017 年中国及其各省份死亡率、发病率和危险因素:2017 年全球疾病负担系统分析》指出,中国居民死亡原因排行前面的疾病分别是中风(卒中)、缺血性心脏病、慢性阻塞性肺病、呼吸系统(气管、支气管、肺)癌症、肝癌、胃癌、高血压心脏病、道路交通伤害、食管癌。

积极开展对致死性疾病的防治非常重要,特别是如果能够避免这些疾病的发生,意义更大。《黄帝内经·素问·四气调神大论》非常明确地指出"治未病"的重要性,提出"是故圣人不治已病治未病,不治已乱治未乱,此之谓也。夫病已成而后药之,乱已成而后治之,譬犹渴而穿井,斗而铸锥,不亦晚乎?"中医强调"治未病",说明坚持用发展的观点看待"未病"与"已病",提高对疾病的预见性,把"预防为主"提高到战略的高度,更加重视预防。预防疾病,除重视各个方面的养生外,重要的一点是要经常根据健康人的一些生理特征来预测自己是否患有疾病,以便早期明确诊断,早期治疗。健康人的生理特征,主要包括以下几个方面。

(1)眼睛有神

所谓有神,是指目光明亮,视物清楚,精采内含,眼睛转动灵活。目光炯炯有神,说明人体视觉器官与大脑皮质等的生理功能良好。中医所谓"神藏于心,外候在目"。眼睛是脏腑精气汇集之地,脏腑虚衰,必影响于眼;相反,眼睛有病,也反映了脏腑病变。如《黄帝内经·灵枢·论疾诊尺篇》里说:"目赤色者,病在心,白在肺,青在肝,黄在脾,黑在肾。"意思是,目眦赤为心火,白睛赤为肺火,黄为中焦湿热,目珠肿为肝火,胞睑红肿或湿烂是脾胃湿热,全目赤肿是肝经风热,目胞色暗晦为肾虚。

（2）面色红润

《黄帝内经·素问·脉要精微论》里说："夫精明五色者，气之华也。"意思是面色是人体五脏气血的外荣。气血旺盛，则面色荣润；若气血衰减，则色泽枯槁。《黄帝内经·素问·举痛论》总结为"五脏六腑固尽有部，视其五色，黄赤为热，白为寒，青黑为痛"。中医学还认为，面部青色，主风，主寒，主惊风；面部黄色，主湿；面部白色主虚。鉴别面色是否正常，主要应依据面部是否失去润泽的光彩而枯槁；肤色的深度是否较之平素明显变化而暴露。《黄帝内经·素问·五藏生成》里说："青如翠羽者生，赤如鸡冠者生，黄如蟹腹者生，白如豕（猪）膏者生，黑如乌羽者生，此五色之见生也。"意思是人的病色虽已暴露，但尚有明润光泽的生气，说明脏腑虽病，而胃气未伤，故预后较好。具体的理解是：凡色见青如翠羽、红如鸡冠、黄如蟹腹、白如猪脂、黑如乌鸦羽毛的都是有生气的色泽。相反，若见到反映心、肝、脾、肺、肾五脏的真脏色，则说明预后不良，如《黄帝内经·素问·五藏生成》里说："五脏之气，故色见青如草兹者死，黄如枳实者死，黑如炱者死，赤如衃血者死，白如枯骨者死，此五色之见死也。"这是病色显露，而又枯槁无华的色泽，表示无胃气、脏真之气枯竭，故这类青如枯草、黄如枳实、黑如煤灰、红如凝血、白如枯骨的面色都是死症之色。经常察看自己的面色如何，能够判断身体是否健康，有无疾病，以及病情轻重。

（3）呼吸微徐

呼吸微徐，是指人的呼吸要从容不迫，不疾不徐。现代医学认为，呼吸困难常见于肥胖、贫血、各种肺疾患者及心脏病患者。若突然呼吸困难，可能是异物堵塞气管的表现，也可能是黏痰栓塞引起的急性大叶肺不张所致。需要紧急体位引流或支气管镜吸引痰液。当老年人患心脏病，特别是左心衰竭时，对呼吸困难往往习以为常，然而确是个重要症状，特别是夜间突然发生的呼吸困难，常需紧急处理。

肺的呼吸失常，不仅影响宗气的生成及一身之气的生成，导致一身之气不足，即所谓"气虚"，出现少气不足以息、声低气怯、肢倦乏力等症，并且影响一身之气的运行，导致各脏腑经络之气的升降出入运动失调。

（4）语言洪亮

《黄帝内经·素问·五藏生成》里说："诸气者，皆属于肺。"肺主气，而声由气发，故声音洪亮，反映肺的功能良好；若语言低微、气短，说明肺气病变。若发不出音来，称为"失音"，有虚实之分：见于外感风寒、风热或感邪后又伤于饮食等，多属实证；见于内伤，肺肾阴虚，津液不能上承，表现为慢性或反复发作的，多属虚证。

（5）情绪稳定

所谓情绪稳定，是指七情和调，又叫"和喜怒"。《黄帝内经·灵枢·本神》说："故智者之养生也……和喜怒而安居处……如是则僻邪不至，长生久视。"久视，久活也。寿命能长久的首要一条是"和喜怒"，因为情绪因素在疾病的发生、发展及预防方面起着重要作用。对外界的情志刺激和蛊惑，要善于通过调节自己的感情，如和喜怒、去忧悲、节思虑、防惊恐等方法，排除各种杂念，消除或减少不良情绪对心理和生理产生的影响，心态平和，保持健康和谐的心态。

（6）腰腿灵便

俗话说，人老腿先老，未老腰先病。腰腿灵便，步履从容，则证明筋肉经络、四肢关节皆很强壮，有独立生活能力，有利于抗老防病。中医认为，"腰为肾之府，肾虚则腰惫矣"。若肾气充足，则筋骨健壮、腰腿灵便、活动自如；若肾虚者，腰酸腿痛、步履艰难，严重者，可致弯腰驼背。

（7）二便正常

《黄帝内经·素问·五藏别论》里说："魄门亦为五脏使，水谷不得久藏。""魄门"，即肛门，大便由此排出。"五脏使"，是说魄门的生理功能与五脏之间有密切的关系，为五脏所使役。具体地说，魄门的启闭要依赖于心神的主宰、肝气的条达、脾气的升提、肺气的宣降、肾气的固摄，方能不失其常度。"水谷不得久藏"，是说经过肠胃消化吸收后剩下的糟粕在此既不能不藏，又不能藏得太久，不藏是指大便泻泄，久藏是指大便秘结，无论是大便秘结，还是泻泄，均反映了脏腑功能失常。

（8）牙齿坚固

中医认为"齿为骨之余"，而肾主骨，牙齿坚固，反映肾气、肾精充足。若肾精虚衰，则牙齿脱落或枯槁不荣。若属血虚，则齿色白而不泽；若阳明热盛而津液受伤，则齿干燥如石。

（9）体型适宜

中医学认为，胖人多气虚，多痰湿，易患中风、消渴病；而瘦人多火，易患劳嗽。体胖与体瘦皆为病态，过胖可增加机体额外负担，因其耗氧量比正常人增加了 $30\% \sim 40\%$，大量的脂肪组织在腹腔内沉积，使横膈抬高，使心脏和肺脏的活动范围均受到限制，所以肥胖者往往有胸前区压迫感，呼吸短促。过瘦可能是由于机体营养不足，或者是消耗太大，储存太少；过瘦常常是某些疾病带来的后果，如糖尿病等。

（10）脉象缓匀

缓，和缓；匀，均匀。此指人的脉象要从容和缓，不疾不徐。因为气血在脉道内运行，所以脉象的正常与否，能够反映气血的运行。通过评脉，能够发现是病者，还是健康人。常见的病脉如下。

浮脉：按之不足，浮于指下，如水漂木感，主病在表。

沉脉：按之有余，主病在里。

迟脉：脉象去来极慢，一息三至，主寒。

数脉：脉象来去促急，一息六至，主热。

滑脉：脉象圆滑流利，如珠走盘，主痰，主孕，兼主风热、食滞。

涩脉：脉象往来艰滞，如刀刮竹，主血少、伤精、气滞、情志郁结。

虚脉：脉象浮大迟弱，空虚无力，主气血两虚。

实脉：脉象长大坚满，举按有力，主邪有余，为邪正相搏，面见脉体壅满之象。

洪脉：脉象既大且数，来盛去衰，主阳热盛。

微脉：脉象极细极软，若有若无，主气血衰微。

细脉：脉象沉细而软，状如发丝，主气血两衰。

濡脉：脉象细软、轻虚，主诸虚，主湿。

弱脉：脉象沉细迟软，应指无力，主阳虚、真气衰弱，主气血不足。

弦脉：脉象端直以长，举之应指，按之不移，挺然指下，主痛，主饮，主肝风。

芤脉：脉象浮大而软，如指着葱，按之中空，主亡血失精、阴虚发热。

促脉：脉象数而时止，立即复来，止无定数，主郁火独亢，或为实积，或暴怒气逆。

结脉：脉来迟缓而见歇止，歇止无定，主阴寒凝积或血气衰弱、精力不继。

代脉：脉来缓而中止，止有定数，衰弱无力，主脏气衰微，属危重之候。

散脉：脉象轻举浮散，按之中聚，来去不明，漫无根底，主肾败，元气离散，多属死候。

（11）头发润泽

祖国医学认为，"发为血之余"，而肝藏血，所以头发是否润泽，反映肝的藏血功能。同时，头发的好坏又赖肾的精气盛衰，如《黄帝内经·素问·六节藏象论》说："肾者……其华在发。"头发的生长、脱落、黑白润泽，又反映了肾气的情况。

（12）双耳聪敏

耳主管听觉。《黄帝内经·灵枢·脉度》说："肾气通于耳，肾和则耳能闻五音矣。"说明耳的听觉与肾有内在联系。《黄帝内经·灵枢·邪气藏腑病形》说："十二经脉，三百六十五络……其别气走于耳而为听。"说明人体各部发生病变时，皆能通过经络而反映于耳部，耳与全身组织器官有密切关系。

（13）记忆良好

《黄帝内经·灵枢·海论》里说："脑为髓之海。"髓海充盈，则精力充沛，记忆为强与分析理解力好。反之，肾气虚弱，髓海不足，则记忆力减退，分析判断力差，是衰老之象。

（14）食欲正常

由于"有胃气则生，无胃气则死"，"胃气"就是有饥饿感，饮食的多少直接关系到脾胃的盛衰，食欲正常，则是健康的反映。若食欲减退，在新患病多为伤食，或者外感发热；久患病多属脾胃虚弱，或肾阳不足。若食欲亢进，消谷善饥，属胃火亢盛；饥而不食，多为胃阴不足；病中能食，是胃气未伤，预后较好。

3. 善待生命，避免意外事故

意外事故是影响人长寿的一个重要因素，随着社会的不断发展，由意外事故引起的疾病或死亡，有越来越多的趋势。世界卫生组织《2018年道路安全全球状况报告》统计，每年全世界大约有135万人的生命因道路交通事故而终止。还有2000万～5000万人受到非致命伤害，其中许多因此而残疾。道路交通伤害给个人、家庭和整个国家带来巨大经济损失。2019年6月，《柳叶刀》杂志发表的研究报告指出，"道路交通伤害"是造成中国人死亡的第九大因素。善待生命，提高自我保护意识，遵守道路交通安全法规，避免交通意外事故的发生。

4. 重视和普及健康教育

健康教育是提高人类寿命、实现长寿的战略性措施。健康教育是通过有计划、有组织、有系统的社会教育活动，使人们自觉地采纳有益于健康的行为和生活方式，消除或减轻影响健康的危险因素，预防疾病，促进健康，提高生活质量，并对教育效果作出评价。健康教育的核心是教育人们树立健康意识、促使人们改变不健康的行为生活方式，养成良好的行为生活方式，以减少或消除影响健康的危险因素。通过健康教育，能帮助人们了解哪些行为是影响健康的，并能自觉地选择有益于健康的行为生活方式。

按照我国卫生部2005年发布的《全国健康教育与健康促进工作规划纲要（2005—2010年）》要求，健康教育主要有以下内容：建立和完善适应社会发展的健康教育与健康促进工作体系，做好重大疾病和突发公共卫生事件的健康教育与健康促进，广泛开展农村健康教育与健康促进，积极推进"全国亿万农民健康促进行动"，深入开展城市社区的健康教育与健康促进，开展以场所为基础的健康教育与健康促进，重点人群健康教育与健康促进，控制烟草危害与成瘾行为等。

在健康教育工作中，要加强健康行为养成教育，提高人群对健康的认识，做好心理健康、控制吸烟、环境保护、远离毒品、预防艾滋病、意外伤害等健康教育工作，倡导有益健康的生产、生活方式，减少和控制职业伤害、职业病及职业相关疾病的发生，加强公民道德意识教育，开展老年健身、老年保健、老年病防治与康复等多种形式的教育活动等措施，使大众懂得一些基础的卫生保健知识，养成科学、文明、健康的生活习惯，促进大众健康、长寿。

5. 积极进行抗衰老的研究

抗衰老是生命科学领域中的一个尖端课题，世界上许多科学家正在从事多种研究以寻找逆转衰老、延长寿命的方法。近些年的研究发现，元素与衰老也有着密切关系。如缺钙时，常表现为腰腿疼、骨质疏松或骨质增生。而老年人摄食量减少，且对钙的吸收率降低，因而容易造成缺钙。镁及微量元素锌、铜、硒、铬、硅等在心血管疾病的发病因素中均被列入保护因子。如缺铬可使实验动物血糖、胆固醇水平升高，并产生主动脉斑块及角膜混浊。已经发现动物缺铜与人类的缺血性心脏病有 50 多种相似之处，如均有高脂血症及高尿酸症、动脉纤维化为异常结缔组织、心脏肥大、异常心电图以及突然死亡等。此外，硅参与软骨、骨组织和其他结缔组织的生成，对维持血管弹性、防止血管硬化有重要作用。微量元素硒是谷胱甘肽过氧化物酶的组成部分，这种酶存在于心脏、肝脏、肺、胰等重要脏器中，它可以破坏机体正常代谢过程中形成的有害过氧化物，保护细胞膜，因而有抗衰老作用。上述微量元素均不能在体内合成，只能从外界摄取，而饮食是最主要的途径。其中牛奶富含钙；各种肉类、蛋类含锌、铜、硒、铬等元素较多；谷物、绿色蔬菜中含镁、锰、钼较多。因此，吃的食物越杂，获得健康所需的全面营养的机会就越多，就能有效地抗衰老。

科学家还对限食延寿进行了研究。如马凯伊曾用雄大鼠做过一系列实验，证明限食可以延长哺乳动物的寿命，并在不同种类及品系的动物实验中得以证实。

长期以来，营养学家对食物的抗衰老作用进行研究。如花生、芝麻、玉米渣、瓜子、豆类，它们富含维生素 E，其是抗氧化的营养素，常吃可以抗老防老。老年人血清白蛋白降低，体内酶的活性也减少，体蛋白以分解为主，合成缓慢，老人每天应吃 100g 左右的优质蛋白质。优质蛋白质以鱼类为最佳，这是因为鱼肉纤维短，好消化，海鱼脂肪中的二十二碳六烯酸（DHA）能防止心脑血管病以及血栓形成。酸奶是把乳酸杆菌加入奶中制成的，使奶中乳蛋白形成微细的凝奶，易于消化，并能促进胃壁进行分泌，造成酸性环境，提高钙、铁、锌的吸收，还能增加肠道内有益细菌，抑制腐败菌，减少体内毒素的形成，有抗衰老作用。平时多吃深绿色或红黄色的蔬菜，它们含 β-胡萝卜素多，而 β-胡萝卜素是一种抗氧化防衰老的营养素，在体内能自身调节，亦有抗衰老作用。

除食物抗衰老外，亦有不少中药材、中成药能够抗衰老。宋代王怀隐、陈昭遇等著《太平圣惠方·卷第九十四》载一妇女年已 72 岁，外貌仍十分年轻，其养生妙法就是长期服枸杞，谓此物"以四时采服之，令人与天地齐寿"。"与天地齐寿"的说法是夸张，但枸杞的提取物确有抗氧化、抗肿瘤、抗炎和肝保护活性等作用。实验证明，何首乌有降脂及抗动脉粥样硬化作用，黄精有抗菌、抗毒及改善糖代谢作用，槐实的扩张血管、降脂和润肠作用也已为实验证明。人参有提高大脑功能和减少疲劳感的作用；黄芪、党参、灵芝、白术等有提高机体免疫功能的作用；天冬、麦冬、菟丝子有改善细胞的代谢作用。其他如女贞子、地黄、茯苓、山药、桑葚、菖蒲等，不少都有增强体力、智力的功效。若干补肾药还有调节内分泌的作用。中药方剂里具有抗衰老、延年益寿作用的有：明代朱橚、滕硕、刘醇等编《普济方》里的神仙饵茯苓延年不老方（药材有白茯苓、白菊花等）；唐代医学家孙思邈的《千金翼方》里的彭祖延年柏子仁丸（药材有柏子仁、蛇床子、菟丝子、覆盆子、石斛、巴戟天、杜仲、天门冬、远志、五味子、肉苁蓉等）；南朝梁医姚僧垣编写的《集验方》里的养血返精丸（药材有补骨脂、白茯苓、没药）；宋代太医院编《圣济总录》里的补骨脂丸（药材有补骨脂、白蜜、胡桃肉）。

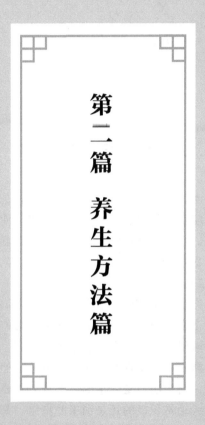

第二篇　养生方法篇

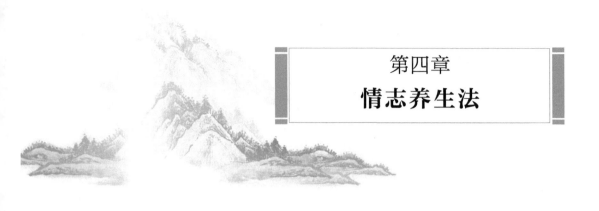

第四章
情志养生法

情绪是人对客观事物的态度体验以及相应的行为反应，是以个体愿望和需要为中介的心理活动。情绪是有机体适应生存和发展的一种重要方式，使我们的生活多姿多彩，同时也影响着我们的生活及行为。当出现不好的情绪时，应加以调节，使情绪不给自己的生活及身体带来消极的影响。中医学把人体的情志活动归纳为喜、怒、忧、思、悲、恐、惊，简称"七情"，认为七情郁结是内伤的主要致病因素。

情绪多种多样，十分复杂，一般来讲，积极的情绪包括喜爱、崇敬、高兴、幸福等。积极的情绪能够促人向上，奋发工作，创造生活，加强思维能力，提高工作效率，对机体健康有益。消极的情绪包括羞愧、沮丧、哀伤、愁闷、紧张、绝望、妒忌、怨恨等。但对于一定程度的消极情绪也不能一味地谴责和排斥，如紧张、恐慌、惧怕、歉疚、悔恨、厌恶等，要辩证地分析、对待。精神压力是人生的一部分，只要能因势利导地转化为积极力量，情绪就可以得到改善。无论是积极的还是消极的情绪，都不可太过。如果超过了人的忍受程度，就会影响健康，从而导致疾病。

一、神与疾病的关系

精神愉快、情怀舒畅是健康长寿的重要因素。情绪、情感的急剧变化，又会给人带来危害。

情志致病主要有两种情况：一种是情绪波动太大，过于激烈，如狂喜、盛怒、骤惊、大恐等，往往会很快致病伤人，如暴怒而中风、大惊而猝死；另一种是情绪波动虽然不大、不烈，但持续时间长久、过久，也会伤人致病。诸如积忧、久悲或过于思虑，经常处于不良的心境，都会积而成病。喜怒往往暴发伤人，忧悲思虑大多积久伤人。

情绪的变化，多由内外部刺激引起。人逢喜事心亦喜，遭受不幸自悲哀。人体内部刺激，也可引起情绪变化，体虚容易惊恐，久病易忧愁。

人体情志变化的幅度，不仅与刺激强度与持续时间有关，而且与个体特点密切相关。同样遇到烦心的事，心胸开朗者很快即可排遣，心胸狭窄者往往久久不快。刺激即使来自外界，变动仍然源自内我。情志致病，能直接影响内脏功能。中医学将其列为致病内因，称为内伤七情。

随着现代的生活节奏日益加快，人们常处于紧张状态，情志过极而患心理和心身疾病的人有逐渐增多的趋势。例如，"压迫感"就是现代社会人们普遍存在的心理问题。从早晨恼人的噪声开始，接着是用餐的忙乱、交通的拥挤、工作的紧张、事业上的竞争等，都会使人产生压迫感。现代社会紧张的生活节奏造成的心理障碍成为重要的社会问题。进入信息化劳动时代，生产劳动对人的疲劳的影响进一步转向高级神经系统，使劳动者的健康状况发生深刻的变化。压迫感持续的积聚，就会使人患心理疾病。特别是人际关系的失调，更容易引起心理病态。

俄国著名生理学家、心理学家巴甫洛夫说："一切顽固沉重的忧悒和焦虑，足以给各种疾病大开方便之门。"我国著名心理学家潘菽也强调指出："不仅有害的物质因素能造成各种各样的身体疾病和精神疾病，有害的心理因素也同样可以起到这样的作用。所谓心身疾病或心理生理疾病，或如大家所熟悉的所谓心因性疾病，就是明显的不良心理因素造成的。"

1. 精神疾病

精神疾病又称精神病，是指在各种生物学、心理学以及社会环境因素影响下，大脑功能失调，导致认知、情感、意志和行为等精神活动出现不同程度障碍为临床表现的疾病。重性精神疾病可分6类：精神分裂症、双相情感障碍、偏执性精神障碍、分裂情感性精神障碍、癫痫所致精神障碍、严重精神发育迟滞等。常见的精神疾病主要有精神分裂症、抑郁症、意志缺失、自闭症、妄想综合征、强迫症、恐惧症、痴呆症、厌食症等。

根据世界卫生组织（WHO）于2017年发布的《抑郁症及其他常见精神障碍》报告，目前世界范围内预计有超过3亿人饱受抑郁症的困扰，全球平均发病率在4.4%左右。WHO发布的《2019中国抑郁症领域白皮书》报告指出，中国有超过9500万抑郁症患者，其中女性抑郁症患者占65%，67%的抑郁症患者超过35岁，中国学生群体的抑郁发病率在23.8%，超过46%的自杀身亡者死时都患有精神疾病，最常见的则是抑郁症。未经治疗的精神疾病是绝大多数自杀者自杀的原因。

2. 消化系统疾病

胃是表达情绪好坏最敏感的器官之一。精神与消化系统之间有密切关系，消化器官的活动受自主神经系统的支配。在积极、愉快的精神状态下，胃黏膜充血发红，胃肠蠕动加快，消化腺分泌正常，促进食物的消化、分解和吸收；在精神紧张、抑郁、忧伤、悲痛等不良情绪状态下，胃黏膜缺血发白，胃肠蠕动减弱，消化腺分泌减少，胃酸下降，不利于食物的消化吸收。在长期的愤怒、焦虑状态下，胃液的分泌可持续升高，胃液对胃黏膜的腐蚀作用大于黏液的中和作用及黏膜的自我修复作用，导致消化性溃疡的发生。

3. 心血管疾病

人们在生活中如果心理失衡，久之可使神经系统（特别是自主神经系统）功能失调，并可影响大脑内的生物化学（神经递质）、内分泌、免疫水平的改变，使机体、器官功能失调，从而引起相关的心血管疾病。在悲伤的气氛中，人体的交感神经系统分泌出大量的压力激素，使心跳加速、动脉收缩，进而导致某些心脏病发作时的症状，比如左胸痛、气短和休克等。人们感到愤怒和绝望时身体会大量分泌诸如皮质醇和肾上腺素之类的压力激素，从而诱发高胆固醇血症和高血糖。

4. 恶性肿瘤（癌症）

肿瘤的致病因素十分复杂，但与精神因素密切相关。南宋医学家陈自明在《妇人大全良方》中认为，乳癌多因"肝脾郁怒，气血亏损"所致。

人的情绪过激、思虑过多，都会伤害五脏。怒伤肝，喜伤心，忧伤肺，思伤脾，恐伤肾，百病皆生于气。长期的恐惧、悲痛、紧张、愤怒、忧虑等不良情绪，能够引起内分泌系统的不平衡和淋巴系统功能紊乱，造成机体免疫功能下降，导致人体易患疾病，也容易患恶性肿瘤。

二、神与衰老的关系

传说春秋时代吴国大夫伍子胥，为了报父兄之仇，躲避楚平王的追捕，打算逃亡国外，忽见关口上已重兵把守，戒备森严，搜索甚紧，他非常忧虑，一夜之间，竟然须发全白。《黄帝内经·素问·上古天真论》说："志闲而少欲，心安而不惧，形劳而不倦，气从以顺，各从其欲，皆得所愿。""外不劳形于事，内无思想之患，以恬愉为务，以自得为功，形体不敝，精神不散，亦可以百数。""恬淡虚无，真气从之，精神内守，病安从来。"说明人生之健康长寿，关键在于解除患得患失、欲念纷纭、劳形过度，应该保持愉快和安静的情绪。

唐朝孙思邈《养生歌》说："世人欲知卫生道，喜乐有常嗔怒少。心诚意正思虑除，顺理修章去烦恼。"说明人的生命长短，在于自己能否善于保养，绝非命中注定，关键在于心地光明，事理通达，少发怒，去烦恼。

"欢笑使人少，烦恼催人老。"身心愉快，清静寡欲，是长寿之道。重视七情调理，对延缓衰老、健康长寿意义重大。

第二节　什么是神

中医学认为，神是人的生命活动现象的总称，它包括精神意识、知觉、运动等，以精血为物质基础，是血气阴阳对立的两个方面共同作用的产物，并由心所主宰。

人的生命活动概括起来可分为两大类：一类是以物质、能量代谢为主的生理性活动；另一类是精神性活动。宋代陈直撰写的《养老奉亲书》中说"主身者神"，说明在人体统一整体中，起统帅和协调作用的是心神，只有在心神的统帅调节下，生命活动才表现出各脏器组织的整体特性、整体功能、整体行为、整体规律。人的形体运动，受精神意识支配；人的精神状态，与形体功能密切相关。在同样恶劣的环境条件下，精神意志坚强的人，身心遭受的损害会比意志薄弱者轻得多。世界卫生组织把健康定义为：健康不仅是没有疾病或不虚弱，而且是身体的、精神的健康和社会适应良好的总称。养生必须养神，既要注意形体健康，更要注重心理卫生。

一、神的物质基础

首先表现在气血方面。气血是化生精神的基础物质，气血的多少，与人的精神状态息息相关。气血充盛，则神志精神；气血不足，则精神萎靡。《黄帝内经·素问·八正神明论》里说："血气者，人之神，不可不谨养。"人体的精神活动正常与否，要以气血的功能活动为前提。若气血化生障碍，运行、输布失调，皆可影响神的活动。

其次，神与五脏息息相关，五脏藏精而化生神。《黄帝内经·灵枢·本神》里提到"肝藏血，血舍魂""脾藏营，营舍意""心藏脉，脉舍神""肺藏气，气舍魄""肾藏精，精舍志"，这里的魂、意、神、魄、志，都是属于人的精神活动范畴，但它们分别有赖于五脏所藏的物质基础，即血、营、脉、气、精，说明五脏功能正常，精气充足，人即精神充沛。

二、得神与失神

《黄帝内经·素问·移精变气论》里说："得神者昌，失神者亡。"昌，是指生机旺盛；亡，是说生命消亡。其鉴别点在于是有神还是无神。

所谓有神、无神，主要表现在精神好坏、意识是否清楚、动作是否协调矫健、反应是否灵敏等方面的情况。"五脏六腑之精气皆上注于目"，"神藏于心，外候在目"，观察眼神的变化是判断有神、无神的重要标志：若两眼明亮、灵活、鉴识精明、语言清楚，即为得神；相反，目光晦暗、瞳仁呆滞、精神萎靡、反应迟钝者，则称为失神。用现代科学的话来说，得神，即心理健康；失神，是指心理不健康，不卫生。国内外心理学专家从不同行为表现进行观察，提出了不同的心理健康标准。我国心理学界认为心理健康的主要标准有以下几点。

① 智力发育正常。正常智力水平是人进行生活、学习和工作的基本心理前提，而智力低下则是人类最常见的心理缺陷。

② 情绪稳定，心情愉快。情绪稳定，表明中枢神经系统的活动处于相对平衡状态；心情愉快，表明人的身心活动处于和谐与满意状态，经常保持愉快、开朗、乐观、满足的心境。

③ 良好的人际关系。乐于与他人交往，能以尊重、信任、理解、宽容、友善的态度与人相处，能分享、接受和给予爱和友谊，有稳定的人际关系，拥有可信赖的朋友，社会支持系统强而有力。

④ 良好的适应外界环境的能力。适应，是个体为满足生存的需要而和周围环境发生的调节作用。心理健康要求自身和客观现实环境保持和谐统一。对生活中出现的各种问题，要以良好的心态面对现实，沉着冷静、积极稳妥地加以处理。

⑤ 心理活动特点符合年龄标准。心理的年龄特征具有一定的稳定性，不同年龄的人，其心理活动特点与年龄的心理特征基本是相符合的。

三、影响神的因素

2019年2月，中国科学院心理研究所、社会科学文献出版社在北京联合发布心理健康蓝皮书《中国国民心理健康发展报告（2017—2018）》，报告中指出，影响国民心理健康的因素包括以下几个方面。

1. 生态环境

自然环境是个体生存和发展的必要物理条件，对人的心理健康也产生重要的影响。良好的自然生态环境对心理健康有积极的作用，可以降低压力的风险，精神病、抑郁症、焦虑和其他情绪障碍的发生率也相对更低。

季节性抑郁主要是由日照缺乏引起的，秋冬季节反复发作，称为"冬季抑郁症"。绿化覆盖率影响居民的心理健康，居住在绿化好的区域，居民感受到的压力更低、心理健康水平更高、幸福感更强。重大自然灾害会引发严重的心理创伤。

2. 社会环境

政治、经济、文化教育、社会关系、社会文化背景等属于影响心理健康的社会因素。社会经济对人们心理健康的影响，表现在经济衰退或金融危机发生时，人们抑郁的发生率显著升高。经济衰退对于就业有着直接、强烈且持久的负面影响，人们的生活质量因此而受到影响，压力增大，造成更多的抑郁情绪，可能导致更高的自杀率。

社会文化是社会中人们所共同遵循的生活方式和行为准则，包括思维风格、礼仪习俗、道德观念、价值追求等。文化习俗塑造着人们的生活方式，情绪表达以及对待心理问题的态度，对心理健康有比较直接的影响。

大众传媒在当今信息时代，成为社会生活和日常生活必不可少的组成部分。对心理健康发挥重要影响。现代新媒体以其丰富性和便利性成为人们生活和工作最密切的虚拟环境，是影响人们心理健康的重要因素。网络作为社交媒体，在消极影响方面，社交媒体的使用，和抑郁、焦虑、睡眠问题、饮食问题、自杀风险等心理健康问题有关。经常查看网络上其他人的动态，有可能激发嫉妒并引发抑郁的症状。网络欺凌也会引发严重的心理问题。

3. 受教育水平

心理健康水平与社会经济地位呈正相关。社会经济地位包括受教育水平、收入水平和职业，分别代表着不同的资源。拥有较高的受教育水平，意味着能够更好地理解信息、分析信息以解决问题，对心理健康有积极的作用。研究发现，学历越高的人，心理健康水平越高；父母的学历越高，子女的心理健康水平也越高。

4. 工作与学习环境

与工作环境相关的心理过程可能是引发心理疾病的重要因素。高压力职业更容易出现疲劳、抑郁、焦虑和一些躯体疾病。工作带来的心理收益也是影响心理健康的因素。工作为人们提供了获得自尊、效能感和自我整合的机会，人们付出努力是期望回报的。当付出了巨大的努力，但回报甚微时，如薪水、晋升或心理上的价值感不满意时，就会成为引发心理健康问题的极大风险。

5. 家庭环境

家庭是社会的细胞，是每个人成长的起点，家庭对于人们心理健康的影响是重大而深远的。研究表明，家庭经济上的问题，如财产少、收入低等，都与常见的心理障碍如抑郁、焦虑有关。

完整幸福的家庭，对人的心理健康有很好的维护作用。家庭不完整，是造成家庭成员心理不健康的重要因素。

婚姻关系是最重要的亲密人际关系之一，也是形成家庭的基础。研究表明，已婚群体的心理健康状况好于未婚群体。婚姻关系质量不仅对夫妻双方本身的心理健康有影响，也会对孩子的心理健康产生影响。父母不良的婚姻质量，会对养育行为造成负面影响。

6. 健康生活方式

身体或生理的问题可能会导致心理问题；而心理问题也会引发和促成某些生理问题、疾病或躯体的反应。身体是否健康是影响国民心理健康的重要因素。

睡眠与心理健康有着非常紧密的联系。长期睡眠不足，会对生理、心理产生负面影响。人们出现抑郁、焦虑等情绪问题时，会影响睡眠；睡眠不足或睡眠质量差会让人们感到疲倦、精力不足，情绪更糟。睡眠过多或过少是抑郁症的重要症状之一，而睡眠问题可能是抑郁症的前兆症状。

休闲不仅可消除身体上的疲劳，也可让人们获得精神上的慰藉和满足。研究发现，休闲时间过少（每周平均少于两小时），可能导致心理健康水平偏低。体育运动不仅与身体健康密切相关，也影响着心理健康。即使是单次的体育运动也能显著改善焦虑、抑郁、愤怒等不良情绪，而规律性地坚持体育锻炼，更能够有效预防和缓解焦虑、抑郁等情绪问题，有些运动具有宣泄和释放作用。

健康生活方式对身心健康都具有保护作用。身患疾病特别是严重威胁生命安全和生活质量的疾病，心理健康面临进一步挑战。研究表明，患有慢性疾病的人群中，抑郁和焦虑问题高于一般人群，同时出现两种以上心理问题的可能性也更大。癌症患者的抑郁率估计是一般人群的 4 倍。

有些疾病本身会造成生理上的损伤和改变导致出现相应的心理问题，如神经系统的疾患会对脑造成伤害，引起某些心理障碍。重要的内分泌腺体分泌失调，也会引发心理功能异常。

第三节　神致病

引起疾病的原因多种多样，《黄帝内经》把致病因素分为三个方面，即六淫、七情、饮食劳伤。六淫，是指风、寒、暑、湿、燥、火六种外感病邪的统称；七情，是指喜、怒、忧、思、悲、恐、惊七种情志；饮食劳伤，是指饮食不节、起居不慎等。

一、神致病与七情太过

《黄帝内经·素问·气交变大论》里说："有喜有怒，有忧有丧，有泽有燥，此象之常也，必谨察之。"喜怒哀乐乃人之常情，适度的情志活动是人体正常的生理需求。《素问·举痛论》说："怒则气上，喜则气缓，悲则气消，恐则气下，惊则气乱，思则气结。"《素问·疏五过论》云："精神内伤，身必败亡。"七情太过致病：一种是情绪波动太大，过到激烈，如狂喜、盛怒、骤惊、大恐等突发性激烈情绪致病伤人；另一种是七情持续时间太长、过久，也会伤人致病，如久悲，过于思虑、时常处于不良的心境，皆可积而成病。

1. 喜

喜指狂喜。杜甫所作《四喜》诗，总结了人生最高兴的四件喜事："久旱逢甘露，他乡遇故知。洞房花烛夜，金榜题名时。"这种突然的狂喜，可导致"气缓"，即心气涣散，血运无力而瘀滞，便出现心悸、心痛、失眠、健忘等一类病症。清代小说家吴敬梓创作的《儒林外史》中，记载有"范进中举"故事，范进数十年寒窗不得志，一朝中举狂喜，举止发狂，疯癫而目不识人，即是《黄帝内经·灵枢·本神》所说的"喜乐无极则伤魄，魄伤则狂，狂者意不存人"。《岳书传》中牛皋因打败了完颜兀术，兴奋过度，大笑三声，气不得续，当即倒地身亡。暴喜、大喜、狂喜能引起心跳加快，头目眩晕，诱发心绞痛或心肌梗死。

2. 忧

忧是指愁闷、发愁、忧愁；又由忧愁引申指使人忧愁之事，如困难、疾病、丧事等。人在忧伤时，可伤及到肺，出现气短、干咳、咯血、音哑等；在情绪上表现为失去欢乐，悲伤恸哭，气怯神弱。轻者，愁眉苦脸，闷闷不乐，少言寡语，忧郁寡欢，意志消沉等；重者，难以入眠、精神萎颓或紧张，心中烦躁，并会导致咳喘、噫逆、呕吐、食呆、失眠、便秘、阳痿、癫痫等症，甚至诱发癌症或其他疑难重症。《红楼梦》中多愁善感的林黛玉，整日郁郁寡欢、悲悲切切，最终因肺病而死，就是大悲伤肺的最好的证明。

3. 怒

怒是一种很常见、很普遍的情绪，这里指暴怒或怒气太盛。它是由于某种目的和愿望不能达到，逐渐加深紧张状态，终于发怒。如怒发冲冠、怒火中烧、怒不可遏、勃然大怒、暴怒、震怒、气急败坏、怒则无智等，都是形容人的心里强烈不满的词语。重者便会出现面色苍白、四肢发抖，甚至昏厥死亡。中医讲，肝气宜条达舒畅，肝柔则血和，肝郁则气逆。《三国演义》中周瑜好生气发怒，被诸葛亮"三气"之后，大怒不止而死。

4. 思

思的本义是深想、考虑，引申出怀念、悲伤、意想等。但思虑过度也会导致多种病症。其中最易伤脾，脾胃运化失职，则食欲大减，饮食不化，中医认为"思则气结"，思虑过度，使神经系统功能失调，消化液分泌减少，出现食欲不振、失眠多梦、神经衰弱等。

5. 悲

悲是指悲伤、悲痛、悲哀。表现为面色惨淡，神气不足，泪涌欲哭或悲痛欲绝。若悲哀太甚，可致心肺郁结，意志消沉。《黄帝内经》所说："悲则气消。"过度悲忧，可使肺气抑郁，意志消沉，继而耗伤肺气，出现气短声低、倦怠乏力、精神萎靡不振等症。

6. 惊

惊本指马骇也，引申指害怕，精神受了突然刺激而紧张不安，惊讶与恐惧共同存在的神情，如惊恐、惊骇、惊愕、惊惶、惊诧等。在突然遇到意外、非常事变，心理上会骤然紧张表现为"惊"。这是由于情绪引起交感神经系统处于兴奋状态的缘故。受惊后可表现为颜面失色、神飞魂荡、目瞪口呆、冷汗渗出、肢体运动失灵；重则惊叫，神昏僵仆，二便失禁。试验表明，由惊恐所致血压升高，大多表现为收缩压升高，其机制是心脏搏出的血量增加。

7. 恐

恐指害怕、畏惧、恐惧、恐怖、恐慌、惊恐等。中医认为，"恐则气下"，过度的恐惧，使肾气不固、精气下陷不能上升、升降失调而出现大小便失禁、遗精、滑泄等症，严重的会发生精神错乱、癫病或瘘厥。惊恐可干扰神经系统，出现耳聋、头眩、阳痿，甚至可致死。恐与惊密切相关，略有不同，多先有惊而继则生恐，故常惊恐并提。然惊多自外来，恐常由内生。

二、情志与健康

情志是机体对外界环境刺激的不同情绪反应，中医学称为"七情"。陶弘景《养性延命录》说："喜怒无常，过之为害。"情绪是对一系列主观认知经验的通称，是人对客观事物的态度体验以及相应的行为反应。情绪和其他生理活动一样，既要受大脑皮质的调节，又与边缘系统、脑干网状结构以及自主神经系统有着极为密切的关系。大脑皮质是一切生理活动的司令部，而边缘系统、脑干网状结构和自主神经系统又是人体内脏器官和内分泌腺体活动的控制者。在强烈的情绪状态中，神经、呼吸、循环、消化各个系统，腺体和内分泌，代谢过程，以及肌肉组织等，都会发生明显的变化。

根据世界卫生组织对健康的定义，健康不仅仅是指生理方面的身体健康，还包括心理健康和社会适应（"健康三维观"）。美利坚大学的国家健康中心提出了一个与健康三维观相似的健康定义，即个体只有身体、情绪、智力、精神和社交等五个方面都健康（"健康五要素"）才是真正的健康。精神健康越来越受到人们的广泛关注。一方面人们要积极锻炼身体，以"动"为养生要义；另一方面必须注意心理健康，培养开朗、乐观的性格，保持愉快的心境和健康的感情。

1. 情绪的分类与生理机制

心理学家将情绪分为两个维度：负性情绪和正性情绪。负性情绪是由于对未来事件的预期和对过去时间的记忆触发的一种负面情绪，如恐慌、焦虑、抑郁、敌意等；正性情绪则反映个人的积极情感体验，如快乐、兴奋、热情和满足感等。情绪活动受到大脑皮质调节，与大脑边缘系统、下丘脑和脑干网状结构及自主神经系统密切相关，中枢神经系统的这四个部位，也是人体各内脏和内分泌腺体活动的控制者，心理上发生对外界事物的不同反映，同时也影响到内脏各系统、腺体、内分泌以及肌肉组织的活动。

心情舒畅能使整个心理状态平衡，保持机体内环境稳定。不愉快的情绪，可使内脏活动不同程度地失常。在突然、强烈或长期持久的精神刺激超过正常生理限度时，会导致人体生理功能紊乱、招致疾病。

2. 情绪对各系统的影响

负性情绪可降低患者依从性，加重心血管疾病的发生发展。在悲伤的气氛中，人体的交感神经系统分泌出大量的压力激素，使心跳加速、动脉收缩，进而导致某些心脏病发作时的症状，比如左胸痛、气短和休克等。医学研究人员明确地将悲伤列为心脏病发作的诱因之一。突发性心理打击会导致严重的心律失常，出现胸痛、气促等症状。如果伴有其他疾病，可能增加猝死的危险，即所谓的"应激综合征"。这种病症被称为压力性心力衰竭，其诱因是，它使肾上腺素和其他压力激素的分泌在短时间内激增，毒素流向心脏，降低了心脏泵血功能所致。长期的负性情绪可能是导致个体副交感神经受损的原因之一。

经常抱有敌意的人总会和坏习惯沾边，如吸烟、暴饮暴食、不运动等。在人们感到愤怒和绝望时，身体会大量分泌诸如皮质醇和肾上腺素之类的压力激素，从而诱发高胆固醇血症和高血糖。证据表明，性情急躁易怒的人很容易出现房颤。精神紧张和高血压一样，都会诱发心脏病。研究表明，70%的心血管疾病患者都伴有忧虑、焦虑、紧张、恐惧等心理现象，它会增加心肌耗氧量，导致心肌缺血受损，对患者心血管功能有明显影响。

现代生物学家研究发现，大量的细菌寄生在有机体呼吸道和消化道中，它们中的半数是中性菌，对机体既无害也无益，如肠杆菌、酵母菌及肠球菌等；约有10%是有害菌，如葡萄球菌、幽门螺杆菌等；还有约30%是有益菌，如乳酸菌、双歧杆菌等。这些细菌影响人体的营养代谢，如果消化不良，会引起情绪异常；另一方面，假如人体的代谢紊乱，这些细菌会制造出硫化氢、氨等气体来毒害有机体的神经系统，导致情绪异常，甚至做出极端行为。

近年来，人们发生情绪异常和行为失控的频率逐年增高。从肠道内细菌的生存环境看，导致这一现象的主要原因有两个：一是农药、食品添加剂和抗生素等的滥用。这些药物或化学物质进入人体会大量杀死肠道细菌，导致人的代谢紊乱和消化不良，从而引发情绪异常和精神疾病。二是现代生活水平提高后，部分人吃得太饱。由于摄入的过量高蛋白在人体内缺少有益菌或中性菌的分解、代谢，它们会在杂菌的分解下产生大量的硫化氢、氨等对神经系统有毒害作用的物质。这些物质会破坏人体中起抑制冲动作用的五羟色胺的合成，导致人的情绪异常，产生过激行为。

正性情绪可促进良好的健康行为，改善心血管健康，如充足睡眠、运动、平衡饮食、戒烟酒等。胸怀宽广、性静开朗、精神愉快、情绪稳定乐观，是健康长寿的妙诀。马克思精辟地指出："一种美好的心情，比十副良药更能解除生理上的疲惫和痛楚。"

第四节 如何养神

一、静则神藏，躁则消亡

《黄帝内经·素问·痹论篇》说"阴气者，静则神藏，躁则消亡"，意思是说五脏之气，安静、心平气和则精神内藏，精力充沛；心烦浮躁、情绪不安、焦虑紧张则容易耗散，甚至耗竭消亡。

《黄帝内经·素问·上古天真论》里说："恬淡虚无，真气从之，精神内守，病安从来。""恬淡"即要人淡去名利、声色等种种的欲望，内无所求，则心清志闲；外无所逐，则少私寡欲；"虚无"即是心无挂碍，让自己的心灵和精神获得最大的自由。心态清净安宁，排除杂念妄想，以使体内真气和顺，"精"和"神"守持于内，这样怎么会受到疾病的侵袭呢？清代大养生家曹庭栋在《老老恒言·燕居》里说："养静为摄生首务。"他反对道家虚无缥缈之绝对的"静"，主张神宜相对的静，认为神不用不动固属于静，而且用之不过，专一不杂，动而不妄动，同样具有静的意义。

清静以养神。清静，一般是指精神情志保持淡泊宁静的状态，因神气清净而无杂念，可使真气内存，达到心神平安的目的。正如陈继儒《养生肤语》所说："今人作文神去，作事神去，好声神去，好色神去，凡动静运用纷纭，神无不去。"神去则动，何如能静。真正做到使精神安静，从思想高度认清静神的意义，才能克服种种干扰，做到"静以神藏"。

1. 抑目静耳

老子在《道德经》里说："五色令人目盲，五音令人耳聋。"五色，指青、黄、赤、白、黑，指色彩多样；目盲，比喻眼花缭乱。五音，指宫、商、角、徵、羽，指多种多样的音乐声；耳聋：比喻听觉不灵敏，分不清五音。乱视杂听，使耳目过用不清，而耗伤神气。目清耳静则神气内守而心不劳，若目驰耳躁，则神气烦劳而心忧不宁。孙思邈在《千金翼方·养老大例》针对老年人阅历万千，思虑易起，故神更是易动难静这一特点，强调指出："养老之要，耳无妄听，口无妄言，身无妄动，心无妄念，此皆有益老人也。"

对于神气来说，抑目尤为重要。清代养生家曹庭栋在《老老恒言·燕居》里说："心者，神之舍；目者，神之牖。目之所致，心亦至焉。"说明目视累心动神及静神必先抑目的道理。

2. 凝神敛思

清代翁藻编撰的《医钞类编》里说："养心则神凝，神凝则气聚，气聚则形全。若日逐攘扰烦，神不守舍，则易于衰老。"从养生学角度看，神贵凝，恶乱，思贵敛，恶散。凝神敛思是保持思想清静的良方。孙思邈在《备急千金要方·道林养性》里说："多思则神殆，多念则志散，多欲则志昏，多事则形劳。"道人吕洞宾提倡"寡言语以养气，寡思虑以养神"的养心敛神方法不无道理。

二、精神内守，病安从来

《黄帝内经·素问·上古天真论》中说"精神内守，病安从来"，意即精气和神气留在体内，不要外泄，这样就不会患病，这是养神的重要原则。"精"包括先天之精（遗传物质）和后天之精（由脾胃所化生之水谷之精，即各种营养物质）。"神"，指人的精神、意识、知觉、运动等一切生命活动的集中表现和主宰者，即神经系统。"内"针对外而言，"守"是坚守、保持的意思。"精神内守"，强调了内环境——精神的安定对人体健康的重要作用。

1. 保养精神

《黄帝内经·素问·上古天真论》在谈到人如何衰老时指出："不时御神，务快其心，逆于生乐，起居无节，故半百而衰也。""半百而衰"，即是过早衰老，关键原因就是"不时御神"。"御"，驾驭、控制的意思；"时"，善也。"不时御神"，指不善于控制自己的精和神。违背生活规律而取乐，则有害于身心健康，促使人体过早衰老。

精和神耗散，不能守持于内之引起衰老，原因是在于"神者，血气也"，意思是气血是神的物质基础，大量、过分地耗散精和神，可使气血损耗，产生衰老。清代尤乘《寿世青编·养心说》里指出："未事不可先迎，遇事不可过忧，既事不可留住，听其自来。应以自然，任其自去，忿愤恐惧，好乐忧患，皆得其正，此养心之法也。"其中心意思是要人们对外部环境事物要采取安和的态度。安者，对外界各种事物的刺激要顺其然而适应；和者，对外界事物的反应要顺之而去，千万不要为各种琐事伤透了脑筋、费尽了心机、挖空了心思，"难得糊涂"更为重要。

2. 高下不相慕

"高下不相慕"是《黄帝内经·素问·上古天真论》里一句重要的养生格言。"高下"，是指社会地位的高低。"高"，指贵族，统治者；"下"，为广大群众、百姓。意思是不因地位的尊卑而羡慕嫉妒。但在现实生活中，要真正做到"高下不相慕"非常困难。一般说来，强者不会嫉妒弱者，但是，又不是对所有强者都嫉妒。嫉妒往往产生在两个原先水平相仿的人中间。尤其是现代社会是竞争的社会，更易产生嫉妒。消除嫉妒的根本方法是树立正确的世界观，加强思想意识修养，把羡慕的心情变成追赶的行动，对感情进行良性控制。

3. 少私寡欲

"少私寡欲"出自《庄子·山木》。"少私"，是指减少私心杂念；"寡欲"，是降低对名利和物质的嗜欲。老子在《道德经》中指出的"见素抱朴，少私寡欲"，就是要人们保持平凡，坚持朴实，减少私念，克制欲望。明代医家龚居中所撰《红炉点雪》则强调说："若能清心寡欲，久久行之，百病不生。"只有少私寡欲，精神才能守持于内。私心太重、嗜欲不止的人，他的精神无从安静。

三、调情志，免刺激

人的情绪多种多样，应当善于控制和调节，及时消释和排除，免受或少受不良情绪的刺激和危害。

1. 以情制情法

以情制情法又叫情志制约法。《黄帝内经·素问·阴阳应象大论》指出"怒伤肝，悲胜怒"，意思是发怒损害肝脏，在发怒的时候，如果遇到悲哀的事，怒气可以自然消失转化。"喜伤心，恐胜喜"：喜为心志，人在喜悦状态时，血液循环加快，血流速度加快，血压升高，加重了心脏的负担，过度的"喜"对"心"有损伤；当人们遇到恐惧时，丘脑就快速启动，并连续地发生一系列的反应，使全身小动脉与小静脉都收缩，外周阻力增高，所以"恐能胜喜"。"思伤脾，怒胜思"，过思易伤脾，而致脾的升降功能失常，脾气郁结，运化失健，发生胃脘痞闷、饮食不香、消化不良、腹胀便溏等不适。中医认为，思为脾志，怒为肝志，用激怒的方法，使忧思之情感得到缓解。"忧伤肺，喜胜忧"：忧愁者，气闭塞而不行，过度忧伤、悲哀，可以耗伤肺气。忧愁、悲伤太过，或者持续时间过长，超过了人体自身所能调节的限度和承受的负荷，就会成为一种致病因素，对机体产生危害。过忧还会导致抑郁症、消化性溃疡、月经不调、不孕症、阳痿、癌症、消渴、脱发、头发早白、失眠、神经衰弱、精神病、神经官能症等多种疾患。人有所忧愁，每多胸膈不舒，适逢欢快之事，即可情怀开旷。中医认为忧为肺志，喜为心志，因火能克金，而肺属金，心属火，所以可用心之志——"喜"来治疗由肺之志——"忧"引起的各种疾患。"恐伤肾，思胜恐"：过恐或者恐惧持续时间过长，超过了人体所能调节的程度，最易伤肾，可致肾气耗损，精气下陷，升降失调，出现大小便失禁、遗精、滑泄、堕胎早产等，严重者可因惊恐过度而丧命。中医认为恐为肾志，思为脾志，因土能克水，而肾属水，脾属土，所以可用脾之志——"思"来治疗各种由肾之志——"恐"引起的疾患。

以情制情法是根据情志及五脏间存在的阴阳五行生克原理，用互相制约、互相克制的情志，来转移和干扰原来对机体有害的情志，借以达到协调情志的目的。金代名医张子和在《儒门事亲》中指出："悲可以制怒，以怆恻苦楚之言感之；喜可以治悲，以谑浪戏狎之言娱之；恐可以治喜，以恐惧死亡之言怖之；怒可以制思，以污辱欺罔之事触之；思可以治恐，以虑彼忘此之言夺之。凡此五者，必诡诈谲怪，无所不至，然后可以动人耳目，易人听视。"

喜伤心者，以恐胜之，又叫惊恐疗法，适用于神情兴奋、狂躁的病症。思伤脾者，以怒胜之，是利用发怒时肝气升发的作用，来解除体内气机之郁滞的一种疗法，它适用于长期思虑不解、气结成疾或情绪异常低沉的病症。悲伤心者，以喜胜之，又称笑疗，对于由于神伤而表现得抑郁、低沉的种种病症，皆可使用。恐伤肾者，以思胜之，主要是通过"思则气结"，以收敛涣散的神气，使患者主动地排解某些不良情绪，以达到康复之目的。怒伤肝者，以悲胜之，是根据《黄帝内经》"悲则气消"和"悲胜喜"的作用，促使患者发生悲哀，达到康复身心目的的一类疗法，对于消散内郁的结气和抑制兴奋的情绪有较好作用，最适于患者自觉以痛苦为快的病症。

2. 移情法

移情法又称转移法，即通过一定的方法和措施改变人的情绪和意志，以解脱不良情绪的苦痛。有些人患某种疾病后，往往将注意力集中在疾病上面，怕病情变坏，怕不易治愈，怕因病影响工作、劳动、学习和生活，整天围绕着疾病胡思乱想，陷入苦闷、烦恼和忧愁之中，甚至紧张、恐惧。分散患者对疾病的注意力，使思想焦点从病所转移于他处；或改变周围环境，使患者不与不良刺激因素接触，这就是"移情易性"的意疗方法。其主要方法有以下几种。

（1）琴棋书画移情法

《北史·崔光传》说："取乐琴书，颐养神法。"清代吴师机《理瀹骈文》又说："七情之病者，看书解闷，听曲消愁，有胜于服药者矣。"故应在烦闷不安、情绪不佳时，听听音乐，欣赏戏剧，观赏幽默的相声或哑剧，可乐得捧腹大笑，精神振奋，紧张和苦闷的情绪也随之而消。平时根据各自的不同兴趣和爱好，从事自己喜欢的活动，如书法、绘画等，排解愁绪、寄托情怀、舒畅气机、怡养心神，有益于身心健康。

（2）运动移情法

李东垣《脾胃论》里说："劳则阳气衰，宜乘车马游玩。"过度疲劳使阳气耗损得不到充分休息和恢复，可以利用旅游，驱除烦恼，有利于身体健康的恢复。当思虑过度心情不快时，可到郊外旷野锻炼或消遣，到山清水秀的环境调节消极情绪，陶醉在蓝天白云、花香鸟语的自然环境里，舒畅情怀，忘却忧烦。在情绪激动与别人争吵时，最好是转移注意力，参加体育锻炼，如打球、散步、打太极拳等，或参加适当的体力劳动，用肌肉的紧张去消除精神的紧张。

（3）升华超脱法

升华，就是用顽强的意志战胜不良情绪的干扰，用理智战胜生活中的不幸，并把理智和情感化作行动的动力，投身于事业中去。如西汉司马迁惨受宫刑，而以坚韧不屈的精神，完成《史记》。

超脱，即超然，思想上要把事情看得淡一些，行动上应脱离导致不良情绪的环境。找个安静的环境，冷静地思考，或外出做社会调查、旅游，亦是恢复心理平衡的方法。

3. 暗示法

三国演义里有"望梅止渴"的故事，即是暗示疗法的例证。暗示不仅影响人的心理与行为，且能影响人体的生理功能。《黄帝内经·素问·调经论》里说："按摩勿释，出针视之曰，我将深之，适人必革，精气自伏，邪气散乱。"意思是，医生要先在患者应针刺的地方不停地进行按摩，同时把针取出来给患者看，并告知患者将把针扎得很深，这样，患者必然会集中注意力，使精气深伏于内，邪气散乱而外泄，从而提高针刺的疗效。明代著名医学家张景岳曾采用说要给患者服吐下药，或针灸数十百处的暗示法而治疗"诈病"。

暗示一般多采用语言，也可采用手势、表情或采用暗示性药物及其他暗号来进行。暗示与说服不同，它是通过言语使病者不经逻辑的思维和判断，直觉地接受医生灌输给自己的观念，其作用在于情绪方面，而说服的作用在于理智方面。在作暗示治疗时，要特别注意：第一，患者的受暗示性各不相同，与患者的个性心理特点及高级神经活动特点密切有关，亦与年龄有关。患者的智力水平与文化程度，在能否接受暗示方面并无决定性作用。第二，施治前要取得患者充分的信任与合作。第三，每一次施治过程应尽量取得成功。如不成功，则会动摇患者的信心，影响患者对施治者的信任，成功的希望也就少得多。

4. 说理开导法

《黄帝内经·灵枢·师传》里说："人之情，莫不恶死而乐生，告之以其败，语之以其善，导之以其所便，开之以其所苦，虽有无道之人，恶有不听者乎？"此为说理开导法的起源。意思是人没有不怕死的，谁都喜欢活着。如果医生告诉他哪些对身体有害、哪些对身体有益，并指导他怎样做，那么虽有不太懂情理的人，哪里还有不听劝告的呢？其主要内容是：第一，"告之以其败"，就是向患者指出疾病的性质、原因、危害，病情的轻重深浅，引起患者对疾病的注意，使患者对疾病具有认真对待的态度，既不轻视忽略，也不畏惧恐慌。第二，"语之以其善"，指出只要与医务人员配合，治疗及时，措施得当，是可以恢复健康的，以增强患者对战胜疾病的信心。第三，"导之以其所便"，告诉患者如何调养和治疗的具体措施。第四，"开之以其所苦"，指要帮助患者解除紧张、恐惧、消极的心理状态。以上是讲如何使用说理开导法。"说理开导"，是指正确地运用"语言"工具，对患者采取启发、诱导的方法，宣传疾病的知识，分析疾病的原因与机制，解除患者的思想顾虑，提高其战胜疾病的信心，使之主动地配合治疗，从而促进健康的恢复。

心理开导最常用的方法是：解释、鼓励、安慰、保证。解释是说理开导法的基础，它是向患者讲明疾病的前因后果，解除思想顾虑、密切医患关系，相互配合，达到恢复康复的目的。而鼓励和安慰则是在患者心理受到挫伤、情绪低落之时实行的康复方法。保证则是在患者出现疑心、忧愁不解时，医者以充足的信心做出许诺，担负责任，消除患者的紧张与焦虑。

5. 节制法

《吕氏春秋》说："欲有情，情有节，圣人修节以止欲，故不过行其情也。"节制法，即节制、调和情感，防止七情过激，从而达到心理平衡。清代程国彭著《医学心语》归纳了"保生四要"中要"节饮食、慎风寒、惜精神、戒嗔怒"。元代王中阳撰《泰定养生主论》强调养生要做到"五不"（名利不苟求，喜怒不妄发，声色不因循，滋味不耽嗜，神虑不邪思），"喜怒不妄发"名列第二。宋代陈直撰《寿亲养老新书》总结了"七养"，其中有"莫嗔怒养肝气，少思虑养心气"。陶弘景《养性延命录》中概括的养生"十二少"，包括"少思、少念、少欲、少事、少语、少笑、少愁、少乐、少喜、少怒、少好、少恶"，主要讲的就是节制七情。

（1）制怒

愤怒是一种常见的消极情绪，对人体健康危害极大。不仅伤肝脏，亦可伤心、伤胃、伤脑等，从而导致多种疾病。制怒，首先应遇事冷静，怒常常是不能冷静思考的结果。遇事一定要冷静，"三思而后行"。其次，要及时宣泄。把心理创伤、不幸遭遇和所感受到的情绪发泄出来，达到缓解和消除消极情绪的目的。还有，制怒要注意养肝，中医学认为，肝主怒，所以要制怒，必须要保护好肝的功能。若是肝气郁结引起发怒时，当舒肝解郁，可用逍遥散治疗；若是肝火上炎引起发怒时，当清泻肝火，用龙胆泻肝汤治疗；若是肝阳上亢引起发怒时，当滋阴潜阳，可用镇肝熄风汤。

（2）防止乐极生悲

过度兴奋造成的猝死，时常发生在中老年人中间。人过中年，全身的动脉均会发生不同程度的硬化，营养心肌的冠状动脉也不例外。如若心脏剧烈地跳动，必然增加能耗，心肌将会发生相对供血不足，出现心绞痛甚至心肌梗死，或心搏骤停。这是"乐极生悲"的一个原因。此外还可致血压骤然升高，若已患高血压症，过度兴奋就会导致"高血压危象"，表现为突然感到头晕目眩、恶心呕吐、视力模糊、烦躁不安，引起脑血管破裂发生猝死。

采取"冷处理"的方法避免过分激动，对喜事与悲事、兴奋与气愤、顺境与逆境、快乐与痛苦等都应一视同仁，善于自我调节情感，保持稳定的心理状态，不要超过正常的生理限度，即有一颗"平常心"。

6. 疏泄法

"不如人意常八九，如人之意一二分。"人的一生中处于逆境的时间是大大多于顺境的时间。采用疏泄法可使人从苦恼、郁结的消极心理中得以解脱，尽快地恢复心理平衡。祖国医学认为，"郁则发之"。郁，即郁结，主要指忧郁、悲伤，使人不快的消极情绪；发即疏发、发泄。把积聚、抑郁在心中的不良情绪宣达、发泄出去，以尽快地恢复心理平衡。现代研究发现，因感情变化流出的眼泪中含有两种神经传导物质，这两种传导物质随眼泪排出体外后，可缓和悲伤者的紧张情绪，减轻痛苦和消除忧虑。

现已证实，结肠炎、消化性溃疡、过敏性结肠炎、忧郁症、神经衰弱、失眠及一般胃疼等均与情绪压抑有关。男子患消化性溃疡病多于女性，其原因之一就是男儿有泪不轻弹。不宜过悲久哭，谨防中医理论认为的"大悲伤肺"。

四、以恬愉为务

"以恬愉为务"亦是《黄帝内经》里提出的精神养生的一条重要原则。恬，安静也；愉，即愉快、乐观、开朗；务，任务。"以恬愉为务"，是说人们一定要以精神乐观为任务。

事实证明，精神乐观是健身的要素、长寿的法宝。《黄帝内经·素问·上古天真论》里所说："外不劳形于事，内无思想之患，以恬愉为务，以自得为功，形体不敝，精神不散，亦可以百岁。"意即不做劳碌形体的事，内心没有思前想后的困惑，以平静愉悦为追求，以神形自如为功绩，形体不损坏，精神不散失，可活到上百岁。孔子在《论语》中说："知之者不如好之者，好之者不如乐之者。""发愤忘食，乐以忘忧，不知老之将至云尔。"《黄帝内经·素问·腹中论》里解释说："喜则气和志达，荣卫通利。"精神乐观可使人体营卫之气运行正常，气血和畅，生机旺盛，有利于身心健康。《黄帝内经》又认为乐观与心神的关系较为密切："膻中者，臣使之官，喜乐出焉。"其意为：乐为心主，出自膻中，心神舒畅，乐意外达。

中医养生学还认为，喜乐与宗气的功能相联。清代田绵淮编著的《延命金丹》里云："凡欲身之无病，必须先正其心，使其心不妄求，心不狂思，不贪嗜欲，不着迷惑，则心君泰然。"说明只有心神正，宗气行，喜乐才能表现于外，心君则能不着迷惑。清代有首《祛病歌》歌云："人或生来血气弱，不会快乐疾病作，病一作，心要乐，心一乐，病都祛。心病还须心药医，心不快乐空服药，且来唱我快活歌，便是长生不老药。"此称"快乐祛病法"。

张奇文主编的《实用中医保健学》书中有较为详细的描述乐观的具体表现，摘录于下：

乐观的表现分作情绪上的乐观和意志上的乐观，情绪上的乐观主要表现在气色、言语、行动、眼神和意识等方面。

形于色。人体心情舒乐，气和志达，则气机畅流，血脉和利。外观面红肤润，气色含蓄协调，精神焕发，舌体红润光泽附有薄白苔。

乐于言。言为心声，心神喜乐，则言必出于外。心神舒畅，气机和调，宗气充足，呼吸均匀，必然会语言准确，流利清楚，语调柔和，悦耳动听。此谓：喜感于心，声必欣悦；乐感于心，言必舒畅。

行于动。神乐则五官四肢欲动。心神司位，气血各主，肌肉丰健，筋脉舒利，技巧自出，敏捷灵活。故表现出喜乐自然，谈笑风生，口有言，手有势，足有舞。此乃一乐生百趣。

彰于目。目为心灵的窗户，传神的灵机。心神昌乐，五脏有藏，精气上荣，则目光炯炯，黑白分明，启闭自如，默默传神，皆为愉悦的表现。

著于识。心神乐则心思有序，精神不乱，意识清楚，思维敏捷，善于分析，遇事不慌，主意多，办法好，工作效率高。

意志上的乐观表现深邃，如意志坚决、以苦为乐、常知足、善处事等。

意志坚，是精神意识乐观的突出表现。大脑清醒，信念坚定，方向明确，百折不挠，有奋斗到底为事业献身的决心。行动上，表现为不达目的誓不罢休。

苦为乐。此为意志乐观的又一表现。有远大理想，并孜孜以求，为实现美好的理想，不怕一时生活的艰辛，或尝皮肉之苦。且能以苦为乐，奋发进取。

常知足。古人说知足常乐。知足，指对现实生活的适应和满足。"美其食，任其服，乐其俗，高下不相慕，其民故曰朴。"（《黄帝内经·素问·上古天真论》）朴者能随风俗，即"栋垣何必要嵯峨""衣裳何必用绫罗""盘餐何必羡鱼鹅""娶妻何必定娇娥""养儿何必尽登科"（《延命金丹》）。

善处事。意志上乐观者，能对人宽厚，对己克俭；能竭尽全力，团结同事，搞好工作；能绝无损人之心，和善处事，使他人视之若亲。牢记："我亏人是祸，人亏我是福。"

保持乐观的常用方法有：以下几种。

（1）应笑口常开

对健康长寿者来讲，笑是最优美、最自然、最良好的自我保健运动。古往今来的老寿星，无不是笑口常开的乐观者。笑是一种有益于人体的活动，笑一笑可以使人体内的膈、胸、腹、心、肺甚至肝脏得到短暂的体育锻炼，而且笑能使人全身肌肉放松，有利肺部扩张，促进血液循环，消除大脑皮质和中枢神经的疲劳。"笑一笑十年少"。笑，虽然可祛病健身，但必须适度，必须懂得笑的宜忌。如怀孕期间的妇女，大笑时令腹部猛烈抽搐，容易造成早产或者流产，故不宜大笑。小孩在进食时，亦勿逗其大笑，否则食物容易误落气管内，严重的会导致死亡。有些曾接受过胸腔、腹腔、血管、心脏等外科大手术者，应让其安静休养，一般5～7天内，不宜大笑。心肌梗死的病患者，即使没有急性发作，在恢复期内也不宜大笑。患脑血栓、脑出血症以及蛛网膜下出血的患者，更不可纵情地大笑。血压高的患者，如果不加节制地大笑，会使血压陡升，从而诱发晕倒。患早期疝气者，如果经常大笑，会导致疝气病加重。笑必须有节制，必须因人而异，尤其是老年人，或有慢性疾患者。

（2）避免孤独，注意交往

孤独是指孤单、寂寞的心态，通常渴望与人交往，也不存在厌烦他人、对他人有戒备的心理，在与人交际时一切如常，绝不会有做作使人感到不舒服的表现。孤僻，指人性情孤独，不合群，不能与人保持正常关系，经常离群索居的心理状态。二者都会给人带来精神上的空虚和痛苦，影响到中枢神经系统的正常功能，使神经-体液调节失去平衡，免疫系统的防御功能下降。随着机体内在"防线"的崩溃，病邪随机入侵。

再则，孤独和孤僻造成精神上的寂寞和颓废，往往带来举动上的自我摧残。或借酒消愁，或以烟解闷……不一而足。孤僻会促使人远离社会、逃避社会后会无法融入社会，形成负循环，罹患心理疾病。茕茕孑立，形影相吊，是滋生疾病的根源之一。

避免孤独的有效方法是交往。因为交往是人类现代社会的维生素。交往，使得人们得以彼此交流感情、排遣孤寂；交往使人增添积极乐观的情绪，产生幸福感与满足感。科学家研究证实人与人的社会接触交往，可抑制下丘脑的活动，降低乙酰胆碱、皮质酮（一种肾上腺皮质内分泌素）和儿茶酚胺的分泌率。这些化学物质能使人呼吸加快、心跳加速以及出现其他应急的生理症状。

社交能满足人们精神方面的某种需要。人体为了保持身体健康，既需要营养、体育、休息和生理等方面的满足，也需要安全、友谊、成就、信任和尊重等精神方面的满足，以保持良好的心理生理平衡。

（3）要学会幽默

列宁曾说过："幽默是一种优美的、健康的品质。"幽默是具有智慧、教养和道德上的优越感的表现。幽默轻松，表达了人类征服忧患和困难的能力，是一种解脱，是对生活居高临下的"轻松"审视。幽默是一种经过艺术加工的语言形式，是艺术化的语言。幽默常会给人带来欢乐，其特点主要表现为机智、自嘲、调侃、风趣等，幽默有助于消除敌意，缓解摩擦，防止矛盾升级。人们在现实生活中，会遇到各种困难和矛盾，若以幽默待之必会增添无穷妙意异趣。

从心理学角度剖析，幽默是一种绝妙的防御机制。不仅可以使当事人从尴尬中解脱，化烦恼为欢畅，变痛苦为愉快，而且还可以化干戈为玉帛，使当事人平息激动，回归理智，使彼此在新的基础上重拾默契，增进感情。具有减轻压力、有助于交流、战胜恐惧、使人舒适、让人放松、减轻疼痛、提升免疫系统、培育乐观、传播幸福等好处，并且有利于排解积郁，解除疲劳和烦恼。

（4）要有好的环境

恶劣的自然环境和社会环境，很难使人心情愉快。要经常保持乐观的情绪，必须创造优美、舒适的自然环境和良好的社会环境。

要创造符合心理卫生的自然环境。大城市奇特的高大建筑，抬头望去，使人精神振奋；乡间树林花丛中的瓦房小院，给你幽静、安逸之感，都给人们的心理健康以积极有益的影响。现代医疗气象学研究表明，在乌云密布、浓雾笼罩、下雨或雪的时候，人们的精神常较散懒，甚至变得无精打采、萎靡不振、意志消沉；在万里晴空、阳光灿烂的日子里，人们却精神抖擞，异常爽快。居住环境亦能影响于人的情绪。若居住在阴暗、肮脏、凌乱、充满刺激的色、音、味环境里，人们会显得心烦意乱，劳神费力；在光明、整洁、井然有序的环境里，人们会心情舒畅，精神倍增。

要创造符合心理卫生的社会环境。良好的社会道德、朴实的民风、和谐的人际关系，是心理健康、精神愉快的基础。学会运用变换生活环境的科学方法，来影响调节自己的心理环境，引导波动的情绪向稳定的方向发展。如工作中遇到困难和挫折，回到家里心情仍然烦躁时，应该选择进厨房帮助家人干干活，教教小孩识字跳舞；或者打开收音机、电视机，让感兴趣的节目灌入耳目；或者串门、聊天。有意识地变换工作岗位和家庭的生活环境，能分散和消除不愉快的心理，受到自我开导性的启发，情绪就会稳定下来。

和睦的家庭总是洋溢着爱的暖流。亲子之爱、夫妻之爱足可溶解郁积心头的苦闷与烦恼；快乐、和谐的生活气氛能够一扫愁云，使人乐观向上，心胸开阔。恶劣的家庭环境是发生心理疾病的温床。

（5）要培养好的性格

医学研究发现，胃溃疡、支气管哮喘、老年痴呆等各种疾病都与性格特征存在着千丝万缕的联系。其急躁、易怒、要求过高等性格特点的人，易患原发性高血压；争强好胜、太过认真严谨、认死理、太执着者易患消化道溃疡；长期情绪紊乱、精神紧张者容易造成紧张性头痛；性格内向、有悲观倾向、过分依赖、幼稚敏感和希望受人照顾、遇事退缩、自信心不足的人，以及情绪不稳定的幼儿易患支气管哮喘；精神刺激、情绪因素、压力太大无法宣泄、过度劳累等都会导致神经性皮炎；对愤怒压抑，好生闷气，回避各种冲突，对别人过分耐心、忍让，屈从于权威，有孤独感或失助感的人易患癌症；性格孤僻、不善与外界交往者，感情交流少者，经常处于信息低负荷状态如丧偶、独居、情绪抑郁者易患老年痴呆。

在生活中，应经常保持愉快的心情，养成乐天的性格，成为乐观、风趣、幽默、诙谐、性格开朗的人。胸怀坦荡，思想开阔，保持良好的人际关系，有利于健康长寿。

五、四气调神

《四气调神》是《黄帝内经·素问》第二篇的篇名。意为应顺应自然界四时气候的变化，调摄精神活动，以适合自然界生、长、化、收、藏的规律，达到养生、防病的目的。

1. 春季调神

原文曰："春三月，此谓发陈。天地俱生，万物以荣……以使志生，生而勿杀，予而勿夺，赏而勿罚。""以使志生""生而勿杀，予而勿夺，赏而勿罚"即指在春天的三个月，是自然界万物推陈出新的季节，此时自然界生机勃勃，万物欣欣向荣，一定要使自己的情志生机盎然。在春天让情志生发，切不可扼杀，助其畅达，而不能剥夺，赏心怡情，绝不可抑制摧残，使情志与"春生"之气相适应。

2. 夏季调神

原文曰："夏三月，此谓蕃秀。天地气交，万物华实……无厌于日，使志无怒，使华英成秀，使气得泄。"本句意思是说，夏季的三个月，是万物繁荣秀丽的季节，天气与地气上下交合，万物成熟结果。人们在精神上，易心烦神昏，但夏主长气，人气不宜惰，应保持情志愉快不怒，如含苞植物开放成秀，以使体内阳气宣泄，向外升发，才能使情志与"夏长"之气相适应。

3. 秋季调神

原文曰："秋三月，此谓容平。天气以急，地气以明……使志安宁，以缓秋刑，收敛神气，使秋气平，无外其志，使肺气清。"本句是说，立秋后阴气始盛，阳气始衰，气候由热转凉，出现天气清凉劲急、万物肃杀之"天气以急，地气以明"的自然状态。万物已经成熟，达到形态已定的"容平"阶段。人体之阳气亦开始收敛，此时在精神方面要使神气内敛，意志安宁，不使情志外露，阳气外泄，避免秋天肃杀之气的伤害，即"以缓秋刑"，使情志与"秋收"之气相适应。

4. 冬季调神

原文曰："冬三月，此谓闭藏。水冰地坼……使志若伏若匿，若有私意，若已有得……此冬气之应，养藏之道也。"本句是说，冬天的三个月，阳气潜藏，阴气盛极，大地千里冰封，万里雪飘，一派阴盛寒冷之景象。在精神方面，要使情志内藏不宜外泄，像有私意存于胸中不欲吐露告人一样，又像已有所获而内心愉快，能使情志与"冬藏"之气相应，符合冬季保养"藏"之机的道理。

"四气调神"的养生方法，是建立在中医学"天人合一"的整体观念的基础上。如果违背自然规律，人就体弱多病，甚至夭折。元代丘处机在《摄生消息论》中分述春、夏、秋、冬四时的养生方法，就十分重视顺时调神。如其写道："春日融和……以畅生气。不可兀坐，以生抑郁。""夏三月……澄和心神，调息净心，常如冰雪在心，炎热亦于吾心少藏。""秋时凄风惨雨，老人动多伤感。若颜色不乐，便须多方诱说，使役其心神，则忘其秋思。""冬三月，天地闭藏……心受病耳，故宜养心。宜居处密室，温暖衣衾，调其饮食，适其寒温。"

养生，必须适应四时生长收藏的规律，不仅要适应气候的变化，注意生活起居，而且要顺应四时，调养精神。

六、因人养神

人的一生要经历7个不同的生命时期，即胎儿期、乳儿期、幼儿期、学龄期、青少年期、青年期、中年期、老年期，各期的心理保健虽不相同，却息息相关。

1. 胎儿期

从受精卵形成，一直到胎儿降临人间，这段时期称为胎儿期，通常为 40 周。此时期是脑发育的重要时期。婴儿在降生以前，即要讲究心理卫生，我国古代称为胎教。

所谓胎教，主要是指母亲在孕期要注意自己的品德情绪，言行举止，从而给胎儿以良好影响。孕妇自身要创造一个舒适愉快的环境与心境，给胎儿以良好的影响，如此胎儿禀气纯正，有助小儿良好气质与性格特征的形成。

2. 乳儿期

乳儿期是指从出生到 1 岁这一时期。应从乳儿的精神卫生出发，选择颜色鲜艳的玩具，如红色对乳儿更有吸引力；又如对乳儿摇铃，能引起乳儿的注意，以锻炼他们对声音的反应能力。

研究显示，用母乳喂养的婴儿发展更为健康，包括增强婴儿免疫力、促进口腔发育、促进呼吸系统发育、增加肺活量、提升智力、减少婴儿猝死的发生、降低儿童的死亡率、减少儿童期肥胖、减少罹患过敏性疾病的概率等。它对婴儿健康带来的益处可以延续到成人期。

小儿形体动作的锻炼，对促进身心发展，有很大意义。乳儿期应在大人持助下，作一些被动性锻炼，包括学坐、练爬、学站、习步等。

3. 幼儿期

幼儿期是指从 1 岁到 3 岁的时期。明代姚昌绶校注的《育婴家秘》里说："遇物则教，使其知之。" 1 岁到 1 岁半是正式开始学话阶段，2～3 岁是学习口头语言的关键阶段。当小儿能初步辨别事物之时，要结合具体的事物让其识别，说出名称。幼儿好奇、爱发问，父母对此不应怕麻烦，而应该通过解释和讲故事等形式，增长小儿的知识。在小孩子不听话时，亦不要用老虎、猫、狗等吓唬小儿，这样会使孩子变得胆小、畏缩、孤僻。

游戏是小儿最喜爱的活动，既能促进体格的发育，增强体质，又能培养活泼、开朗的性格，使运动系统、神经系统，特别是大脑的功能得到健全发育。

4. 学龄期

学龄期的心身特点是"稚阳未充，稚阴未长"。古人用"稚"字，生动地概括出小儿脏腑娇嫩、气血未充、精神幼稚、神气怯弱的心身特点，故小儿此段时期最易受到外界环境的影响，不仅要注意其生理卫生，更要重视其心理卫生。

对独生子女不应过分溺爱，不良品德行为表现为挑吃、挑穿、不尊敬长辈、不爱惜东西、爱发脾气、无理取闹、自私、不关心别人、生活上缺乏自理能力等，这些行为会影响人的一生。这些缺点在学龄期表现尤为突出。对独生子女一定要爱中有教，教中有爱。既严格要求，又循循善诱，使独生子女的心理健康发展，从小养成良好的道德品质。

儿童入学后，不要事事依靠或由别人代做。对儿童既要关怀爱护，又要严格要求。百依百顺、迁就溺爱，势必造成孩子的依赖性，应对儿童进行自力更生和"挫折"教育。

5. 青少年期

青少年是一个半幼稚、半成熟的时期，是独立性和依赖性、自觉性和幼稚性错综矛盾的时期，是人的体格、体质、心理和智力发育的关键时期。其主要心理特征有：自我意识迅速发展，要求独立，有较强的自尊心和自信心；观察力和想象力显著发展，才思敏捷，抱有各种理想和幻想；记忆力达到高峰，理解力不断提高，求知欲强，肯学习；意志、性格处于形成的过程之中，未定型，好模仿；情感日益丰富，诚挚热情，友谊感、群体感、道德感和爱美感有显著发展；兴趣广泛，爱玩好动，活动能量迅速增加，性意识开始萌发，逐渐注意异性，要求恋爱，寻觅配偶。

针对青少年的心理特点，应采取下列主要措施：

第一，要说服教育，循循善诱。家长一方面要以身作则，为人师表，给青少年以良好影响，另一方面又要尊重他们独立意向的发展和自尊心，采用说服教育、积极诱导的方法。要鼓励他们积极参加集体活动、培养集体主义思想、逐渐树立正确的世界观和人生观，使他们有远大的思想与追求。对他们的错误或早恋等问题，不能采取粗暴、压制及命令的方式，仍要谆谆诱导。

第二，进行科学的性教育。在青春发育期，性器官的发育和成熟引起的一系列的身心变化，使青少年遇到许多问题。如突然出现的月经初潮，使女孩子感到羞涩和神秘，以致胡乱对付，成为以后妇科病的诱因；首次遗精使男孩惴惴不安，甚至因相信"一滴精液一滴血"的说法而产生恐惧心理；早恋经常使青少年精神不振；痤疮、少白头、男孩的变声、长胡须以及女孩的乳房发育和发胖等，又常常给开始爱美的青少年造成心理上的困惑。青春发育期的健康教育在人的一生中起着至关重要的作用。让青少年了解正常发育特点，了解自己将向什么方向发展、可能发生哪些问题、如何正确对待青春发育期出现的各种生理变化，才可能使青少年的身心健康正常地发展。

6. 中年期

中年是生命历程的转折点，生命活动开始由盛转衰，生理、心理上同样如此。在心理上的"盛"主要是指：从中年早期到中年末期，其心理发展日趋成熟，正如古人所总结的"三十而立，四十而不惑，五十而知天命"。但是，物极必反，中年时期亦是身心负担最为沉重的时期，往往集诸多矛盾于一身。诸事劳形，万事累心，特别是那些"形志均苦"者，身心负担极重，难于摄养，未老先衰，而思想情绪上长期处于紧张、焦虑、忧郁或压抑的状态，必然影响到心身健康，从而导致心身疾病，神经官能症和精神病的发病率也增高。因而，中年人必须重视心理卫生。

陶弘景的《养性延命录》强调"壮不竞时""静神天想"，就是要求中年人精神畅达乐观，不要为琐事过分劳神。要淡名利、节嗜欲、与世不争。少忧愁，少烦恼，不使头脑思虑过度，这是中年人精神情志调养的重要原则。思想情绪长期处于抑郁、焦虑、紧张的状态，必然耗伤精气，损害心神，致使早衰多病。

7. 老年期

按照国际惯例，65 周岁以上的人确定为老年；我国老年人的年龄起点是 60 周岁。人到老年，机体会出现生理功能和形态学方面的退行性变化，身体的变化常带来心理上的变化，从而产生孤独、垂暮、忧郁多疑、烦躁易怒等心理状态，其适应环境及自我调控能力低下，若遇不良环境和刺激因素，易于诱发多种疾病。

老年人要保持健康的心理环境，最重要的是防止伤感。伤感通常来自三个方面：其一是怀旧。过多地沉湎于对往事的回忆，则必然会因过去的好时光逝去而遗憾，从而使心情抑郁，性格也会随之变得孤僻。其二是失落感。离退休后无所事事的清闲，某种愿望或打算落空的遗憾，皆会产生失落感。其三是恋友。老来失伴，挚友作古，皆是老人之大不幸。悲伤过度，不仅无济于事，而且易伤身损志。"哀大莫过于心死"，精神崩溃往往是身体衰竭的前奏。老来伤感，是老年养生之大忌，须时刻提防。

要保持较好的心理，还须常用脑。人进入老年之后，脱离了原来繁忙而紧张的工作，过着"饱食终日，无所用心"的"舒适"生活。这种思想和精神上的停滞、怠惰，加速了衰老的进程，使人未老先衰。脑细胞的数量会因年龄的增长而减少，可通过提高脑细胞的工作效率来弥补这一缺陷。经常积极用脑，可延缓脑萎缩速度，使大脑保持年轻。脑的CT扫描表明，经常用脑的老人比其他同龄人大脑萎缩减少，空洞也少。古人有云："人之心不可一日不用，尤不可以一日不养。"人到老年一定要用脑、养脑。但用脑也不可过度，以免加速脑的衰老。

第五节　常见养神娱乐项目

文明、有益的文娱活动不仅能愉悦精神、运动肢体关节，还能使人摆脱烦恼，增加知识，提高文化艺术素养，培养高尚的情操，娱乐是调摄情志的重要组成部分。

一、放风筝

风筝又称风琴、纸鹞、鹞子、纸鸢，在中国具有悠久的历史。中国有句古话——"鸢者长寿"，是说经常放风筝的人寿命长。放风筝时眺望万里晴空，专注、欣慰、恬静，这种精神状态能够强化高级神经活动的调节功能，促进机体组织、脏器生理功能的调整和健全。双目凝视蓝天白云之上的飞鸢，荣辱皆忘，杂念俱无。在风和日丽的大自然中放风筝是最好的日光浴、空气浴。跑跑停停的肢体运动可增强心肺功能，增强新陈代谢，增强体质。放风筝的群体性很强，筝友相聚，妙语连珠，破闷解难，精神愉快。"笑一笑，十年少"，也是鸢者长寿的重要因素。

放风筝可以治疗多种疾病。近距离、长时间用眼引起眼球睫状肌紧张，是造成近视的主要原因。放风筝时极目远眺风筝的千姿百态，能调节眼部肌肉和神经，消除眼睛疲劳，达到保护和增强视力的目的，对防治近视眼、老花眼视神经萎缩极为有利。

在春光明媚的春天里和空气清新的田野上放风筝，可以吐故纳新，促进血液循环，清心肝之火，散内结郁热。

放风筝可释放压抑的情绪，通过排除浊气，顺畅清气，使体内气息顺畅；放风筝时精神专注，可排除杂念，心情放松，血管舒缓，起到降压作用。

经常放风筝，可以保持颈椎、脊柱的肌张力，保持韧带的弹性和椎关节的灵活性，增强骨质代谢，加强颈椎、脊柱的代偿功能，既不损伤椎体，又可预防椎骨和韧带的退化。放风筝时，眼望天空，头向后仰，还可使颈项部的肌肉得到放松，有利于保持颈椎的生理弧度，改善局部血液循环，促进颈椎病的康复。

放风筝时，心情舒畅，精神愉快，可使处于紧张状态的大脑皮质和脑血管放松，使大脑皮质得到休息，故对神经衰弱及失眠症有治疗作用。

放风筝时应注意以下问题：放风筝的地点要选择宽敞的非交通道路，路面要平整，没有沟沟坎坎，特别注意防止摔伤。注意观察周围是否有电线，防止因风筝与电线接触发生触电事件。由于风筝运动的特性，需要长时间仰头，同一个姿势要保持较长时间，提醒老年人和脊椎动脉供血不足的运动者尽量避免突然转头，以防脑血管的突然收缩，同时根据自己的身体状况调节参与运动的时间长短。对于患有呼吸系统疾病和心血管疾病的运动者尽量避免在喧闹的活动场地长时间进行放风筝运动。要根据天气变化作好对皮肤和身体各器官的保护，避免日光性皮炎以及过度紫外线可能造成的皮肤癌以及烈日下的脱水等。注意环境的选择，绝对不在机场旁、电线杆附近、火车道旁、高楼顶或闪电时放风筝。在公园空旷处、小山丘上、河川旁或海边空旷处，较适宜放风筝。放风筝时切记不在人多的地方，更不要在比较集中的公共广场上放风筝，以免风筝线伤人。一定不要让风筝线横跨在马路、人行道等地方的上方，以免对行驶的车辆和他人造成致命的威胁。

二、钓鱼

钓鱼不仅在于获鱼，更在于怡养心情，增益身心，对身心健康大有好处。钓鱼是一项动静结合的运动，要不断地抛竿投食，还要经常改变垂钓姿势，带动身体各部位运动，在等待鱼儿上钩时还考验垂钓者的眼力、手力、腰力和腿力。钓鱼需要耐心和细心，对养成活泼开朗而又稳重含蓄的性格很有帮助。

钓鱼可以修身养性，培养耐力，专注的垂钓容易让人摒除一切忧愁，是一种积极的休息养神方法，达到涤荡内心的境界。钓鱼使人情绪饱满乐观，有助于增进食欲，加强消化功能，促进营养吸收。钓鱼可以提高各关节的强度、韧带的柔软度。人在野外，常常晒太阳，有利于维生素 D 的合成，能增加骨骼的强度、密度，避免人到老年患退化性骨质疏松。坚持钓鱼的人，眼睛直视远方，对眼睛是很好的放松休息。

三、弹琴

弹琴是一种全身运动，需要注意力高度集中，手、眼、脚、耳、脑并用，会使人的心脏、四肢、大脑等主要器官保持在一个合理、健康、平衡的状态，协调身体各个器官的活动。琴声还能降低血压、心率和呼吸频率，有益于心脏健康，增强免疫力，产生神清气爽之功效。弹琴可使老人情感丰富、开朗、性格趋于平和稳定从而达到修身养性、益寿延年的作用。经常弹琴会对身体产生用药物不能带来的健康，对优良心理品质的形成产生较大影响。

四、听音乐

优美、欢乐的音乐，能够调节大脑及整个神经系统，促进人体分泌血清素和多巴胺等让人"愉悦"的神经递质，向大脑传递积极的信号，调节人们的情绪，减少焦虑、孤独或沮丧等负面情绪对健康的影响。同时可以成为亲朋好友增进情感的纽带。

音乐的旋律、节奏、音调，对人体都是一种良性刺激，对大脑及脑干的网状结构有直接影响，能改善大脑及整个神经系统的功能，从而协调各个器官系统的正常活动。可使血脉流通，促进血液循环，又可促进胃肠蠕动，增加消化液的分泌。《吕氏春秋·侈乐》篇中说："乐之有情，譬之若肌肤形体之有情性也。有情性则必有性养矣。"意即音乐有情性，就像人的肌肤形体具有性情一样，有性情就必然要有养护的方法。历代养生家和医家都很重视音乐的养生祛疾作用。"听曲消愁，有胜于服药矣。"

孕妇欣赏轻快柔和的乐曲，有助于母子安康，不仅可以使胎儿大脑发育良好，同时，可以减少孕妇怀孕期间的诸多不适感；还有助于顺利分娩，减少疼痛。儿童多听优雅的乐曲，可以促进大脑的发育，提高想象力。老年人欣赏古今雅曲，有助于延缓大脑的老化，在悠扬的抒情曲和轻音乐中休息，都能迅速消除疲劳，使人身体轻松，心情愉快。

要使音乐养生更好地发挥作用，一要提高人们的音乐鉴赏能力，二要研究不同的音乐对人体所产生的作用，根据各人的经历、性格、音乐爱好和修养，以及病情和各种音乐的作用特点，精心选择音乐曲目。

五、观赏戏剧影视

戏剧是我国富有地方、民族特色的传统娱乐项目，剧种有京剧、昆剧、越剧、评剧、豫剧、沪剧、黄梅戏、赣剧、秦腔、粤剧、川剧、吕剧、湘剧等，丰富多彩。这些剧种各有特色，并各有自己的代表剧目。看戏是一种娱乐，又是一种艺术享受，对养生大为有益。

电影不同于戏剧，在银幕上多体现大型的现实场面，富有身临其境的感觉。观看一场富有历史意义或现实生活意义的电影，能激起人们的上进心，对克服疲劳和消除悲观情绪是有益的。

电视的普及使看电视已成为生活一个组成部分。但看电视要注意卫生。首先要保护好眼睛。看 1～2h 电视后，应休息一会儿，以调节恢复眼的疲劳。电视机的高度以能平视或稍微俯视为好。电视机与眼的距离，若以荧光屏高度为标准，一般应在 4～5 倍荧光屏的距离内观看，最远不超过 7 倍的高度。观看的方向应在与荧光屏成 40°角以内，以正面最好。要减轻眼睛负担，每次收看电视的时间不要太长，最长不要超过 2h。经常看电视的人，还应补充维生素 A，平时应多吃富含维生素 A 的胡萝卜或鱼肝油。其次，看电视时，要有正确的姿势，应该端坐，不要躺在床上看电视。每隔半小时应活动颈部或做颈部保健操，预防颈椎病的发生。第三，看完电视后，要洗脸。电视机打开后，机内电子流不断地向荧光屏表面产生大量的静电荷，将空气中的灰尘、微生物吸附在荧光屏上，并污染了电视机周围的空气，大量灰尘、微生物附着在观众脸上，容易导致"电视疹"。

六、弈棋

下棋不需要剧烈运动，也不受场地的限制，还能锻炼人的思维，增强智力。老年人长期坚持下棋，可以充实他们的精神生活，增加生活乐趣，使精神有所寄托，还可以广交朋友，切磋棋艺，增强人与人之间的关系。此外，下棋还能解除郁闷，减少寂寞感，愉快心情、延缓衰老。古人说："善弈者长寿。"弈棋之时，心神集中，意守棋局，杂念尽消，谋定而动，谈笑风生，心平气静，以决胜负。

下棋时需要精神集中，全神贯注，并且要心平气和，认真思考。随着棋路的变化，迅速作出反应。下棋时还要将凝神敛神与用神养神融为一体，是一项不可多得的养神休闲运动。

七、书画

书法家与画家多长寿，故有"书画人长寿"之说。书画不仅使人长寿，而且创造力至老不衰。练字习画，或坐或站或屈或伸，不仅指、腕、肘、肩随之活动，腰腿及全身各部也在运动，静中有动，动中有静；既调心神，又动身形，神志畅达，气血流通，对心身健康大有裨益。

习字作画，可安定情绪，畅人胸怀。临摹名家字画，更有无穷乐处。欣赏名画，可获得"登临之乐"。因病卧床，鉴赏佳作，还可获"卧游之乐"。习字作画，在临摹中反复欣赏出神入化的名家字画，会感受到高雅艺术的无穷魅力，唤起无限的生活情趣，其乐融融，妙不可言。

八、集邮

邮票，色彩缤纷，图案绚丽，千姿百态，妙趣横生，映入眼帘，灵感顿起。集邮可以获得知识,是一种乐趣;欣赏邮票,获得美的享受,更是乐趣。欣赏邮票,不仅给人以怡乐,且给人以鼓舞,愁情顿消,勇气倍增。

集邮之乐,还有助于疾病的康复。在集邮的过程中,由患病带来的忧虑不安被分散;美好的艺术享受,使疾病带来的痛苦减轻。集邮带来的良好心境是促使疾病康复的良药。

九、养花

花是大自然的精灵,是美的化身。赏花,五彩缤纷,千娇百媚,芳香扑鼻,给人乐趣,陶冶情操,焕发青春,增强活力。若再学会种花养花,其间的乐处,绝非单纯赏花可比。养花之乐,远胜赏花之乐。

养花也有伤心的时候,自己养的花卉枯死,被压死,遭破坏,伤心之感更难形容。有喜有忧,有笑有泪,有花有实,既需劳动,又长见识,这就是养花的乐趣。

十、烹调

学习烹调是生活的一大乐趣。要想做出好菜,就得钻研菜谱,向行家请教。邻里亲友之间,会因此增添许多有趣话题。配菜、切菜、炒菜、烹调的每一个环节,都有各自的讲究。菜色的搭配,刀法的粗细,佐料的投放,火候的掌握,处处皆有学问。有心之人,在看似重复的操作中,常产生新的体验,一次一次的新创造,一次一次的新成功,次次均有乐处。

色香味美俱佳的菜肴端上菜桌,全家品尝,更是天伦之乐。品尝美味佳肴,是美的享受;从事饮食烹调,则是美的创造。

十一、篆刻

如果生性娴静,视力和腕力不错,可把练习篆刻作为自己的一项文化休憩活动。

篆刻又名刻印、治印,俗称刻图章。因为刻印一般用篆体字,大多先篆后刻,故称"篆刻"。通常备一把刀,数方石章,以及毛笔、黑墨、砚台、宣纸、印泥等,加上写篆字的工具书,即可练习篆刻。所需工具材料较简单,费用不大,小天地中却能获得艺术大趣味,它又能静心养性,有助于延年益寿。

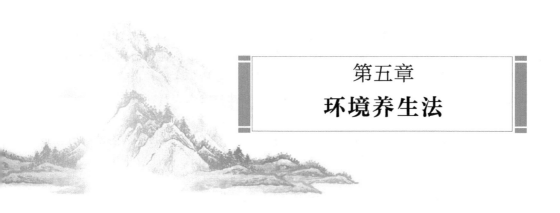

第五章
环境养生法

　　人类生活在自然环境中，人体的生理功能、病理变化不断地受到自然界的影响，并在改造和适应自然环境的斗争中，保障和维持着机体正常的生命活动，人只有效法自然、适应自然、与自然环境保持协调才能很好地生存。

　　人与自然界是一个不可分割的整体，即"天人相应"。所谓"相应"，既是说自然界的运动变化，常常直接或间接地影响着人体，而人体受自然界的影响，也必然相应地发生生理上的适应或病理上的反应。

　　环境包括地理环境、气候环境、社会环境和每个人居住的小环境。在环境中有许多因素每时每刻地作用于人的机体。概括为物理的、化学的和生物学的，不仅错综复杂，且处于经常不断的变化之中，人体借助机体内在调节和控制机制，与各种环境因素保持着相对平衡，表现出机体对环境的适应能力。但是人们的这种适应能力是有限的，当有害的环境长期作用于人体，或者超过一定限度，就要危害健康，引起疾病，甚至造成死亡。

　　《黄帝内经·素问·五常政大论》中有一段黄帝和他的臣子岐伯的对话。黄帝问岐伯："一州之气，生化寿夭不同，其故何也？"岐伯回答："高下之理，地势使然也。""高者其气寿，下者其气夭也。"岐伯认为高爽环境使人寿长，低湿地区使人寿短。

　　人生大约有一半以上的时间是在住宅环境中度过的，居住环境经常且直接影响人类的身心健康。如何从实际出发、因地制宜地选择住宅和建造房屋，创造一个科学合理、舒适清净的居住环境，对保障身体健康、延年益寿是非常重要的。概括地说，洁净而充足的水源、新鲜的空气、充沛的阳光、良好的植被以及幽静秀丽的景观等是人类适宜的自然环境。相反，大气污染、水源污染以及不良的地理条件则造成某些疾病的患病率和死亡率升高。

　　人类的死亡主要是由疾病引起。人类死亡原因发生了根本性的变化。它已从以往的各种传染性疾病为主要原因，改变为以衰老性疾病为主要原因。常见的恶性肿瘤、脑血管病及心脏病等，都与细胞和组织的衰老和损伤密切相关。恶劣的环境影响是不容忽视的重要原因。

　　人具有生物属性和社会属性，必须重视社会环境因素对人群健康和疾病的影响。相传，帝尧时代人们就凿井汲水而饮。春秋战国时期居民中还制定了清洁饮水公约，不遵守者以法律处治。我国考古挖掘的古城遗址遗物证实，春秋战国时期的城市地下已有用陶土管修建的下水道，不仅注意饮水卫生，还注意保护环境卫生。

现代社会的发展，特别是第二次世界大战后，工农业生产的发展及与之相适应的科学技术的迅猛发展，随之而来的各种社会因素对健康的影响，比以往任何时候都更为突出。社会向医学提出了许多新课题：环境污染造成生态平衡破坏所带来的"公害病"；现代工农业及交通运输业所带来的意外伤残人数的增多；信息社会给人类身体带来的负面影响，人口老龄化以及社会现代化所引起的疾病谱及死亡谱的变化等。

除自然环境、社会环境外，生物因素亦不能忽视，包括所有与人共存的生物，直接或间接对人产生影响。人体的健康还与生物致病有着密切的关系，致病原及寄生虫也影响着人的发育和衰老变化。

可引起人疾病的生物致病原，包括细菌、病毒、支原体、螺旋体、原虫、立克次体、蠕虫等。有些疾病是通过动物或昆虫作为传播媒介致人疾病的，如鼠传播鼠疫、钩端螺旋体病、鼠咬症等，狗传播狂犬病，猪传播猪肉绦虫病，蚊子传播疟疾、乙型脑炎，虱传播流行性斑疹、伤寒病等，苍蝇传播痢疾、霍乱、伤寒等疾病。

生物因素引起的疾病，对人类的生存、生命和年龄增长都造成严重的威胁。在历史上，天花、鼠疫、霍乱、疟疾、流感等为患时，几乎造成一个地区人口的灭绝。现代社会从 1976 年就开始流行的埃博拉病毒，是一种能引起人类和其他灵长类动物产生埃博拉出血热的烈性传染病病毒。2020 年肆虐全球的新型冠状病毒对人类的健康带来严重威胁，目前已造成上百万人的死亡。

第一节　自然环境

人类的自然环境就是指环绕在我们周围的各种自然因素的总和。人类和一切生物都生活在地球的表层，这一适合生物生存的薄层叫做生物圈。生物圈是由大气圈的底部、水圈的大部、岩石圈的表面所共同组成的。

自然环境是人类和一切生物赖以生存和发展的物质基础。影响人类生存的自然环境主要包括空气、水、阳光、土壤等。

一、空气环境与健康

1. 大气污染及其危害

空气是人类赖以生存的重要外界环境因素之一。人体与外界环境不断进行着气体交换，机体从空气中吸入生命活动所必需的氧气，并且在代谢过程中将产生的二氧化碳排入空气中，以维持生命活动。通常一个成年人每天约呼吸 2 万多次，空气进入肺泡，经物理扩散，进行气体交换与吸收。空气是否清洁和有否有毒成分，对人体健康有很大影响。

在正常情况下，大气是清洁的。人类的活动特别是现代工业的发展，向大气中排放的物质数量越来越多，种类也越来越复杂，从而引起空气成分的变化，以致对人类和其他生物产生不良影响，已越来越引起人们的重视。空气污染影响范围广、对人类环境威胁较大的是煤粉尘、二氧化硫、一氧化碳、二氧化碳、氟和氟化氢、碳化氢、氨和氯等。据统计，全世界每年排入大气中的污染物重量大约为 6 亿～7 亿吨，其中，煤粉尘约 1 亿吨，一氧化碳约 2.2 亿吨，二氧化硫约 1.5 亿吨，碳氢化合物 0.88 亿吨，二氧化氮、硫化氢等近 1 亿吨。

正常的大气中主要含对植物生长有好处的氮气（约占78%）和氧气（约占21%），还含有少量的二氧化碳（约0.03%）和其他气体。当本不属于大气成分的气体或物质，如硫化物、氮氧化物、粉尘、有机物等进入大气之后，大气污染就发生了。

空气污染的来源有自然污染和人为污染。自然污染如火山爆发、森林火灾、大风暴等；人为污染由人的活动造成，污染源主要有工厂排放、汽车尾气、农垦烧荒、炊烟（包括路边烧烤）、尘土（包括建筑工地）等。

人为污染经常存在，包括生产性污染、生活性污染和交通运输污染。交通运输污染是指火车、汽车、轮船、飞机等排出的废气，里边含有一氧化碳、氮氧化物、烃类等多种有害气体，是目前在城市构成空气污染的重要来源。尤其是排放在近地面的街道空气中，距离人很近，能直接被人吸收，危害更大。生活性污染主要是炊事或取暖时燃烧物排放的烟尘和废气。生产性污染主要是工业污染源，即火力发电、钢铁和有色金属冶炼、各种化学工业给大气造成的污染。我国的大气污染主要是以烟尘和二氧化硫为代表的典型的煤烟型污染。

空气污染对人体的危害虽然是缓慢的，但潜在的威胁很大。首先受害的是呼吸器官，主要表现是呼吸道疾病与生理功能障碍，以及眼鼻等黏膜组织受到刺激而患病，肺气不足导致体力下降，也会引起慢性支气管炎、支气管哮喘、肺气肿及肺癌等疾病。其次是消化道，空气中的污染物沉降到水、土壤和食物上，污染了水和食品，进而对消化系统造成危害。此外，污染物还可对皮肤、黏膜直接造成危害。

随着工业的发展，空气中混入的致癌物质逐渐增多，如多环芳烃、砷、镍、石棉等，尤其是多环芳烃中的苯并芘，是空气污染物中的主要致癌物，能诱发肺癌等多种癌症。

空气污染还有许多间接危害，如大气污染物能吸收太阳辐射线，影响阳光强度，特别是紫外线。阳光中的紫外线具有杀菌作用，照射皮肤还能使体内生成维生素D，防治佝偻病。空气污染，城市的太阳辐射强度比农村低10%～30%，其中紫外线减弱10%～25%，导致人和动植物因缺乏阳光而生长发育受影响。污染物还能降低大气能见度，影响飞机、车辆安全行驶，使车祸增加。由于空气污染物中的灰尘和煤烟，常落满街道、庭院、居室，污染环境。若是恶臭、刺激性的气体，更使居民遭殃。若空气中的二氧化硫平均浓度在0.085mg/m^{3}时，就危害植物生长，使植物叶表面产生伤斑，或直接使叶枯萎脱落，降低农业的产量；影响绿化和大气的自净作用，也可腐蚀钢铁、破坏建筑物、损害橡胶与皮革制品等。

要提高空气质量，改善环境，使环境有利于人体健康，可以采取以下措施。

2. 大气污染的防治

（1）植树造林，美化环境

造园绿化，是我国劳动人民千百年来的好传统，历代养生学家对于美化环境都有不少论述。清代养生家曹慈山在其晚年生活中，"辟园林于城中，池馆相望，有白皮古松数十株，风涛倾耳，如置身岩壑……至九十余乃终"。他在《老老恒言》中提倡在"院中植花木数十种，不求名种异卉，四时不绝便佳"，"阶前大缸贮水，养金鱼数尾"，并要求"事事不妨身亲之"。

环境专家认为，绿化造林是防治污染经济有效的一项措施，植物有过滤各种有害毒物和净化空气的显著功能。经测定，一般有绿化的街道，距地面1.5m处空气中的含尘率，比空旷无林地区低一半左右。国外报道，每公顷杉木林，每月可吸收二氧化硫60kg，玉米和黄瓜叶子吸收二氧化硫能力也很强。加拿大杨、槭树和桂香、柳等能吸收苯、醛、酮、醇、醚等有害气体。有调查报告指出，每公顷绿地每天能吸收900kg二氧化碳，产生600kg氧气；每公顷森林每天可消耗约1000kg二氧化碳，产生约730kg氧气。

绿水青山就是金山银山，绿树还能调节温度。树林不仅可阻挡风沙，且还可以其枝叶吸附细菌、病毒、虫卵及微尘。能分泌挥发性植物杀菌素，杀死病菌，净化空气，减少呼吸道疾病的传染和发生。树林还可吸收噪声，使人感到幽静，紧张的神经系统会松弛下来，疲劳也会减弱，对不少疾病还有辅助治疗作用。树林里氧气充足、环境优美，绿叶又能吸收强光中的紫外线，有益于大脑健康，还能保护眼睛。

（2）发展新能源，减少或防止污染物的排放

新能源在自然界大量存在，如太阳能、风能、潮汐能、地热以及氢能、原子核能等，都是干净的新能源。

化石燃料发电仍然占据主导地位，其中以燃煤发电为主，其次是燃气发电。截止到2017年，我国是全球最大的燃煤发电生产国，占全球燃煤发电总量的44.8%，燃气发电是全球第6位，占3.32%，二者占我国总发电量近一半。

火电厂污染物分为固体的、液体的和气体的几类以及噪声等，主要包括尘粒（降尘和飘尘）、二氧化硫、氧化氮、废水（冲灰水、除尘水、工业污水、生活污水、酸碱废液、热排水等）、粉煤灰渣、噪声等。污染大气环境，尘粒不仅本身污染环境，还会与二氧化硫、氧化氮等有害气体结合，加剧对环境的损害，$10\mu m$以下飘尘对人体更为有害。二氧化硫是造成酸雨的主要原因，酸雨能使大片森林和农作物毁坏；一氧化氮则会引起高铁血红蛋白症，并损害中枢神经。热水排入水域后超过水生生物承受的限度，则会造成热污染，对水生生物的繁殖、生长均会产生影响。粉煤灰渣排入江河湖海，则会造成水体污染；乱堆放则会造成对大气环境的污染。生产性噪声对人体的危害突出表现为对听觉器官和听力的损伤上，分为职业性听力损伤和噪声性耳聋。噪声可导致耳聋，引起高血压、心脏病、神经官能症等疾病，还会影响人的心理健康，降低工作效率。

大力发展清洁能源，开发利用水能、风能、核能等可再生的清洁能源资源，符合能源发展的轨迹，逐步改变传统能源消费结构，减少温室气体排放，有效保护生态环境，促进社会经济快速、高效、可持续发展。

除积极发展新能源外，减少或防止污染物的措施还有：对燃料进行清洁化处理（如燃料脱硫、煤的液化和气化），以减少燃烧时产生污染大气的物质；改进燃烧装置和燃烧技术（如改革炉灶、采用沸腾炉燃烧等），提高燃烧效率和降低有害气体排放量；采用无污染或低污染的工业生产工艺（如不用和少用易引起污染的原料、采用闭路循环工艺等）；节约能源和开展原料综合利用；加强企业管理，减少事故性排放和逸散；及时清理和妥善处置工业、生活和建筑废渣，减少地面扬尘等。

二、水环境与健康

水是生命之源。水是人体细胞组织和体液的重要组成部分，它参与水解等重要反应，是体内一切生化反应进行的场所；它是良好的溶剂，能使许多物质溶解，有利于营养物质及代谢产物的运输；能吸收代谢过程中产生的大量热量而使体温不致升高，维持产热与散热的平衡，对体温调节起重要作用。水具有润滑作用，如唾液有助于食物吞咽，泪液有助于眼球转动，滑液有助于关节活动等。水是维持体液平衡的重要物质，水能稀释细胞内容物和体液，使物质能在细胞内、体液内和消化道内保持相对的自由运动，保持体内矿物质的离子平衡，保持物质在体内的正常代谢。水还是人体营养物质的需要来源之一。饮用水

中含有钙、钠、铁、锶、锌、锰等多种微量元素，对保护身体、治疗某些疾病都十分有益。李时珍在《本草纲目》中提出选用水要谨慎，"人赖水以养生，可不慎所择乎"。宋代蒲虔贯所撰《保生要录》说："土厚水深则不易病，土坚润水甘美。"饮水与健身祛病的关系十分密切。

我国卫生部发布的《生活饮用水卫生标准》（GB 5749—2006）对生活饮用水水质有下列基本要求：生活饮用水中不得含有病原微生物；生活饮用水中化学物质不得危害人体健康；生活饮用水中放射性物质不得危害人体健康；生活饮用水的感官性状良好；生活饮用水应经消毒处理，应符合相应的卫生要求等。但由于经济发展和人口增长，工业和生活废弃物大量产生，农药和化肥广泛应用，使水源受到污染的机会增加。人若饮用或接触大量受污染的水，就会给身体带来一定的危害，如引起肠道传染病、寄生虫病以及重金属中毒等。

生活中的水污染根据污染来源主要分为工业废水污染、生活污水污染、农业污水污染以及生活垃圾带来的水污染；根据污染物的种类，可分为物理性污染、化学性污染和生物性污染。

工业废水中常含有多种有毒物质，主要是化学性污染，来源于金属加工、制药、制革、纺织、造纸、炼油、化肥、冶炼等工业。如电解盐工业废水中含有汞，重金属冶炼工业废水含汞、铅、镉等各种金属，电镀工业废水中含氰化物以及铬等各种重金属，石油炼制工业废水中含酚，农药制造工业废水中含各种农药等污染环境，对人类健康有很大危害，因此要综合利用，化害为利，并根据废水中污染物成分和浓度，采取相应的净化措施进行处置后，才可排放。

生活污水是居民日常生活中排出的废水，主要来源于居住建筑和公共建筑，如住宅、机关、学校、医院、商店、公共场所及工业企业卫生间等。其污染物主要是有机物（如蛋白质、碳水化合物、脂肪、尿素等）和大量病原微生物（如寄生虫卵和肠道传染病菌等），可引起水传染病的发生和流行。

农业污水是指农牧业生产排出的污水和降水，或是灌溉水流过农田或经农田渗漏排出的水。农业的化肥、农药、除草剂等的大规模使用，变成了水体污染的主要来源。如有机氯农药、多氯联苯、多环芳烃、芳香胺等，来源于农田排水；氮、磷、钾肥引起的水体富营养化，高残留，难降解的农药引起的水体污染，造成了农业污水污染全球水质。

未经处理或处理不当的工业废水和生活污水排入水体，数量超过水体自净能力，就会造成水体污染，对人体健康产生影响，如引起急性和慢性中毒，具有致癌作用，发生以水为媒介的传染病等。

三、土壤环境与健康

土壤是指陆地表面具有肥力、能够生长植物的疏松表层，其厚度一般在2m左右。土壤是生物圈的重要组成部分，是陆生生物着生的基础，也是多种生物的生活介质，是人类的重要环境因素之一。土壤环境对人类起作用，人类活动也可以影响土壤环境，它们之间是互相依赖、相互制约、紧密地联系在一起的。大量化肥、农药的使用，空气污染、水污染等对土壤的不断侵袭，加重了土壤的污染，影响土壤的性能和利用价值，同时对人的健康带来严重危害。

1. 土壤污染物

当土壤中含有害物质过多，超过土壤的自净能力，引起土壤的组成、结构和功能发生变化，微生物活动受到抑制，有害物质或其分解产物在土壤中逐渐积累通过"土壤→植物→人体"，或通过"土壤→水→人体"间接被人体吸收，达到危害人体健康的程度，就是土壤污染。

造成土壤污染的污染物大致可分为化学污染物、物理污染物、生物污染物、放射性污染物等四类。

（1）化学污染物

化学污染物包括无机污染物和有机污染物。

无机污染物主要来源于未经处理或未达到排放标准的工业污水污染，工业排放的SO_2、NO等有害气体在大气中发生反应而形成酸雨的污染，城市垃圾及建筑废弃物堆积场所污染以及农业本身的污染等几个方面。无机污染物以重金属为主，如镉、汞、砷、铅、铬、铜、锌、镍等。其他还包括酸、碱、盐类，放射性元素铯、锶的化合物，含砷、硒、氟的化合物等。

有机污染物种类繁多，包括苯、甲苯、二甲苯、乙苯、三氯乙烯等挥发性有机污染物，以及石油、多环芳烃、多氯联苯、有机农药类等半挥发性有机污染物。有机污染物主要来源于生活污水和工业废水、工业废气、农药、化肥、石油及其裂解产物、其他各类有机合成产物及废弃固体污染物以及由城市污水、污泥及厩肥带来的有害微生物等。

生活污水和工业废水中，含有氮、磷、钾等许多植物所需要的养分，合理地使用污水灌溉农田，一般有增产效果。但污水中还含有重金属（汞、砷、铅等）、酚、氰化物等许多有毒有害的物质，污水没有经过必要的处理而直接用于农田灌溉，会将污水中有毒有害的物质带至农田，污染土壤。例如冶炼、电镀、燃料、汞化物等工业废水能引起镉、汞、铬、铜等重金属污染；石油化工、肥料、农药等工业废水会引起酚、三氯乙醛、农药等有机物的污染。

大气中的有害气体主要是工业排出的有毒废气，它污染面大，对土壤造成严重污染。工业废气的污染大致分为两类：气体污染，如二氧化硫、氟化物、臭氧、氮氧化物、碳氢化合物等；气溶胶污染，如粉尘、烟尘等固体粒子及烟雾，雾气等液体粒子，它们通过沉降或降水进入土壤，造成污染。例如，有色金属冶炼厂排出的废气中含有铬、铅、铜、镉等重金属，对附近的土壤造成污染；生产磷肥、氟化物的工厂会对附近的土壤造成粉尘污染和氟污染。

施用无机化肥是农业增产的重要措施，但不合理的使用，也会引起土壤污染。长期大量使用氮肥，会破坏土壤结构，造成土壤板结、生物学性质恶化，影响农作物的产量和质量。过量地使用硝态氮肥，会使饲料作物含有过多的硝酸盐，妨碍牲畜体内氧的输送，使其患病，严重的导致死亡。

农药能防治病、虫、草害，使用得当，可保证作物的增产，但它也是危害性很大的土壤污染物，施用不当会引起土壤污染。喷施于作物体上的农药（粉剂、水剂、乳液等），除部分被植物吸收或逸入大气外，约有一半左右散落于农田，这部分农药与直接施用于田间的农药（如拌种消毒剂、地下害虫熏蒸剂和杀虫剂等）构成农田土壤中农药的基本来源。农作物从土壤中吸收农药，在根、茎、叶、果实和种子中积累，通过食物、饲料危害人体和牲畜的健康。此外，农药在杀虫、防病的同时，也使有益于农业的微生物、昆虫、鸟类遭到伤害，破坏生态系统，使农作物遭受间接损失。

（2）物理污染物

物理污染物是指来自工厂、矿山的固体废弃物如尾矿、废石、粉煤灰和工业垃圾等。

在某些矿床或单质和化合物的富集中心周围，由于矿物的自然分解与风化，往往形成自然扩散带，使附近土壤某些元素含量超出土壤环境质量限定值，造成污染。工业废弃物和城市垃圾是土壤的固体污染物。各种农业用塑料薄膜作为大棚、地膜覆盖物被广泛使用，如管理、回收不善，大量残膜碎片散落田间，会造成农田"白色污染"。固体污染物既不易蒸发、挥发，也不易被土壤微生物分解，是一种长期滞留土壤的污染物。

（3）生物污染物

生物污染物是指带有各种致病菌的城市垃圾和由卫生设施（包括医院）排出的废水、废物以及粪肥等。畜禽粪便的肆意堆放以及污水灌溉，其中的寄生虫、病原菌和病毒，如肠道细菌、炭疽杆菌、肠寄生虫、结合杆菌等均可引起土壤污染。

（4）放射性污染物

放射性污染物。主要存在于核原料开采和大气层核爆炸地区产生的核爆炸降落物、核电站废弃物等，以锶和铯等在土壤中生存期长的放射性元素为主。

另外，根据环境中污染物存在的状态，可分为单一污染、复合污染及混合污染等。依污染物来源，可分为农业物资（化肥、农药、农膜等）污染型、工业三废（废水、废渣、废气）污染型及城市生活废物（污水、固废、烟/尾气、废旧电池等）污染型。按污染场地（所），可分为农田、矿区、工业区、老城区及填埋区等污染场区。按照污染物属性，又可分为人为污染源和自然污染源等。

2. 土壤污染对人体健康的危害

土壤污染会带来许多危害：土壤污染可导致土壤组成、结构、功能发生改变，影响植物正常生长发育，造成有害物质在植物体内累积。土壤长期施用酸性肥料或碱性物质会引起土壤的变化，降低土壤肥力，减少作物的产量；利用未经处理的含油、酚等有机毒物的污水灌溉农田，会使植物生长发育受到阻碍；未经过处理的生物污染物（如粪便、垃圾、城市生活污水、饲养场和屠宰场的污物等），含有长期存活的植物病原体，能严重地危害植物，造成农业减产。土壤污染还影响大气环境质量，会造成严重的雾霾等。

土壤污染最大的危害是人体健康。被病原体污染的土壤能传播伤寒、副伤寒、痢疾、病毒性肝炎等传染病。这些传染病的病原体随患者和带菌者的粪便以及他们的衣物、器皿的洗涤污水污染土壤，进而污染地表水和地下水，引起疾病的水型暴发流行。因土壤污染而传播的寄生虫病（蠕虫病）有蛔虫病和钩虫病等。人与土壤直接接触，或生吃被污染的蔬菜、瓜果，就容易感染这些蠕虫病。结核患者的痰液含有大量结核杆菌，如果随地吐痰，就会污染土壤，水分蒸发后，结核杆菌在干燥而细小的土壤颗粒上还能生存很长时间。这些带菌的土壤颗粒随风进入空气，人通过呼吸，就会感染结核病。人畜共患的传染病或与动物有关的疾病，也可通过土壤传染给人。

人类通过食物链吃了含有残留农药的各种食品后，残留的农药转移到人体内，这些有毒有害物质在人体内不易分解，经过长期积累会引起内脏功能受损，使肌体的正常生理功能发生失调，造成慢性中毒，影响身体健康。特别是杀虫剂所引起的致癌、致畸、致突变"三致"问题，令人十分担忧。

农作物中的重金属主要是通过根部从被污染的土壤中吸收的。土壤重金属被植物吸收后，可通过食物链危害人体健康。如使用含镉废水灌溉农田，导致土壤和稻米中的镉含量增加。当人们长期食用含镉稻米，使镉在人体内蓄积，引起全身性神经痛、关节痛、骨折，以至死亡（"痛痛病"）。

放射性物质进入土壤后能在土壤中积累，形成潜在的威胁。由核裂变产生的重要的长半衰期放射性元素是锶和铯,空气中的放射性锶可被雨水带入土壤中,有些植物能积累铯,而铯在土壤中吸附得更为牢固,高浓度的放射性铯能通过这些植物进入人体。放射性物质主要是通过食物链经消化道进入人体,其次是经呼吸道进入人体。放射性物质进入人体后,可造成内照射损伤,使受害者头昏、疲乏无力、脱发、白细胞减少或增多,发生癌变等。此外,长寿命的放射性核素因衰变周期长,一旦进入人体,其通过放射性裂变而产生的α、β、γ射线,将对机体产生持续的照射,使机体的一些组织细胞遭受破坏或变异。

被有机废弃物污染的土壤,易腐败分解,散发出恶臭,污染空气,且是蚊蝇滋生和鼠类繁殖的场所,而蚊、蝇和鼠类又是许多传染病的媒介。

3. 土壤污染的防治

对土壤污染一是"防",就是采取对策防止土壤污染;二是"治",就是对已经污染的土壤进行改良、治理。

(1) 预防措施

① 科学地利用污水灌溉农田。利用污水灌溉农田时,必须符合《不同灌溉水质标准》,对污水进行处理符合标准要求后方可用于灌溉农田。

② 科学合理使用农药。合理选择不同农药的使用范围、喷施次数、施药时间以及用量等,发挥农药的积极作用,使之有效地消灭农作物病虫害的同时,尽可能减轻农药对土壤的污染,禁止使用残留时间长的农药。积极发展高效低残留农药,如拟除虫菊酯类农药,有利于减轻农药对土壤的污染。

③ 积极推广生物防治病虫害。如利用益鸟、益虫和某些病原微生物来防治农林病虫害。其具有经济、安全、有效和无污染的特点。

④ 提高公众的土壤保护意识。土壤问题是关系到国泰民安的大事,在开发和利用土壤时,加强舆论宣传工作,提高思想认识,了解当前严峻的土壤形势,唤起人们的忧患感、紧迫感和历史使命感。

(2) 治理措施

① 生物修复。土壤污染物质可以通过生物降解或植物吸收而被净化,如被人们誉为"生态学的大力士"和"净化器"的蚯蚓等。积极推广使用农药污染的微生物降解菌剂,以减少农药残留量。严重污染的土壤可改种某些非食用的植物如花卉、林木、纤维作物等,也可种植一些非食用的吸收重金属能力强的植物,如羊齿类铁角蕨属植物对土壤重金属有较强的吸收聚集能力,连续种植多年能有效降低土壤含镉量。

② 化学方法。对于重金属轻度污染的土壤,使用化学改良剂可使重金属转为难溶性物质,减少植物对它们的吸收。酸性土壤施用石灰,可提高土壤 pH 值,使镉、锌、铜、汞等形成氢氧化物沉淀,从而降低它们在土壤中的浓度,减少对植物的危害。对于硝态氮积累过多并已流入地下水体的土壤,一则大幅度减少氮肥施用量,二则配施脲酶抑制剂、硝化抑制剂等化学抑制剂,以控制硝酸盐和亚硝酸盐的大量累积。

③ 增施有机肥料。可增加土壤有机质和养分含量,既能改善土壤理化性质特别是土壤胶体性质,又能增大土壤容量,提高土壤净化能力,减弱其对植物的毒害。

④ 调控土壤氧化还原条件。通过调节土壤水、气比例,影响重金属变价元素在土壤中的行为,能使某些重金属污染物转化为难溶态沉淀物,控制其迁移和转化,降低污染物毒性及危害程度。

⑤ 改变轮作制度。改变耕作制度会引起土壤条件的变化,可消除某些污染物的毒害。

⑥ 换土和翻土。对于轻度污染的土壤,采取深翻土或换无污染的客土的方法。对于

污染严重的土壤，可采取铲除表土或换客土的方法。

⑦ 实施针对性措施。对于重金属污染土壤的治理，主要通过生物修复、使用石灰、增施有机肥、换客土等措施，降低或消除污染。对于有机污染物的防治，通过增施有机肥料、使用微生物降解菌剂等措施，加速污染物的降解，消除污染。

四、噪声与健康

噪声是指发声体做无规则振动时发出的声音。从生理学角度看，凡是干扰人们休息、学习和工作以及对人们所要听的声音产生干扰的声音，即不需要的声音，统称为噪声。当噪声对人及周围环境造成不良影响时，就形成噪声污染。

1. 噪声的分类和来源

噪声污染按声源的机械特点可分为气体扰动产生的噪声、固体振动产生的噪声、液体撞击产生的噪声以及电磁作用产生的电磁噪声。噪声按声音的频率可分为<400Hz的低频噪声、400～1000Hz的中频噪声及>1000Hz的高频噪声。

噪声主要是由人类生产、生活活动产生的，其来源主要有：

交通噪声，包括机动车辆、船舶、地铁、火车、飞机等的噪声，是城市的主要噪声源；

工业噪声，即工厂的各种设备产生的噪声；

建筑噪声，即各种建筑机械发出的，其特点是强度较大，且多发生在人口密集地区，严重影响居民的休息与生活；

社会噪声，包括人们的社会活动和家用电器、音响设备发出的噪声。

2. 噪声对人体健康的危害

噪声不但对人们的生活、工作带来干扰，同时会对人体各器官、系统造成损伤，健康水平下降，对疾病的抵抗力减弱，还能诱发多种致癌、致命的疾病，严重影响人类健康。

（1）噪声对听力的影响

噪声对人体最直接的危害是听力损伤。若人突然暴露于极其强烈的噪声环境中，听觉器官会发生外伤，造成耳鸣、耳痛，引起鼓膜破裂出血，迷路出血，螺旋器从基底膜急性剥离，可能使人耳完全失去听力，即出现爆震性耳聋或噪声性听力损伤。

（2）噪声对神经系统的影响

长期在噪声环境中工作的人，会产生头痛、头昏脑涨、耳鸣、失眠、全身疲乏无力等神经衰弱症状以及记忆力、思考力、学习阅读能力减退等神经行为效应。神经系统长期受到噪声的干扰，对某些神经递质在人体体液中的含量也会产生影响。

（3）噪声对心血管系统的影响

噪声可使人体自主神经功能失调，心电图、脑电图明显改变（窦性心律不齐、缺血型改变），脑血管紧张增高，脑供血不足，造成心血管系统持久性功能损伤，导致心血管系统疾病。长期在高噪声环境下工作的人与低噪声环境下工作的人相比，其高血压、动脉粥样硬化和冠心病的发病率要高2～3倍。

（4）噪声对消化系统的影响

在噪声的长期干扰下，可导致消化系统功能紊乱，胃液分泌减少，蠕动减慢，胃肠器官慢性变形，以及消化不良、食欲不振、恶心呕吐、十二指肠溃疡，使肠胃病和溃疡病发病率升高。

（5）噪声对内分泌系统的影响

噪声对有机体内分泌系统的影响主要表现为甲状腺功能亢进、肾上腺皮质功能增强（中等噪声70~80dB）或减弱（大强度噪声100dB以上）、性功能紊乱、月经失调等。

（6）噪声对免疫系统的影响

噪声可引起人体免疫系统功能紊乱、嗜酸性粒细胞减少、网状细胞减少等，使机体易受病原微生物感染，导致严重感染性疾病的发生，甚至可能引发癌症。

（7）噪声对优生优育的影响

近年来，噪声对胎儿发育及儿童智能发育产生的不良影响，日益引起医学界的重视。主要表现为孕妇内分泌腺体功能紊乱，出现精神紧张。严重的会使孕妇血压升高、胎儿缺氧缺血、胎儿畸形甚至流产。高分贝噪声能损坏胎儿的听觉器官，致使部分区域受到影响，还能影响大脑的发育，导致儿童智力发育缓慢、智力低下等。

（8）噪声对视力的影响

医学研究表明，当噪声作用于听觉器官时，通过传入神经的相互作用，可使视觉功能发生变化，从而影响视力。

3. 噪声的防治

噪声对人的影响和危害跟噪声的强弱程度有直接关系。在建筑物中，为了减小噪声而采取的措施主要是隔声（将声源隔离，防止声源产生的噪声向室内传播）和吸声（采用多孔吸声材料吸纳声音）。如在马路两旁种树，对两侧住宅就可以起到隔声作用。建筑物周围的草坪、树木等也都是很好的吸声材料。

中国心理学界认为，控制噪声环境，除了考虑人的因素之外，还须兼顾经济和技术上的可行性。充分的噪声控制，必须考虑噪声源、传声途径、受声者所组成的整个系统。

防止噪声的产生包括加强交通噪声污染防治、强化施工噪声污染防治、推进社会生活噪声污染防治、深化工业企业噪声污染防治等几个方面。

处理噪声污染的方法有：要尽可能避免噪声；注意防止家用电器的噪声污染；遇到室内噪声污染的情况，可进行室内噪声检测，然后根据污染源采取相应的措施；家庭成员和邻里之间要和睦相处，不争吵，不喧哗，适当控制娱乐时间，创造一个安静、温暖、文明的社会和家庭环境；室内装修最好使用具有降声隔噪的装修材料，比如硅藻泥。

五、微量元素与健康

宇宙间的一切物质都由化学元素组成。人体是由各种元素组成的一个有机体，元素在人体生命进程中的各个阶段包括生长、发育、疾病、衰老、死亡，起着十分重要的作用。

人体的化学元素的含量可分为宏量元素和微量元素两类。宏量元素有11种，包括氧、碳、氢、氮、钙、磷、钾、硫、钠、氯、镁，占人体总重量的99.95％。微量元素是人体内含量少于体重万分之一的化学元素。人体必需的微量元素有铁、锌、铜、铬、锰、钴、氟、碘、钼、硒等。还有一些从外环境通过各种途径（水、食物、空气等）进入人体的有毒微量元素，如汞、镉、铊、铅等。人体必需的微量元素也是动物在生长和发育过程中所必需的。

人体内的微量元素虽然含量甚少，但在生物化学过程中却起着关键性作用，它们作为酶、激素、维生素、核酸的成分参与人体生理活动。缺乏必需的微量元素，酶的活力就会降低或完全丧失，激素、蛋白质、维生素的合成和代谢也就会发生障碍，人类生命过程就难以继续进行。

微量元素的生理功能主要有以下几个方面。

① 在酶系统中起特异的催化作用。在几千种已知的酶中，大多数都含有一个或几个金属原子。失去金属，酶的活力就丧失或下降；获得金属，酶的活力就恢复。如锌能激活肠磷酸酶、肝肾过氧化酶，这些酶又是合成胰岛素所必需，微量元素常作为酶的组成成分或激活剂参与人体生理活动。

② 参与激素和维生素的合成，调节重要生理功能。某些微量元素是激素的成分和重要的活性部分，缺少这些微量元素，就合不成这样的激素。钴组成维生素 B_{12}，碘构成甲状腺激素 T3、T4，缺碘则机体不能合成甲状腺激素。

③ 有输送普通元素的作用。如铁是血红细胞色素的重要组成部分，血红素中的铁是氧的携带者，它把氧带到组织、器官的细胞中，供应代谢的需要。缺铁，红细胞的功能就无法实现。

④ 在遗传方面的作用。核酸是遗传信息的载体，一些微量元素可影响核酸代谢。这些元素对核酸的结构、功能和脱氧核糖核酸（DNA）的复制都有影响。如锌影响生长发育，硒能刺激抗体的生成，增强机体的抵抗力。

⑤ 影响免疫系统的功能。免疫功能的好坏决定着机体对各种病原微生物如病毒、细菌等的抵抗能力。微量元素过多过少均会引起免疫功能的下降，导致机体对疾病的抵抗能力下降。铁、铜、锌、锰和硒等元素缺乏时，机体免疫器官会发生缺陷，体液免疫和细胞免疫能力降低。贫血患者免疫能力比较低，容易生病。

1. 铁

铁存在于人体所有的细胞内，各组织、器官包括各内分泌腺都含有铁，是人体需要量最多的微量元素，肝脏、脾脏和肺组织内含量丰富。成人体内含铁 3~5g，大部分都以蛋白质复合物形式存在，极少部分以离子的形态存在。

大约70%~80%的铁以血红蛋白的形式，存在于红细胞中，血红蛋白在人体内主要执行输送氧和携带排出二氧化碳的任务。约10%分布在肌肉和其他细胞中，是肌红蛋白及含铁酶的构成成分之一。此外，血红蛋白还有维持血液酸碱平衡的作用。

人体中大约25%~30%的铁为储存铁，储存铁的主要形式是铁蛋白，贮备在肝脏、脾脏、骨髓、肠和胎盘中。整个铁蛋白分子呈球形，具有相当大的结合和贮存铁的能力，这种能力足以维持体内铁的供应。铁蛋白具有调节肠道铁吸收的功能，还可防止原子铁对组织和细胞产生毒性作用。此外，还有少量的铁以与蛋白质相结合的形式，存在于血浆中，称为血浆铁，数量约为 3mg。血红蛋白能将氧气送至全身组织，铁是血红蛋白的重要组成部分，如果铁供给不足，血红蛋白的合成就会受到影响，就会患贫血。铁蛋白有调节粒细胞和巨噬细胞的作用，在感染时参加营养免疫。其他的含铁蛋白质，如含铁酶类，它们的含铁量仅占人体总铁量的 0.1%左右，但作用至关重大。它们参与体内的重要生物化学过程，特别是在生物氧化中起重要作用。营养物质通过生物氧化而获得生命活动所需要的能量。含铁酶类中的过氧化物酶、过氧化氢酶、单胺氧化酶在组织内起着分解代谢废物的解毒作用；过氧化物酶还具有杀菌的功能。

铁是组织代谢不可缺少的物质，缺铁可引起多种组织改变和功能失调，如影响淋巴组织的发育和对感染的抵抗力。人们应多食用富含铁的食物，如动物肝脏、动物血和瘦肉，以增强抵抗力。

2. 锌

锌是仅次于铁的需要量较大的微量元素、人类必需营养素，是多种含锌酶的组成成分，也是酶的激活剂。锌可作为多种酶的功能成分或激活剂促进机体生长发育和组织再生，并促进核酸及蛋白质的生物合成，具有增强免疫及吞噬细胞功能、抗氧化、抗衰老及抗癌等作用。

缺锌时蛋白质合成障碍，可导致侏儒症、损伤组织愈合困难、胎儿发育受影响；可导致味觉迟钝，食欲减退；导致性成熟迟缓，性器官发育不全、功能降低，月经不调；缺锌时皮肤粗糙、干燥、上皮角化和食管角化；伤口愈合缓慢，易受感染；缺锌是导致老年性耳聋的重要原因。

易发生锌缺乏的主要人群有：处于迅速生长发育中的婴幼儿；怀孕期及哺乳期的妇女；胃肠道消化吸收不良的患者；蛋白质摄入不足的患者；食用以谷类蛋白质为主的人群；手术后及烧伤治疗的患者；糖尿病患者；慢性肝病及肾病患者；老年人；酗酒者。

锌缺乏症状主要表现为：不爱吃饭，精神紊乱，伤口不易愈合，脱发及性功能减退。婴幼儿突出表现为生长迟缓、不爱睡觉、厌食，严重者有吃泥土等现象。婴幼儿锌供给不足，影响生长和智力发育，也影响味觉和免疫功能，缺锌是厌食症的主要原因。预防和治疗锌缺乏常采用口服硫酸锌制剂，或服用含锌饮料。母乳是锌的良好来源，母乳喂养的儿童一般不致缺锌。牛奶中虽然含锌量不少，但由于牛奶中的锌易与大分子蛋白质相结合，不易吸收，幼儿应当采取母乳喂养。

我国居民膳食锌的推荐摄入量为男性 12.5mg/d、女性 7.5mg/d（18 岁以上）。人类的食品中几乎都含有锌，但因品种不同，含锌量有很大差异。一般情况下，动物性食品内锌的生物活性大，较易吸收和利用；植物性食品含锌少，且难以吸收和利用。另外，食物越是精细、烹调过程越复杂，锌的丢失越严重。在天然食品中，以各种瘦肉、肝、蛋、花生、核桃、杏仁、茶叶、可可中含量较高，一般都在 20mg/kg 左右，牡蛎、黄姑鱼等海产品含锌量也较高，江珧蛤（长带子）的含锌量甚至超过 1000mg/kg 以上，可称"含锌食品之冠"。

锌主要由粪便、尿、汗、头发及乳汁排泄，但体内含锌量高也会给身体带来严重损害：

其一，减弱免疫功能。临床表明，低钙者和佝偻病患儿服锌过多后，免疫功能受损，抗病能力反而更为减弱，其原因是锌在镁离子存在的情况下，可以抑制吞噬细胞的活性、降低其趋化作用和杀菌能力。但这种作用，可被血清蛋白质和钙离子所抑制。

其二，使胆固醇代谢紊乱。因为高锌可导致锌/铜比值增大，使体内胆固醇代谢紊乱、产生高胆固醇血症，容易引起动脉粥样硬化。

其三，影响铁的利用。因为补锌过多可减少维生素 C 的含量和体内血液、肾脏、肝脏内的含铁量。同时大量的锌离子可抑制铁的利用，导致人体发生缺铁性贫血。

其四，高锌可诱发某些癌症。如给鼠补锌过量易诱发癌症，英国北威尔士等地，土壤中锌/铜比值高，癌的发病率也高，尤其是胃癌。

3. 铜

铜在机体内的生化功能主要是催化作用，含铜金属酶作为氧化酶，参与体内氧化还原过程，有着重要的生理功能：铜是血、肝、脑等铜蛋白的组成部分，是构成含铜酶与铜结合蛋白的成分；维持正常造血功能，铜参与铁的代谢和红细胞生成；促进结缔组织形成；维护中枢神经系统的健康；促进正常黑色素形成及维护毛发正常结构；保护机体细胞免受超氧阴离子的损伤；铜对脂质和糖代谢有一定影响；铜对血糖的调节有重要作用；铜对免疫功能、激素分泌等也有影响。

人体缺乏铜的临床表现：首先是贫血，缺铜时红细胞的生成遇到障碍，就会发生不同程度的贫血，常常伴有厌食、肝脾大、生长停滞和精神萎靡等，导致骨质疏松、冠心病、白癜风等病症发生；铜缺乏也可发生腹泻和 Menks 卷发综合征（是一种隐性遗传的先天性铜吸收缺陷），表现为进行性智力活动低下，毛发角化障碍、出现卷曲，长骨干骺端异常，体温过低等；对于女性还有可能会导致不孕症发生，孕妇缺铜，则会增加早产的风险，严重的甚至可导致胎儿出现先天性发育不良；婴幼儿缺铜，可导致身体发育迟缓，免疫系统能力降低，易出现铜缺乏性贫血、骨骼畸形问题；缺乏铜元素是酿成冠心病的主要原因之一。

人体过量或长期摄入铜，会使大量铜元素积蓄于肝脏，引起铜中毒。其表现是威尔逊病，是一种常染色体隐性遗传性疾病，由体内的重要脏器如肝、肾、脑沉积过量的铜而引起。铜蓄积于肝脏内，会引起肝脏损害，出现慢性、活动性肝炎症状。铜也可沉积于脑部，引起神经组织病变，出现小脑运动失常和帕金森病。铜摄入过量对胃肠道有强烈刺激，会导致恶心、呕吐、胃烧灼感等，重者可出现胃肠黏膜溃疡、腹绞痛、溶血、肾损害，甚至发生低血压、呕血、黄疸、急性肾衰竭、休克而死亡。

我国居民膳食铜的推荐摄入量：3 岁以前 0.3mg/d，4～6 岁 0.4mg/d，7～10 岁 0.5mg/d，11～13 岁 0.7mg/d，14 岁以上 0.8mg/d。在牛羊肝、牡蛎、鱼及绿叶蔬菜中含铜较多。镉可明显减低铜的利用，对铜的吸收有不利影响。

4. 铬

铬是人体必需的微量元素之一，是人类新陈代谢的重要调节物质，三大营养物质糖、蛋白质和脂肪合成、吸收和利用不可缺少的高效促进剂。在维持人体健康方面起关键作用。铬在人体内的含量约为 7mg，主要分布于骨骼、皮肤、肾上腺、大脑和肌肉中。铬是一种蓝白色多价金属元素，常见的有二价铬、三价铬和六价铬。

铬在胰岛素调节活动中起重要作用，是重要的血糖调节剂。如果机体铬金属缺乏，胰岛素的活性降低，会出现糖代谢失调，出现空腹高血糖、糖尿病、动脉血管粥样硬化和细胞衰老，严重的会导致白内障、失明、尿毒症等并发症。妊娠妇女、经产妇、营养不良儿童、老年人、长期吃规定配方膳食者和用胰岛素治疗的糖尿病患者最容易缺铬。长期食用精制食品和大量的精糖，可促进体内铬的排泄增加，造成铬的缺乏。

人类铬的补充主要靠食物。铬的最好来源是肉类，尤以肝脏和其他内脏，是生物有效性高的铬的来源。其他含铬量比较高的食物有啤酒酵母、未加工的谷物、麸糠、坚果类、乳酪、软体动物、海藻、红糖等。家禽、鱼类和精制的谷类食物含有很少的铬。另外，胡椒、鸡蛋、带皮马铃薯、新鲜蔬菜和面包、蜜糖等都是含有铬元素比较高的食品。

铬虽是人体必需的一种微量元素，但过量摄入对人体的危害很大，其毒性与存在的价态有关，二价铬毒性十分微弱，三价铬参与脂类和糖代谢，并可以改善胰岛素的敏感性，对人体的危害极小；六价铬的毒性很强，比三价铬高约 100 倍。六价铬可通过消化、呼吸道、皮肤及黏膜侵入人体。人体皮肤接触六价铬可能导致过敏，产生皮炎和湿疹，甚至皮肤癌；眼部接触六价铬可能会出现视网膜出血、视神经萎缩等现象；吸入和食入六价铬会引发胃、肝、肾功能损坏，严重时可致癌。

5. 硒

硒具有二价、四价和六价三种价态，化学性质与硫很相近。硒能与机体内许多酶相结合，对酶可起抑制或激活作用。在酶中以谷胱甘肽过氧化物酶（GSH-PX）最重要，它的活性程度与血硒水平呈正比。GSH-PX 可催化过氧化脂质的分解，降解过氧化氢，防止自由基形成，从而保护生物膜的稳定，使其不受氧化损害。如果血硒水平低下，GSH-PX 的活性就相应降低，引起机体的各种病理改变。

硒也可抑制某些酶的活性，从而延缓细胞的代谢过程，减少脱氧核糖核酸（DNA）在复制、转录和翻译过程中发生的错误，避免癌细胞的生成。硒可降解化学致癌物，减轻或免除其对染色体的损害。硒还能有选择性地抑制癌细胞的生成，而不损害正常细胞。

适量的硒可预防心肌梗死、心绞痛、克山病、大骨节病、癌症等疾病。硒还可作为保健抗老药剂中的重要成分。

硒对生物有两重性。适量的硒对于人类和动物是有益的，必不可少的。我国贫硒地区分布很广，人民的食物结构也不利于对硒的摄取，较美国、日本等国而言，我国人民机体的硒水平明显偏低。因此，我国人民需要改善食物结构，增加动物蛋白。若极端缺硒，可服用 Na_2SeO_3 片剂，或硒酵母。

6. 钴

钴也是人体中一种必需微量元素，正常成人体内总含量仅 $1.1\sim1.5mg$，各组织器官中以肝脏含量最高、肾脏次之。钴在人体中含量微少，可作用很大。

钴的重要生理功能在于它能刺激造血系统加速造血并参与造血过程。它能促进肠道对铁的吸收，促进铁进入骨髓中参与造血。钴盐可以增加血红蛋白的含量、促进血红细胞生成。钴主要通过维生素 B_{12} 的形式而发挥重要生理作用。在维生素 B_{12} 中钴占 4%，它使维生素 B_{12} 的生物活性提高数百倍甚至 1000 倍以上。人体缺钴可能出现血红细胞数减少，导致巨细胞性贫血，如果应用钴剂和维生素 B_{12} 治疗，可以收到很好的效果。

人体可能缺钴，但需要钴的量却甚微。海产品、蜂蜜含钴量丰富，肉类则是钴和维生素 B_{12} 的主要来源，米、面粉、糖类也含钴，但粗粮比精粮含钴量高得多，动物性食物不仅含钴量丰富，且容易被吸收。长期素食的人有可能缺钴。

人体钴摄入量过多，可以引起中毒。

7. 镁

镁是维持机体正常所必需的矿物质之一，也是很多生化代谢过程中一个必不可少的元素，其中最重要的是参与体内能量代谢中二磷酸腺苷与三磷酸腺苷之间一系列磷酸化和脱磷酸的往复逆转反应，从而维护中枢神经系统的结构和功能，抑制神经、肌肉传导的兴奋性，保障心肌的正常收缩，冠状动脉的弹力和反应调节酶的活力，参与各种酶的反应以及保存组织内的钾离子等。

若体内镁元素缺乏，容易产生情绪不安、易激动、手足抽搐、反射亢进等。

镁和心血管疾病有关系，动物实验证明，摄入足够的镁，可使血清胆固醇下降，并能改变血脂成分的比例。

我国居民膳食镁推荐摄入量为：婴儿 $20\sim65mg/d$，$1\sim3$ 岁 $140mg/d$，$4\sim6$ 岁 $160mg/d$，$7\sim10$ 岁为 $220mg/d$，$11\sim13$ 岁 $300mg/d$，$14\sim17$ 岁 $320mg/d$，$18\sim64$ 岁 $330mg/d$，65 岁以上 $310\sim320mg/d$。镁广泛地分布于植物中，肌肉和脏器中也较多，绿色蔬菜、大豆及其制品、玉米、水果等含镁较为丰富，植物的种子、谷物的皮壳中含镁量更高，但精制米面、白糖中含镁较低。

8. 锰

锰是一切生物和人体代谢必需的微量元素，其总含量在人体中虽只有 $12\sim20mg$，存在于一切组织中，肝、脑、肾、胰及垂体内更是不可缺少。

锰的主要功用和镁相似，是许多酶的激活剂，如激酶、磷酸转移酶、水解酶和脱氢酶等。锰也是精氨酸酶、丙酮酸脱羧酶、超氧化物歧化酶的组成成分，在三羧酸循环中起重要作用。锰参与形成骨骼基质中的硫酸软骨素，维持正常繁殖，与碳水化合物、脂肪代谢有关。人体缺锰可使机体抗氧化能力降低，从而加速机体的衰老。锰与肿瘤发病率有关，老年人缺锰是造成骨质疏松的原因之一。

缺锰与动脉粥样硬化有着密切的联系。锰还与造血系统有密切关系，各种贫血患者血液中锰含量大都降低，缺锰可以引起骨骼畸形，还可以导致癫痫。

缺锰可以引起多种疾病，但长期和锰接触而使体内锰含量过高也是不利于健康的，会发生锰中毒，损害中枢神经。

人体需锰量不多，成人每日适宜摄入量为 4.5mg。动物性食物含锰量低，植物性食物是供给身体锰的主要来源。小麦、稻米中含锰量较高，但加工愈精细，锰的含量愈少，要多吃粗粮。一些坚果类食品和扁豆、大豆、萝卜缨、大白菜中也含有较多的锰，茶叶和咖啡中含锰也很丰富。

9. 钼

钼是植物体内固氮菌中钼黄素蛋白酶的主要成分之一，也是植物硝酸还原酶的主要成分之一；还能激发磷酸酶活性，促进作物内糖和淀粉的合成与输送；有利于作物早熟。钼也是人体必需的一种微量元素，它对生命的存在有关键作用。钼作为 3 种钼金属酶的辅基而发挥其生理功能。钼与心血管病密切相关，并具有抗癌、防龋齿作用。

钼摄入不足可表现为生长发育迟缓甚至死亡，尿中尿酸、黄嘌呤、次黄嘌呤排泄增加。过量的钼对人体生命健康危害极大。过量的食入会加速人体动脉壁中弹性物质——缩醛磷脂氧化。它能够使体内能量代谢过程出现障碍，心肌缺氧而灶性坏死，易发肾结石和尿道结石，增大缺铁性贫血患病概率，还可引发龋齿。

成人每日钼的推荐摄入量为 100μg。补充钼可以选用豆类、猪肉、牛奶、动物内脏等食品。钼一般情况不会缺乏，不需特别补充。

第二节　社会环境

人类的发展，是与社会的前进、经济的发达和技术的发展分不开的。社会环境因素与人们的健康密切相关。

一、社会经济与养生

经济水平低下影响人们的收入和开支、营养状况、居住条件、接受科学知识和受教育的机会，以及风俗习惯、宗教信仰、职业和婚姻状况等，形成特定的社会不良环境，人们的机体、器官功能状态及社会行为方面容易失去平衡，继而引起疾病的发生。

经济发展是保障健康的物质基础，它对人群健康水平的影响是通过多渠道综合作用的。经济发展是提高居民物质生活水平的前提；经济发展有利于增加卫生投资，促进医疗卫生事业发展，卫生事业发展可影响居民健康状况；经济发展通过对教育的影响间接影响人群健康，文化水平的提高将影响人群接受卫生保健知识的能力，从而影响人群的健康。

健康水平提高同样推动着社会经济的发展，社会经济发展与人类健康的关系是辩证统一的关系。社会生产力的水平对提高医学科学和医疗卫生事业水平，进而对人群健康状况，起着重大的作用，主要表现在以下几个方面。

① 生产力在狭义上指再生生产力，即人类创造新财富的能力。"科学技术是第一生产力"，社会生产力的发展不断开辟新的生产领域，为医学科学提出新的研究课题，科学技术的进步，促进了医学科学的发展。如随着现代生产力的发展，需要对环境污染进行治理与防护，处理"三废"、消除噪声，便产生了"环境医学""劳动卫生学"等学科；影响人类健康的社会心理因素的日趋复杂，促进了预防医学的发展，出现了"社会医学""心身医学"等相关学科；航海事业与技术的发展，出现了"航海医学""潜水医学"等学科；空间、航天技术的发展，出现了"航空医学""宇宙医学"等。电子显微镜、超速离心机等新技术在医学中的运用，创立了分子生物学。

21世纪生命科学的发展，医学研究已进入"后基因组时代"，基因组研究的重心将转向基因功能的研究，即由测定基因的DNA序列、解释生命的所有遗传信息转移到从分子整体水平对生物学功能的研究上，在分子层面探索人类健康和疾病的奥秘。大规模的功能基因组、蛋白质组及药物基因组的研究，已成为现代医学研究的热点。对人类健康、寿命的改善和提高，带来质的飞跃。

② 社会生产力的发展和技术的进步，为医学提供了更多的新技术、新仪器设备和新材料，如现代信息技术在医学领域的广泛使用，新技术如X射线衍射技术、超速离子分离技术、激光技术、光导纤维、磁共振断层摄影、生化自动分析仪等，大大提高诊断疾病的准确率和治疗水平。新材料如新型无机非金属材料、新型有机合成材料、新型金属和合金材料等在医学中的应用，使人工器官在治疗疾病中发挥了越来越显著的作用。基因治疗、胚胎干细胞技术的研究和发展，对治疗糖尿病、老年痴呆症、帕金森病等多种疾病带来新的前景。网络技术的成熟与发展，管理慢性病的"智能化可穿戴设备"的出现，为医生提供信息支持，并为患者提供精准的信息指导，提出有效的临床干预对策、康复建议以及具有针对性的健康指导提供了途径。人工智能的应用，可以减轻医生的工作量、降低医生和基层机构的误诊率、提高整体诊断的精确度，帮助医疗机构的控制成本和提高机构运营效率。人工智能技术的发展，使其在一些复杂医疗场景中的应用成为未来主要发展趋势。

③ 社会生产力的发展促进社会经济的发展，经济发展是保障健康的物质基础。经济发展为医疗卫生事业提供更多的资金，加大资金投入，可改善和提高医院的硬件设施，添置先进的医疗诊断设备；加大和完善对医学人才的培养，提高医学研究、生物技术研究水平；构建社会医疗体系，更好地实现基层医疗设施全覆盖，完善疾病医疗费用补偿机制，加强特殊群体及弱势群体的资金扶持力度；定期开展国民营养与健康状况调查，及时颁布调查结果，并据此制定和评价相应的社会发展政策，改善国民营养和健康状况，促进社会经济的协调发展；扩展医学研究与医疗卫生事业，促进人类健康水平的提高。

社会经济制度的性质对医疗卫生事业和人体健康状况也产生重大的影响。生产力水平高、经济发达的国家，居民健康状况并非都好，而生产力水平低、经济欠发达的国家，人群健康状况并非都不好。如美国是世界上生产力水平高、经济发达的国家。根据经合组织的数据，美国2018年人均医疗保健支出为11200美元，医疗开支占GDP的17.1％，是其他高收入国家的两倍多。然而，由于美国社会风习腐败，吸毒、吸烟、酗酒、性行为不良及不良生活方式等引起的疾病广泛蔓延；由于失业、破产、家庭瓦解等不幸遭遇引起的自杀、精神失常等时有发生，严重影响了人体健康，甚至造成大量死亡。相反，2019年日本厚生劳动省发布消息称，2018 年日本的人均医疗支出为 33.7 万日元（约合 3214 美元）——相较美国这一数据低了许多——却有着发达国家中最长的人均寿命。

我国生产力水平较低，属于发展中国家，医疗卫生方面的资金投入比发达国家少。2020 年国家卫生健康委员会发布的《2019 年我国卫生健康事业发展统计公报》显示，我国人均卫生总费用 4656.7 元，卫生总费用占 GDP 百分比为 6.6%。但由于社会制度较优越，人们的劳动条件、居住条件、营养状况、卫生条件等都有很大程度的改善，人群健康状况也有较大的提高。2019 年我国居民人均预期寿命为 77.3 岁，逐年提高。

社会经济发展在提高人群健康水平的同时，也使医疗卫生事业面临新的挑战。随着工业现代化的发展，一些发达国家社会的紧张状态、环境污染和破坏、职业危害、生活方式的改变，如饮食过度、吸烟、酗酒、交通事故、家庭瓦解、犯罪增多及大量合成化学物质进入人类生活等，使人们在摆脱传染病、营养不良的威胁后，又受到新的巨大的威胁。社会因素在人群健康和疾病中的影响明显增强。

二、社会立法与养生

社会立法是社会诸要素中，对人体健康产生重要影响的因素之一。自 20 世纪 60 年代以来，随着科学技术的进步和社会生产力的迅猛发展，当时没有相应的环境保护和公害治理措施，致使工业污染和各种公害病随之泛滥成灾。为获取更多的经济效益，对自然资源的不合理利用和开发，使生态平衡被破坏，环境污染日益严重，各种震惊世界的公害事件，如英国伦敦的烟雾事件，日本的水俣病事件、痛痛病等频发，危及公众的安全和健康，遭到民众的强烈反对。世界各国相继成立环保机构，颁布环境保护法规，日本有《公害对策法》《消费者保护基本法》，美国有《国家环境政策法》，德国有《联邦污染控制法》，还有许多单行法，在法律的作用下，利用新的科学技术，环境的污染与破坏得到一定的控制和防治。

在人类世界发展的过程中，人口的过快增长是世界面临的十分严峻的问题，会对资源、环境和社会发展产生巨大的影响。制定控制人口数量、提高人口质量的法规较为普遍。日本国会于 1948 年制定了《优生保护法》，其宗旨是从优生学的观点出发，既注意人口数量，又重视人口质量，防止增加身体素质低劣后代，保护母亲的生命和健康。

我国是人口众多的国家，为了实现人口与经济、社会、资源、环境的协调发展，维护公民的合法权益，促进家庭幸福、民族繁荣与社会进步，国家采取综合措施控制人口数量、提高人口素质，制定了《中华人民共和国人口与计划生育法》，并于 2002 年 9 月 1 日起施行。实行计划生育是国家的基本国策。坚持晚婚、晚育对于国家来说，有利于控制人口过快增长；对个人来说，有利于青年的健康、工作和学习。少生是控制人口过快增长的关键，优生有利于提高我国的人口素质。20 世纪 70 年代以来，我国人口出生率由 1970 年的 3.3% 下降到 2000 年的 1.5%，总和生育率降至 1.8 左右，与经济发展水平相当的其他国家和地区相比，中国的总和生育率要低 1.2~1.3。据推算，至 2000 年全国共少生 3 亿多人，按照 20 世纪 80 年代初期的价格水平和消费水平计算，仅抚养费一项就为社会节约开支约 5 万多亿元。说明我国实行计划生育有利于控制人口过快增长及社会经济的发展。

我国实行计划生育的基本国策，取得了举世瞩目的伟大成就，体现在：一是有效控制了人口过快增长的势头，实现了人口再生产类型的历史性转变；二是有效缓解了人口对资源环境的压力，改善了人民群众的生存和发展的状况；三是创造了较长的人口红利期，为改革开放、经济快速发展作出了巨大贡献；四是我国实行计划生育也为世界人口发展和减贫事业做出了重大贡献，树立了负责任人口大国的良好形象。实践证明，我国从基本国情出发，坚定不移地推行计划生育，有力促进了经济增长、人口素质显著提升、社会进步和民生改善，有力支撑了改革开放和社会主义的现代化事业，为全面建成小康社会奠定了坚实的基础。

第三节　居住环境

人们有近一半的时间要在住宅环境中度过，尤其是婴儿和老年人，他们要有80％的时间在室内度过。除自然环境、社会环境与人的生命活动息息相关外，人们的居住条件的好坏和健康有着密切关系。资料统计表明，由居住环境不卫生引起的疾病多达几十种，甚至有些癌症和住宅关系很密切。1978年国际初级卫生保健大会通过的《阿拉木图宣言》中明确提出了"2000年人人享有卫生保健"的口号，把住房作为"与卫生有关的社会及经济指标"之一。

一、建房选址与养生

一般要选择依山傍水的地势建房。山区空气稀薄，空气中的氧分压，也就是氧气的绝对值明显下降，但适度的缺氧可使心跳加速，心脏排血量增加，冠状动脉血流量可增加几倍，同时，呼吸运动也加强。缺氧负荷产生了对心肺功能的锻炼效果，缺氧时造血功能旺盛，高原居民的红细胞与血红蛋白都比平原居民多。科学家认为，心脏病患者能够而且应当在山区治疗，心脏就能得到很好锻炼。埃塞俄比亚高原平均海拔2200m，埃塞俄比亚长跑选手长期在这一海拔高度生活和训练，涌现了一大批世界名将，如格布雷塞拉西、贝克勒、迪巴巴等。运动员高原训练后，骨骼肌中的毛细血管网增加，红细胞变形性增加，从而避免因红细胞数量增加而导致的血液黏度增加，保持了血液较好的流动性。人体到高原环境以后，肾脏和肝脏（以肾脏为主）会分泌促红细胞生成素（EPO），EPO会加速红细胞的生成，增强血液的携氧能力。人体在高原时会提高呼吸频率，以吸入更多的氧气，心肌功能会得到增强，心脏泵血能力增强。高原环境对人体心脏功能的促进，增强了人们的健康水平。

此外，低氧环境还能消除剧烈疼痛，使血压、心律、睡眠等保持正常。科学研究发现，国内外的长寿者和长寿乡，绝大部分都在山区，山区的低氧环境有益于健康长寿。俄罗斯、美国、瑞士、意大利等国都在高山建立了疗养院，高山疗养和高山旅游吸引着越来越多的人。如果一个人能定期去2000～3000m的高原，心脏就能得到很好锻炼。

依山建房，则山中的树林，夏季可以减少阳光辐射，冬季能减低风速，有挡风避寒作用，还可以吸收噪声，使环境保持幽静。傍水建房，则用水方便，尤其是那清澈甘洌的山泉水，终年不涸不竭。水的流动和蒸发作用又有利于调节空气，清除污物。

依山傍水建房，还要建在土壤清洁、土质干燥的地方，要有一定的坡度，不宜建在山脚潮湿的地方。建房安排要注意住宅之间留有足够的距离，以保证住宅后幢有足够的日照和通风。在建房地址的选择上，要远离有"三废"排出的乡镇企业，河流和小溪的上游必须无污染源。住宅还不宜建在靠近公路的地方，以防公路上飞扬的尘埃和汽车排出的尾气及噪声的污染。

二、住宅与卫生标准

1. 居室结构

住宅配置要适当。一般来说，每户住宅应有自己独立的成套房间，包括主室和辅室。主室为一个起居室和适当数目的卧室；辅室是主室以外的其他房间，包括厨房、厕所、浴室、贮藏室以及过道、阳台等室外设施。主室与其他房间充分隔开，以免受其不良影响，应有直接采光；卧室的朝向应配置最好。

《吕氏春秋·重己》说："室大则多阴，台高则多阳。多阴则蹶，多阳则痿，此阴阳不适之患也。"即是说，居室不宜太高大，也不宜太低小，否则阴阳各有偏颇，会导致疾病的发生。从现代卫生学的要求，对居室面积的要求是宽敞适中。正常居室面积为 $15m^2$ 左右。

2. 采光

光指室内的光线，太阳照在居室内的时间和强度。室内光照包括自然光线（日照）和人工光线的照明。人的皮肤接受太阳光中紫外线照射后能产生维生素 D，可预防小儿佝偻病发生；太阳光可杀灭居室内空气中的致病微生物，还能给人以青春的活力，提高机体的免疫能力。

决定采光多少常和住宅的进深和采光系数有关。进深是指从开设窗户的外墙内表面到对面墙壁内表面的距离，它与从地面到窗上缘高度的比值一般规定应不大于 2.5。采光系数是指窗户的有效透光面积和房间内地面面积之比，其不应小于 1：10。

3. 层高

层高是指上下两层楼面或楼面与地面之间的垂直距离。在居室内由于呼吸会造成一定高度范围内的空气成分的改变（医学上称之为呼吸带），二氧化碳和其他有害气体的含量大大高于其他地方。在南方住宅的层高不应小于 2.8m，在北方以 2.6～3.0m 最为适宜。

4. 微小气候

微小气候是指一定范围内的温度、湿度、风速等形成的气象条件。当这些因素综合作用于人体，并处于最佳组合状态时，能使人体产生舒适感。

室内气温和湿度对舒适度影响最大。当温度过高时，会影响人的体温调节功能，由于散热不良而引起体温升高，血管舒张，脉搏加快甚至出现头昏等症状；温度过低时，会使人的代谢功能下降，脉搏和呼吸减慢，皮肤过紧，皮下小血管收缩，呼吸道抵抗力减弱。人体对外界的变化有一定的适应能力，机体可以借助体温调节保持平衡，但这种调节有一定限度。有必要确定人体对"冷耐受"的下限温度和"热耐受"的上限温度，一般分别规定为 11℃ 和 32℃。

室内湿度对舒适性的影响也很明显。夏天湿度大时，抑制人体蒸发散热，使人体感到不舒服；冬天湿度大时，加速热传导而使感到寒冷。室内湿度过低时，因上呼吸道黏膜的水分大量散失而感到口干舌燥，并易患感冒。通常认为相对湿度上限值不应超过 80％，下限值不应低于 30％。

据大量人群实验提出的舒适温度和湿度的范围是：冬天温度 18～25℃，湿度 30％～80％；夏天温度 23～28℃，湿度 30％～60％（风速控制在 0.1～0.7m/s）。

舒适度与室内外温差大小也有关，当室内温度比室外温度低 10℃ 时，人的身体就感到不舒服，易患感冒。

5. 空气洁净度

空气洁净度是指洁净环境中空气含尘（微粒）量多少的程度。尘埃粒子、气体污染物、细菌等微生物是公认的三大空气污染物。在居室中指空气中某些有害气体、代谢产物、飘尘和细菌总数不能超过一定的含量。这些气体主要有二氧化碳、二氧化硫、甲醛等。室内装修会残留很大密度的空气污染物，如甲醛、苯、放射性氡等有毒物质，存在着非常严重又看不见的健康威胁，浓度过高能引起心血管、呼吸系统的各种疾病，其中有些还是严重的致癌物。对儿童可影响其生长发育。

（1）室内空气污染物的类型

① 化学污染物，释放的有毒气体包括甲醛、苯系物、氨、总挥发性有机化合物（TOVC）。甲醛是无色水溶液，有刺激性气味，释放源有人造板材、胶黏剂、家具、地板、地毯、涂料、壁纸、窗帘等。甲醛可引起头晕恶心哮喘等慢性呼吸道疾病、女性月经紊乱、孕期综合征；导致新生儿体质降低、染色体异常（胎儿畸形），引发新生儿心脏病以及使儿童智力大大降低。苯系物具有强烈的芳香气味。苯可燃，有毒，是一种致癌物质，释放源有涂料、黏合剂、油漆、家具、合成纤维、防水材料等。苯能影响中枢神经系统，伴有头晕、恶心；对肝脏以及免疫系统产生伤害，诱发再生障碍性贫血白血病。孕妇妊娠并发症的发病率会显著提高，甚至引发新生儿先天性缺陷。氨是无色气体，具有强烈的刺激气味，释放源是混凝土。氨对皮肤呼吸道眼睛都有较大的刺激和损伤，可诱发支气管炎、皮炎等。TOVC是混合污染气体，有刺激性气味，释放源是地毯、人造板、油漆、涂料、黏合剂、有机溶剂纤维板等。TOVC可导致各种心理和生理病变，伤害人的肝、肾、大脑和神经系统，产生头痛、嗜睡、烦躁、胸闷等症状。

② 物理污染物，是指花岗岩家具、清洁工具、家用电器和建筑物本身，主要污染物是其含有的微量放射性物质和电磁辐射。它们只需要少于甲醛的量就可造成比甲醛更严重的后果。

③ 生物污染物，是指细菌和寄生虫因为潮湿的霉变而在墙壁和地毯上繁殖产生的。

（2）室内空气污染物的来源

室内空气污染物的来源：①人在呼吸过程可使室内空气中氧含量减少，二氧化碳和水分含量增多；②人体皮肤、衣履、被褥及其他物品，能产生各种不良气体与碎屑等；③人们谈话、咳嗽、喷嚏以及生活活动，能将上呼吸道的微生物和地面、墙面上的微生物及灰尘播散到空气中；④使用煤炉、煤气或石油汽化气灶以及生物燃料（木头、秸秆、稻壳等）做饭、取暖时，燃料燃烧产生有害气体，如二氧化硫、一氧化碳、二氧化碳和悬浮颗粒物；⑤吸烟时产生的烟气中含有多种有害物，主要有一氧化碳、尼古丁、致癌性多环芳烃；⑥室外污染空气进入室内时，将其所含的各种污染物带入室内。

（3）保证居室良好空气质量的措施

①改良房屋的配置。如在窗户上安装窗式通风器，在卫浴间、厨房设置无动力排风系统，或者安装排气扇。

② 要有足够的居室容积，居室容积与居住者的生活舒适性、室内小气候和空气清洁度有关。居室容积过小 CO_2 浓度高，有害健康，也容易造成疾病传播。

③ 注意室内污染与通风换气问题，在门窗紧闭的情况下，吸烟、做饭，甚至室内的装修、家具等都能成为室内空气的污染源。自然通风可保证房间内的空气清洁，排除室内的湿热秽浊之气，加强蒸发散热，改善人们的工作休息环境。注意每天定时开窗换气，保持室内空气对流畅通，减轻污染程度。自然通风比空调机、电风扇效果好，风速柔和，风

向较弥漫，人体易于适应，不会形成二次污染。

④ 如果搬迁新居宜先通风。涂料、油漆、塑料、沥青以及水泥、白灰等建筑材料中，都不同程度地含有铅、苯、酚、甲醛、石棉、聚乙烯、聚氯乙烯等对人体健康有害的物质。这些有毒有害物质在新建居室内的空气中往往高达一定浓度，加之湿度较大，可造成严重的室内环境污染。上述有毒物质通过呼吸道或皮肤进入人体并进入血后，会引起一系列毒性反应，诸如头昏、头痛、恶心呕吐、乏力、失眠、心悸、胸闷、精神恍惚等，儿童更易受害，甚至可能发生急性中毒，贻害他们的身体健康。有过敏体质的人，还会因吸入或接触有害物质中的某种致敏原而发生变态反应，孕妇在污染较重的新建居室中生活，其害还会殃及胎儿。新居建成后，应打开门窗充分通风换气，待涂料、油漆干后再过一段时期方可搬入，并注意经常开窗通风。可避免"新建居室综合征"的发生。

三、室内设置与养生

居室不仅是休息和睡眠的地方，而且是学习、娱乐的场所，室内设置应当合理、科学。

1. 房间照明

居室采光明暗适中，随时调节。如《遵生八笺》说："吾所居座，前帘后屏，太明即下帘以和其内映，太暗即卷帘以通其外耀。内以安心，外以安目。心目皆安，则身安矣。"

为了保护健康的生活工作需要，人们白天通过窗户进行采光，夜间或白天自然光线不足时，要利用人工光线照明。人工照明要保证照度足够、稳定、分布均匀，避免刺眼，光源组成接近日光以及防止过热和空气污染等。表明采光照明强度的单位是lx（勒克斯），人们活动内容不同，对照度要求也不一样。房间照明的安排，在灯具选择上也很有讲究，如果层高为 2.7m 的房间，适宜安装吸顶灯或者吊灯，再配上橄榄罩、菱形罩，能使光度适中，光线平和，视野开阔。如果房间墙壁颜色为淡黄色，由于黄色墙面对冷光源反射射线短，不刺眼，适宜采用日光灯。除了采用吸顶灯或吊灯作为全照明外，房间内还可适当安排壁灯、落地灯、台灯作为局部照明用。

2. 房间色彩

色彩是室内空间的精神，室内的视觉、气质、格调主要由色彩语言来表现。室内色彩应令人感到亲切、舒适，明快。一般来讲，浅黄、乳白色可增加房间的亮度，使房间显得宽敞、给人以庄重、典雅感；嫩绿、浅蓝色显得温柔、恬静，使人产生安谧、幽美感。房间的颜色能直接影响到人体的正常生理功能，颜色能影响人们的视力，在各种颜色中以青色或绿色对眼睛最为有利。当太阳光线或照明灯光照在青或绿色的墙上反射出来的光线，对人的神经系统和视网膜较为合适。这两种颜色还能大量吸收强光中对眼睛有害的紫外线。向阳房间光线充足，家具色彩可选择浅蓝、灰绿等中性偏冷的色彩；背阴房间光线较暗，家具色彩也较深的，墙面色彩可选择奶白、米黄等偏温和者。房间的颜色还能影响到人们的睡眠，紫色有利于人们的镇静、安定，能加快人们的入睡。客厅采用粉红色或浅黄色，可增添柔和、欢乐的气氛。餐厅漆成黄色和橙黄色，可刺激胃口、增进食欲；书房采用浅绿格调，给人以宁静舒适的感觉，有利缓解视力疲劳；厨房、卫生间可用白色或灰色，使环境的光线更加谐和。

3. 居室宜四季常绿

在室内、阳台上多养些芳香的花草对人的身心健康大有好处。花的香味中含有精油。如玫瑰精油含有 60％的香茅醇、15％的牝牛儿醇、1％的丁香油酚以及茅樟醇等几十种化学物质。其中牝牛儿醇、丁香油酚、茅樟醇等有一定杀菌作用。在流感季节患有咽喉痛或扁桃体发炎，如多闻玫瑰花、茉莉花、栀子花等，可使咽喉舒服。气管炎可多闻桂花香味，因桂花精油有抗菌消炎、化痰、止咳、平喘的作用。

盆景是我国古老的园林艺术珍品，被人们誉为无声的诗、立体的画、有生命的雕塑。盆景可以美化生活，陶冶情操。养花制景可使大脑和身体得到适当锻炼，有利于身体健康。

吊兰吸收空气中有毒化学物质的能力首屈一指，效果甚至超空气过滤器。能够在24小时内将室内环境中的一氧化碳、过氧化氮和其他挥发性气体"吞食"精光，并将它们输送到根部，经土壤里的微生物分解成无害物质后作为养料吸收了。

4. 居室现代化设施的利弊

（1）空调与健康

空调器的发明，为人类创造了舒适的生活环境，但对健康所造成负面影响也越来越引起人们的关注，长期在空调环境活动的人群常常反映室内环境质量差，继而出现烦闷、乏力、失眠、嗜睡、头痛、胸闷、恶心、易患感冒等症状，即"空调病"，亦称为不良建筑物综合征。密闭的中央空调系统使室内的有机污染物、无机污染物、生物性污染物和放射性污染的浓度增加，使室内空气质量变差，造成室内微小气候、采光、电磁辐射、正负离子和冷、热环境等物理因素的变化，对健康的影响主要表现为不良建筑综合征，以及军团病、流感、结核病等的传播。

（2）电视与健康

① 对视力的影响。长时间收看电视，会使眼球中视网膜圆柱体细胞内视紫质消耗过多，特别是坐得太近或在侧面观看电视时，眼睛的晶状体和肌肉就得用力调节，这会导致眼睛疲劳并损伤视力。

② 对体形的影响。若看电视时总是一种姿势，或是仰着看，或是躺着看，时间长了可造成体形变化，如驼背、畸形等，尤其是儿童，甚至会影响其骨骼的正常发育。

③ 对神经的影响。许多人喜欢边看电视边做其他的事情，"一心多用"，可对人体健康造成危害。吃饭时，大量的血液进入消化器官，看电视时，大脑神经活动也需要许多血液，二者同时进行，既可影响消化器官正常工作，引起消化不良，又可使大脑由于供血不足，造成缺氧，引起神经功能障碍、大脑疲劳，严重时还会出现头痛、神经衰弱症状。

④ 对皮肤的影响。据测试，电视机开启后，荧光屏附近的灰尘比周围环境的灰尘多，灰尘中的大量微生物和变态粒子过多地和长时间附着于人的皮肤，可导致皮肤病。

（3）冰箱与健康

"冰箱不是保险箱"，冰箱是利用某些液体（制冷剂）在蒸发过程中吸取周围物体的热量，使食品温度剧烈下降，附着在食品上的某些细菌也停止了生长繁殖。但是细菌并没有冻死，一旦温度回升仍然可以苏醒，继续生长繁殖。运用冰箱贮存食品，如果使用不当，仍然起不到保藏食品的作用。

（4）电风扇与健康

电扇不宜直吹。因为直吹，风邪易侵入人体内，尤其是在身体虚弱或大汗淋漓时，最好让电扇朝天花板上或某一个角落吹。

吹风不宜过大。尤其是在通风较好的房间和有过堂风的地方，电扇吹风不要过大，否则"虚邪贼风"侵袭人体可产生伤风感冒、气管炎等疾患，严重者可致面神经麻痹、偏瘫。

不宜持续固定吹。对身体某个部位宜吹吹停停或用摇头电扇。对小儿、老人、身体虚弱的人，更宜少用电扇吹风，因为"邪之所凑，其气必虚"。

出汗较多时不宜吹。此时全身表皮血管扩张，突然遭到凉风吹拂，排汗立即停止，造成体内产热和散热失去平衡，多余的热量反而排泄不出。另外，凉风吹袭后，局部防御功能下降，病毒细菌侵入，可产生上呼吸道感染，肌肉、关节疼痛，有的甚至腹痛、腹泻。

5. 居室设置的摆设

室内设施应简单整齐，美观大方，切忌堆放杂物。

客厅的布置以保持宽敞、空间感强为原则，摆设的花木以艺术观赏为主，并配以色香俱佳的瓶插，窗边悬挂一盆枝叶繁茂的植物，如吊兰、常青藤、绿萝等，这样整个客厅会显得雅致大方。

书房家具不宜放多，主要是书柜、书架、写字台等，可摆几盆盆景，书架上放些文竹或精巧的工艺品，使书房显得清幽雅静，便于全神贯注地学习和工作。

卧室是人们休息的地方，主要的家具应摆设床铺、大衣柜，植物的摆设宜少不宜多，要使人觉得宁静、舒适。

四、室外环境与养生

1. 绿化环境

绿色植物葱郁的环境能够净化空气，有益于人体新陈代谢，对心理起调节、镇静作用，还可减轻污染，改善气候，促进人类健康。绿色植物的主要有以下作用。

（1）美化生活环境

五颜六色的植物花朵，散发出迷人的芳香，给人以赏心悦目、心旷神怡的感觉，是绿化、美化城乡的最佳材料。例如菊花的香味对头痛、头晕和感冒均有疗效。此外，绿地和森林里的新鲜空气中含有丰富的负氧离子，在森林里每立方米空气中高达 2 万个以上，而在城市室内空气中只有 40～50 个。负氧离子能给人以清新的感觉，对肺病有一定治疗作用。据调查，凡是环境绿化美好的地方，事故发生率减少 40%，工作效率可提高 15%～35%。优美的环境还能极大地激发人的创造、创作灵感。

（2）制氧功能

绿色植物通过光合作用，释放氧气，成为氧气的天然加工厂。据测定，每公顷森林和公园绿地，夏季每天分别释放 750kg 和 600kg 的氧气。全球绿色植物每年放出的氧气总量约为 1000 多亿吨。成年人每天呼吸 2 万多次，吸入空气 15～20m³，消耗氧气约 0.75kg。依此推算，城市居民每人需要 10m² 的林地提供所需的氧气，由长势良好的草坪提供，则需要 25m² 以上才行。

（3）吸收毒素，净化空气

在城市被污染的异臭气味中，二氧化硫含量多、分布广、危害大。绿色植物在生长过程中可吸收二氧化硫，使空气不断净化。每公顷柳杉林每月约可吸收 60kg 的二氧化硫，柑橘林的吸收量比柳杉还要高一倍；每公顷刺槐林和银桦林每年可吸收 42kg 氯气和 12kg 的氟化物。现已发现有 300 多种植物能分泌出挥发性的杀菌物质；1 亩（1 亩＝667m²）松柏林每天可分泌 2kg 杀菌素；新鲜的桃树叶可驱杀臭虫；黄瓜的气味可使蟑螂逃之夭夭；洋葱和番茄植株可赶走苍蝇；木本夜来香或罗勒可驱蚊，除空气中细菌，连土壤中的致病菌也会被消灭。青草还能吸收氟化氢、氯气、氢气、汞蒸气等对人、畜、农作物有害的气体。

（4）减弱噪声

绿化地带能很好地吸收和屏障噪声。据测定，1.5kg TNT 炸药的爆炸声，在空气中能传播 4km，而在森林中只能传播 40m。实验结果表明，10m 宽的林带可降低 30% 噪声；250m² 草坪可使声音衰减 10dB；城市公园的成片树林可减低噪声 26～43dB，绿化的街道比没有绿化的减少 10～20dB；沿街房屋与街道之间，留有 5～7m 宽的地带种树绿化，可以减低车辆噪声 15～25dB。绿化街道的两旁植树可使噪声降低 8～10dB。若以乔木、灌木、草地相结合，消除噪声效果更好。

（5）除尘作用

绿叶的叶表面积是其占地面积的二三十倍，叶片粗糙茂密，有的还长许多绒毛，具有很强的吸附和阻留灰尘能力。据估计，全世界每年要向大气中排放 1 亿吨粉尘，造成空气污染。据测算，在绿化的街道上，空气中的含尘量要比没有绿化的地区低 56.7%；草地上空的粉尘量只有裸露地的 1/6～1/3。

（6）调节气候

绿色植物有吸收和反射阳光作用，并能通过叶面蒸发，消耗部分热量，高大叶阔的树木能遮挡烈日，可调节气温和空气湿度。据测定，夏天绿地中地温一般要比广场中白地低 10～17℃，比柏油路低 12～22℃；冬季草坪地表平均气温高 3～4℃。据统计，林地的降雨量比无林地平均高 16%～17%，最低多 3%～4%。我国的观测证明，森林能使降水量平均增加 2%～5%，如果把森林增加大气凝结水也估算在内，则森林能提高平均降水量的 10%。

（7）水土保持

在林木茂盛的地区，地表径流只占总雨量的 10% 以下；平时一次降雨，树冠可截留 15%～40% 的降雨量；枯枝落叶持水量可达自身干重 2～4 倍；每公顷森林土壤能蓄水 640～680t；5 万亩森林相当于 $10^6 m^3$ 贮量的水库。科学家们观测发现森林覆盖率 30% 的林地，水土流失比无林地减少 60%。

2. 搞好环境卫生

保持优美、清洁的环境卫生，是我国人民优良的传统习惯。殷商甲骨文中有大扫除的记载；敦煌壁画上还有一幅"殷人洒扫火燎防疫图"；《礼记·内则》讲"鸡初鸣，咸盥漱，衣服，敛枕簟，洒扫室堂及庭"，表明两千多年前，我们的祖先很重视环境卫生，清晨打扫已成为居民的日常习惯。现代工业高度发展，人口密度增加，"三废"污染日趋严重的当今，环境卫生的保护更为重要。城市要建立良好的公共卫生习惯和生活秩序，除定期打扫，保持环境清洁外，还应该广泛宣传，做到不随地吐痰、不乱丢果皮纸屑，自觉维护公共环境卫生。乡村中要妥善管理厕所、牲口棚，疏通渠道，并可在周围栽种具有驱虫作用的植物或带有香气的花草，如除虫菊等。

3. 治理环境污染

环境污染的治理具有区域性、整体性和综合性的特点。大气污染治理，应包括合理安排工业布局和城镇功能分区的配置，控制燃料污染（改革燃料构成，集中供热，改造锅炉，原煤脱硫，适当增加烟囱高度等），以及防止废气污染环境的各种工艺和净化措施。

控制环境噪声的根本措施是合理的功能分区，城市规划和建设部门应该综合考虑将工业区，交通运输区、居住区的相互位置安排好，按功能分区。居住区应按主导风向设在噪声源的最小风频的下风侧，居住区内可将对噪声要求不高的公共建筑如商店、餐厅、服务网点等布置在邻近街道的地点，形成隔声屏障，以保持居住区内部安静。要求安静的住宅、学校、医院等建筑，可离噪声源远些，或利用空地绿化减弱噪声。

加强交通管理对降低交通噪声也有重要作用。个人应加强防护，利用耳塞、耳罩、耳棉等隔绝噪声。

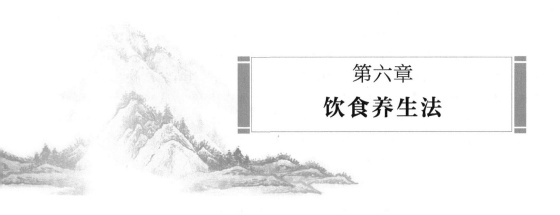

第六章
饮食养生法

　　食物是为人体提供生长发育和健康生存所需的各种营养素的可食性物质。食物最主要的作用是营养作用。中医学认为，食物不仅能提供人体所必需的营养，还能疗疾祛病。近代医家张锡纯在《医学衷中参西录》中曾指出，食物"病人服之，不但疗病，并可充饥；不但充饥，更可适口，用之对症，病自渐愈，即不对症，亦无他患"。

　　利用食物来影响机体各方面的功能，使其获得健康或愈疾防病的一种养生方法称为饮食养生，简称"食养"。如应用食物疗治疾病，则称为食疗或食治。食疗也可属于饮食调养的范畴。饮食调养的另一个重要内容，是指有节制的合理进食，及良好的饮食习惯、清洁无害的食物等。"忌口"是中国传统的饮食调养重视的问题，一般是指患病期间忌食某些食物，如果吃了这些食物会对疾病的恢复和健康不利。张仲景在《金匮要略》中强调饮食应有所禁忌，说："所食之味，有与病相宜，有与身为害，若得宜则宜体，害则成疾，以此致危。"有些饮食要求已被人们耳熟能详，比如糖尿病忌糖，肾病忌食盐过多，高脂血症忌油腻，冠心病严格限制高胆固醇、高脂肪食物，肝硬化腹水要无盐饮食等。忌口并不仅限于病人，不同体质的人也有不同的忌口问题，在健康人的养生保健方面也具有非常重要的意义。

第一节　饮食调养的意义

　　"养生之道，莫先于食"，"民以食为天"。饮食是人类维持生命的基本条件，要使人活得健康愉快，充满活力和智慧，不能仅仅满足于吃饱肚子，还必须考虑饮食的合理调配，保证人体必需的各种营养素，还要保证人的肠胃能吸收这些营养素。在周朝的宫廷里已有专门从事王家饮食调养的医官，称为"食医"，元代的皇家厨师忽思慧就专门写了一部关于饮食卫生和食疗的著作《饮膳正要》。

　　食物为人们提供生命活动所必需的营养，饥饿使人体无力、能量供应不足，甚至会头昏、恶心、出冷汗，严重者会出现休克。但饮食过量又可引起消化不良，暴饮暴食可引起急性胃肠炎或急性胰腺炎。若长期营养不良可引起浮肿，抵抗力下降，特别是小儿更容易因此感染多种疾病，如麻疹、结核病等。偏嗜、挑食可引起体内营养不平衡，如长期摄入高糖、高脂肪，又同时缺乏维生素 B_3、维生素 C、维生素 E、镁、铬、锰等，则可引起动脉粥样硬化；低碘饮食可引起单纯性甲状腺肿，还与乳腺癌、子宫内膜癌和卵巢癌的发生有关。胆石症、糖尿病患者数的增加，饮食不节是重要因素。

元代贾铭在《饮食须知》中说："饮食藉以养生而不知物性有相反相忌，丛然杂进，轻则五内不和，重则立兴祸患，是养生者亦未尝不害生也。"食物虽然安全平和可养生，但它有寒性、热性的不同，有的甚至包含有害物质和毒素，如果不加选择地"丛然杂进"，轻的可出现肠胃不舒服，严重的甚至可以危及生命。清代著名医家王孟英说的"颐生无玄妙，节其饮食而已"，指明养生长寿的奥妙在于调节饮食，强调了饮食调养的重要性。

第二节　现代饮食研究

一、食物的营养成分

食物的营养成分，是人体生长发育和生存的物质基础。传统的营养学观点把营养分为糖类、脂类、蛋白质、维生素、无机盐和水等六大类。六类物质都是生物体的构成物质，而其中蛋白质、无机盐和水是构成生物体的重要原料；糖类、脂肪和蛋白质是生物体生命活动的能源物质，维生素和无机盐则对生命活动起调节作用。根据食物在生物体内的作用，营养成分又可分为构成物质、能源物质和调节物质三部分。

1. 糖类

糖类亦称碳水化合物、糖类化合物，是自然界存在最多、分布最广的一类重要的有机化合物，主要由碳、氢、氧所组成。葡萄糖、蔗糖、淀粉和纤维素等都属于糖类化合物。糖类主要存在于谷类种子（如稻米、麦等）、山芋、土豆、蚕豆、胡萝卜以及水果、牛奶、蜂蜜中，是营养构成中量最大的成分，它是人体活动的主要能源。人的思维、运动、体温包括内脏活动都要消耗大量的能量，主要就是依靠糖类氧化而获得。人每日消耗能量与身体表面积、年龄、活动量、气候等因素有关。每日耗能量与人体的表面积大小成比例，若按每千克体重计算，儿童日耗量大于成人，重体力劳动大于轻体力劳动，冷天大于热天。进入人体的糖类约 $38\%\sim40\%$ 转化为可供人体直接利用的高能键化合物如三磷酸腺苷等，其他则转化为热量消耗掉。

糖类代谢的中间产物可以转化为脂类、蛋白质和核酸等物质的组成部分，它是合成脂类、蛋白质、核酸等物质的来源。

2. 脂类

脂类是油、脂肪、类脂的总称。食物中的油脂主要是油和脂肪，一般把常温下是液体的称作油，而把常温下是固体的称作脂肪。脂肪所含的化学元素主要是 C、H、O，部分还含有 N、P 等元素。脂肪是由甘油和脂肪酸组成的三酰甘油酯。脂肪酸分三大类，即饱和脂肪酸、单不饱和脂肪酸、多不饱和脂肪酸。脂肪在多数有机溶剂中溶解，但不溶解于水。脂类主要存在于猪、牛、羊等的动物脂肪和某些植物如大豆、花生、芝麻、玉米的果实之中。

脂类的主要成分是脂肪，是人体贮藏能量的主要物质。脂肪分子比糖分子贮藏能量要多一倍，作为能量贮备最为经济，通常它积累在脂肪组织或皮下。脂类又是组成细胞膜和脂肪组织的必需物质。某些激素也由脂类组成。脂肪中的不饱和脂肪酸（主要存在于鱼类和植物中）是脂溶性维生素所必需的溶剂。

3. 蛋白质

蛋白质是生命的物质基础，是有机大分子，蛋白质是组成人体一切细胞、组织的重要成分。机体所有重要的组成部分都需要有蛋白质的参与，其是构成细胞的基本有机物，是生命活动的主要承担者，没有蛋白质就没有生命。蛋白质占人体重量的16%～20%。人体内蛋白质的种类很多，性质、功能各异，并在体内不断进行代谢与更新。蛋白质主要存在于鱼、肉、蛋、豆、奶中。

人体许多有重要生理功能的物质，如对代谢过程具有催化和调节作用的酶、激素，承担氧气运输的血红蛋白，肌肉中的肌纤维蛋白，构成人体支架的胶原蛋白，以及人体对外来微生物感染所产生的抗体，一般都是由蛋白质形成。蛋白质在体内每日每时都在不断更新，食物中蛋白质的补充不可少。每千克体重每天最少要补充1g干蛋白。处于生长发育期的青少年、紧张的劳动者、孕妇和消耗性患者的需求量则应增加20%～40%。

氨基酸是蛋白质的基本组成单位。构成人体蛋白质的氨基酸是由20多种氨基酸按不同比例组合而成的，其中大部分可以从其他有机物如糖等在体内转化而得到，如谷氨酸、半胱氨酸、脯氨酸等；有一部分体内不能合成，必须由食物供给，这些氨基酸叫作必需氨基酸。成人有8种必需氨基酸，即赖氨酸、缬氨酸、亮氨酸、异亮氨酸、苏氨酸、甲硫氨酸、苯丙氨酸和色氨酸。当人缺少这8种氨基酸中的任何一种，就会影响生长发育，甚至引起缺乏症。精氨酸和组氨酸在体内合成很慢，称为半必需氨基酸，婴儿需要增加。奶类和蛋类中有较完整的必需氨基酸，是最优质的蛋白质。蛋白质也是能源物质，在体内氧化时约有32%～34%可转化为三磷酸苷腺。所谓营养不良，主要是因蛋白质摄入不足所引起。

4. 维生素

维生素又名维他命，是维持身体健康所必需的一类有机化合物，也是保持人体健康的重要活性物质。维生素在体内既不是构成身体组织的原料，也不是能量的来源，主要是参与机体代谢的调节，对机体的新陈代谢、生长、发育、健康有极重要的作用。许多维生素是辅基或辅酶的组成部分。维生素虽然需要量很少但不可或缺，由于体内不能合成或合成量不足，长期缺乏某种维生素，就会引起生理功能障碍而发生某种疾病。维生素必须经常通过食物获得。

维生素中有些能溶于不饱和脂肪酸和有机溶剂的叫作脂溶性维生素，如维生素A、维生素D、维生素E、维生素K等；能溶于水的叫作水溶性维生素，如B族维生素和维生素C等，B族维生素包括维生素B_1、维生素B_2、维生素B_6、维生素B_{12}、烟酸、叶酸等。它们大都是辅酶的成分，参与酶的功能。膳食多样化，避免偏食和挑食是满足人体维生素需要的主要途径。儿童、孕妇、某些特殊工种劳动者和患者应补充比正常人更多的维生素。

5. 无机盐

无机盐是存在于体内和食物中的矿物质营养素。细胞中大多数无机盐以离子形式存在，由有机物和无机物综合组成。人体已发现有20余种必需的无机盐，约占人体重量的4%～5%。其中含量较多的（>5g）为钙、磷、钾、钠、氯、镁、硫七种；每天膳食需要量都在100mg以上，称为常量元素。另外一些含量低微，主要有铁、碘、铜、锌、锰、钴、钼、硒、铬、镍、硅、氟、钒等元素，也是人体必需的，每天膳食需要量为μg～mg级，称为微量元素。无机盐的主要生理功能：是细胞的结构成分；参与并维持生物体的代谢活动；维持生物体内的酸碱平衡；维持细胞的渗透压。现代研究证明，微量元素不仅参与物质代谢，而且与内分泌、免疫功能、生殖功能等有密切关系，这些元素过量则有害，缺乏则使人生病，甚至会缩短寿命，引起死亡。

6. 水

水是生命之源。成年人的机体中水占体重的 50%～60%。水对人体有非常重要的作用，是维持人体正常生理活动的重要营养物质。水在人体中分布很广：肌肉重量的 65%～75% 是水，脂肪重量的 25% 是水。水主要储存在细胞内液和细胞外液中。水参与物质代谢过程，有助于物质的消化、吸收、生物氧化及排泄。水是人体内几乎所有生化过程的溶剂和载体，绝大多数生化反应都需要在水环境里进行。水还能调节体温，保持人体的正常温度；水也是器官、关节及肌肉的润滑剂；水还能保持腺体分泌，充实体液。人不吃饭，能够活 12 天甚至更长，但离开水，会导致水代谢失去平衡，最多能活 5 天。

二、营养与脑的发育

世界卫生组织指出："营养影响学习能力和智力发育，良好的健康和营养使一个人的学习潜能得到完全发挥"。据营养学家研究结果表明，儿童脑的发育与遗传、环境、教育、疾病和智力训练等有关，但 80% 是与营养是否丰富有关。儿童生长发育的过程中，需要充足的营养来满足他们的脑部发育、视觉发育、体格发育及免疫系统的发育。

人的脑髓的发育最重要的是在胎儿期及出生后 3 岁以内这段时期。正常情况下，新生儿脑重 370～390g，1 岁以内增加到 920g，3 岁时约重 1100～1170g，基本上接近发育完成。小儿脑细胞的发育直接关系到人的智力。美国学者认为，胎儿期及婴儿期营养不足，特别是优质蛋白质和脂类供给不足，可以引起脑细胞（主要是神经胶质细胞）数目的减少。

大脑的发育跟体格的生长一样，也需要很多营养。其中有一些非常关键的营养素，对大脑的发展极为重要。如二十二碳六烯酸（DHA），是一种对人体非常重要的多不饱和脂肪酸，是神经系统细胞生长及维持的主要物质，是大脑和视网膜的重要构成成分，在人体大脑皮质中含量高达 20%，在眼睛视网膜中所占比例最大，约占 50%。DHA 在促进脑细胞发育、脑神经纤维延伸、增加脑容量、提升大脑的信息处理速度方面拥有不可取代的优势。

蛋黄中的卵磷脂经肠道消化酶的作用，释放出的胆碱可直接进入脑部，与醋酸结合生成神经传递介质，有利于智力发育并改善记忆力。同时，蛋黄中的铁、磷含量较多，均有助于大脑发育。

动物内脏主要指脑、心、肝和肾等，它们均含有丰富的蛋白质、脂类等，是大脑发育必需的营养物质。大豆及其制品均富含优质植物蛋白质，大豆油还富含多种不饱和脂肪酸及磷脂，对大脑发育很有益。

三、营养与免疫

营养成分是人体（包括人脑）的物质基础，同样也是人体抗御疾病能力的基础。人体的免疫器官和免疫细胞也有赖于营养物质。免疫力俗称抵抗力，是人体自身的防御机制，是人体识别和消灭外来侵入的任何异物（病毒、细菌等），处理衰老、损伤、死亡、变性的自身细胞以及识别和处理体内突变细胞和病毒感染细胞的能力。它包括皮肤与黏膜、血液中白细胞（巨噬细胞、中性粒细胞等）对病原微生物的吞噬作用、肝脾等中的网状内皮细胞的吞噬消化作用及人体接触病原体后血清中产生的抗体或免疫细胞（T 细胞、B 细胞等）的增殖、活化和免疫功能的发挥等。免疫力低下一般有体质虚弱、营养不良、精神萎靡、疲乏无力、食欲降低、睡眠障碍等表现，易于被感染或患癌症；当人体免疫功能失调，或者免疫系统不健全时，就会引起感冒、扁桃体炎、哮喘、支气管炎、肺炎、腹泻等疾病反复发作。免疫力超常也会产生对身体有害的结果，如引发过敏反应、自身免疫疾病等。各种原因使免疫系统不能正常发挥保护作用，极易导致细菌、病毒、真菌等感染。

营养因素直接决定着机体的免疫状况，如果机体营养不良将导致免疫系统功能受损，而免疫防御功能受损又会使机体对病原的抵抗力下降，导致感染的发生和发展。蛋白质是生命之源，也是免疫系统的基础，必要的脂肪酸可以调节免疫并抑制自身免疫疾病；维生素 A 能促进糖蛋白的合成，细胞膜表面的蛋白质主要是糖蛋白，免疫球蛋白也是糖蛋白。维生素 A 从多方面影响机体免疫系统的功能，包括对皮肤/黏膜局部免疫力的增强、提高机体细胞免疫的反应性，以及促进机体对细菌、病毒、寄生虫等病原微生物产生特异性的抗体。维生素 A 摄入不足，呼吸道上皮细胞缺乏抵抗力，常容易患病。维生素 C 是人体免疫系统所必需的维生素，它可以提高具有吞噬功能的白细胞的活性；参与机体免疫活性物质（即抗体）的合成过程；促进机体内产生干扰素（一种能够干扰病毒复制的活性物质），因而被认为有抗病毒的作用。维生素 C 缺乏时，白细胞内维生素 C 含量减少，白细胞的战斗力减弱，人体易患病。维生素 E 是一种重要的抗氧化剂，但它同时也是有效的免疫调节剂，能够促进机体免疫器官的发育和免疫细胞的分化，提高机体细胞免疫和体液免疫的功能。微量元素铁，对机体免疫器官的发育、免疫细胞的形成以及细胞免疫中免疫细胞的杀伤力均有影响。锌在免疫功能方面是被关注和研究得最多的元素，它的缺乏对免疫系统的影响十分迅速和明显，且涉及的范围比较广泛（包括免疫器官的功能、细胞免疫、体液免疫等多方面）。抗氧化物质是专门来对付自由基的，通过消灭自由基来保证人体的免疫系统不受侵害，从而提高人体的免疫力。生活中常见的抗氧化物质包括 β-胡萝卜素、维生素 C、维生素 E 以及锌、硒、铜等矿物质。

日常饮食调理是提高人体免疫能力的最理想方法，如下所述。

① 多喝酸奶：坚持均衡饮食，如果人出现酗酒、精神紧张或饮食不平衡等情况，会使人的抗病能力削弱。要纠正这种失衡，必须依靠益生细菌，酸奶中就含有这类细菌。

② 多饮水：能使鼻腔和口腔内的黏膜保持湿润，还能让人感觉清新，充满活力。研究证明，水对人体的新陈代谢有着十分理想的生理活性作用。水很容易透过细胞膜而被身体吸收，使人体器官中的乳酸脱氢酶活力增强，从而有效地提高人体的抗病能力和免疫能力。特别是晨起的第一杯水，尤为重要。

③ 常吃海鲜：海鲜中含有丰富的铁、锌、镁、硒、铜等，经常食用能促进免疫功能。

④ 经常喝茶：科学家发现，茶叶中含有一种名叫茶氨酸的化学物质。由于它能够调动人体的免疫细胞去抵御细菌、真菌和病毒，可以使人体抵御感染的能力提高。

⑤ 饮点红酒：酒精饮料会对人体的免疫系统起到抑制作用，但红酒恰恰相反，它含有的抗氧化物质对增强免疫功能很有好处，而且还有利于保护心脏。

⑥ 吃些动物肝脏：动物肝脏含有叶酸、硒、锌、镁、铁、铜，以及维生素 B_6、维生素 B_{12} 等，这些物质有助于促进免疫功能。

⑦ 适当补充铁质：铁可以增强免疫力，但铁质摄取过量对身体有害无益，每天不能超过 45mg。

⑧ 补充精氨酸：海参、鳝鱼、泥鳅、墨鱼以及山药、黑芝麻、银杏果、豆腐皮、冻豆腐、葵花子富含这种物质，多食用有助于增强免疫力。

四、饮食与某些疾病发生的关系

1. 饮食与心脑血管疾病

（1）动脉粥样硬化与瘦肉

高脂肪饮食常常使人联想到肥胖和动脉粥样硬化，即所谓"脂质渗入说"。1970年麦克卡利教授首次从分子水平阐述了同型半胱氨酸可能是动脉粥样硬化的主要因素。他发现血和尿中有高浓度同型半胱氨酸患者的死亡，是由于严重的动脉粥样硬化所致的动脉狭窄和栓塞。进一步的动物实验证实，同型半胱氨酸确有很强的致动脉粥样硬化作用。

人体必需氨基酸中的甲硫氨酸是同型半胱氨酸的唯一来源。同型半胱氨酸并不是动物性脂肪的派生物，而是动物性蛋白质的衍生体。畜、禽、鱼、贝等肉质中，都含有丰富的甲硫氨酸，甲硫氨酸进入人体后，在酶催化下脱去甲基，就变成同型半胱氨酸。仅仅回避肥肉，而毫无顾忌地摄取瘦肉，并不是防止动脉粥样硬化的万全之策。有人主张以含甲硫氨酸很少的植物性食品为主，适当地吃些各种动物性食品（包括肥肉在内），是中老年人较为理想的膳食。

（2）高血压与钠盐的摄入

食盐的主要成分是氯化钠，除满足味觉需要外，还有维持体内酸碱平衡和正常血压的功能。过量的盐会让心脏和血管里的钠离子含量增高，为了平衡钠离子的浓度，心脏和血管内需要渗出更多的细胞外液，导致细胞壁膨胀，血管变得狭窄，加重血管压力，增加了高血压的发生率。高血压是脑卒中、心脏病和肾脏病死亡的最大独立原因。高盐饮食还会抑制钠和钙的交换，使得细胞钙排出减少，血管平滑肌的钙离子浓度上升，导致血管平滑肌过度收缩，造成血压上升。高盐饮食还会导致骨质疏松症、胃癌、肾脏疾病、肥胖、哮喘和糖尿病。盐摄入过多会损伤胃黏膜，引发胃部疾病，长期高盐会诱发胃癌。钠主要通过肾脏排出体外，盐摄入过多会加速肾脏代谢负担，引发肾脏疾病。有研究显示，肥胖的发生和高盐饮食分不开，每额外增加1g食盐量，患肥胖的风险就会上升25%。食盐吃得越多，人体排泄的钠越多，损耗的钙就越多，长期下去会造成钙流失，引起骨质疏松症。

根据我国2010—2012年全国营养监测的结果表明，我国成年居民食盐的每日摄入量平均为10.1g。同时18岁以上成年居民高血压患病率为25.2%。中国营养学会2013年《中国居民膳食营养素参考摄入量》中成年人钠的适宜摄入量为1500mg/d，预防非传染性慢性病的建议摄入量为小于2000mg/d，约相当于食盐3.8g和小于5.1g。世界卫生组织建议每天食盐的摄入量要小于6g。《中国居民膳食指南（2016）》也建议每天食盐摄入量不超过6g。

2. 素食与防癌

美国对居住在加利福尼亚州的47000名素食者调查证实，素食者脏腑系统、呼吸器官、口腔、食管、膀胱、结肠、胰腺等癌症的发病比率比一般人低得多；妇女的乳腺、卵巢、子宫颈癌的发病率和死亡率都显著低于一般居民。有研究报告对与素食者习惯相似的基督教摩门教徒进行调查，发现他们患肺癌、膀胱癌、食管癌的比例比一般居民低60%，胃癌低35%，结直肠癌低40%，乳腺癌低33%，子宫癌低65%。这些调查结果证明以素食为主的膳食，有利于减少某些癌症的发病率。

科学研究证实，过多摄入动物蛋白质和脂肪，宜造成肥胖，会引起心血管疾病，还会增加子宫癌、前列腺癌、直肠癌、乳腺癌等癌症的患病率。蔬菜、瓜果类、豆类、茶类等碱性食物含有较多膳食纤维，它能缩短结肠转运时间、增加大便量和次数、增加大便中的水分、稀释结肠中物质的浓度、增加结肠中的发酵反应、增加短链脂肪酸的产生、促进益生菌的生长，可以大幅度减低患癌症的风险。

研究表明，环境微生物失衡可引发人类慢性疾病如肥胖、糖尿病、哮喘等，还可引发农业生态失衡、气候破坏。人体大约有 3500 种微生物，其中 90％在肠道，包括有害菌、有益菌和中性菌 3 种。社会压力、应激事件、个体性格、易感因素、不良生活习惯等均可导致肠道菌群失衡。肠道的微生物能够帮助人体建立和维持健康，影响人体消化、吸收、能量供应，调控人的正常生理功能，可以毫不夸张地说：人类健康是由肠道微生态决定的。

肠道微生物代谢产物的种类由进入肠道碳水化合物种类和菌群共同决定。肠道微生物的活性对肠道健康非常重要，它能刺激肠道蠕动、加强肠道免疫、提高能量产量。机体通过微生物—脑—肠轴调节神经系统、消化系统、免疫系统和大脑的功能，以维持机体正常代谢水平和健康状态。当各种平衡被打破，会出现各种代谢、免疫与神经系统疾病。已知的是便秘、溃疡性结肠炎、克罗恩病、2 型糖尿病、肥胖症、抑郁症、躁狂症、自闭症、结肠癌、直肠癌都与肠道益生菌的减少有关。

植物性食物除含有大量的维生素和矿物质之外，还含有叫植物营养素的化学物质。植物营养素在防癌抗癌中发挥重要作用。植物营养素名目种类繁多，最常见的就是 β-胡萝卜素，是类胡萝卜素中的一种，还有 α-胡萝卜素、叶黄素、玉米黄质等，目前已知超过 600 种的类胡萝卜素。人体细胞被氧化，可能会诱发癌症，植物营养素是一种抗氧化基，在人体内起着抗氧化的作用。美国哈佛医学院 12 年的跟踪调查发现，类胡萝卜素与降低肺癌发病率密切相关。美国癌症协会杂志也有报道说多吃西红柿，其中的胡萝卜素可以减少患前列腺癌的风险。

在植物营养素中除类胡萝卜素以外，还有类黄酮。类黄酮大量存在于蔬菜、水果、巧克力、茶叶和新鲜的葡萄汁中，它与微量元素硒、维生素 E 等都具有防癌的作用。葡萄汁和维生素 E 制剂都能对人的血清、胞浆蛋白和低密度脂蛋白起到明显的抗氧化保护作用；葡萄汁还能降低血液中已经被氧化的蛋白质的浓度。

虽然许多实验报告中表明素食具有细胞保护作用，但决定人体是否患癌，饮食只是一个重要方面，还与遗传、环境、习惯、职业等诸多因素有关。目前只能说合理的、以植物性食物为主的饮食对于癌症的预防具有相当重要的意义。

3. 老年性痴呆与饮食调养

阿尔茨海默病（AD）又叫老年性痴呆，是一种起病隐匿、病程呈慢性进行性发展的神经系统退行性疾病。临床上以渐进性记忆障碍、失语、失用、失认、视空间技能损害、执行功能障碍以及人格和行为改变等全面性痴呆表现为特征，病因迄今未明。65 岁以前发病者，称早老性痴呆；65 岁以后发病者称老年性痴呆。该病可能是一组异质性疾病，在多种因素（包括生物和社会心理因素）的作用下发病。目前的研究，该病的可能因素和假说多达 30 余种，如家族史、头部外伤、低教育水平、甲状腺病、母育龄过高或过低、病毒感染等。

老年性痴呆主要分早、中、晚三个时期，其症状不同。早期症状：记忆力减退，尤其对近期事情，部分患者合并远期记忆部分受损，进行神经专科量表测评，可发现轻度认知减退；中期症状：行走缓慢，无其他特殊表现，可能会出现情绪改变，易激惹、紧张、焦虑、易怒等；晚期症状：面孔失认，不认识亲人、家人，不熟悉环境，可出现幻视、幻听，出现别人无法理解的行为，容易合并运动障碍，走路困难，甚至卧病在床。

由于发病因素涉及很多方面，绝不能单纯地进行药物治疗。应注意患者的饮食起居，加强对患者的生活能力及记忆力的训练。在饮食方面，增加优质蛋白质及健脑方面的食物，对预防和缓解老年性痴呆症状有很好的功效。研究发现牛奶、鸡蛋、鱼、肉、动物肝脏等优质蛋白质食品对大脑功能有强化作用，大量的蔬菜、水果及豆制品可补充维生素B、维生素 C、维生素 E，防止营养不足引起的智能障碍。吸烟可使体内小动脉收缩变窄、加重病情，所以老年人应戒烟。

大豆含有丰富的异黄酮、皂苷、低聚糖等活性物质。美国科学家研究发现，大豆异黄酮具有一定的脑保健作用，常食大豆不仅可以摄取充分的植物蛋白，预防血脂异常症、动脉粥样硬化，还有抗癌及预防老年性痴呆等功效。

研究发现，健康的老人血液中 Ω-3 脂肪酸（尤其是二十二碳六烯酸，即 DHA）的含量远远高于痴呆的老人。DHA 在鱼油中含量丰富，还能预防心脏病的发生。多吃鱼，尤其是高油脂的鱼，如鲑鱼、鳟鱼和鱿鱼等，可预防痴呆症和心脏病。

苹果汁可促进大脑中乙酰胆碱的产生，该物质与治疗老年性痴呆的首选药物安理申（Aricept，多奈哌齐）成分相同。苹果汁具有提高记忆与学习的速度和准确度的功效。

咖啡具有抗炎功效，有助于防止卒中、抑郁症和糖尿病等多种疾病，喝咖啡可缓解大脑衰老。菠菜中含有大量的抗氧化剂如维生素 E 和硒元素，具有抗衰老、促进细胞增殖作用，既能激活大脑功能，又可增强青春活力，有助于预防大脑的老化，防止老年性痴呆。

第三节　饮食养生的原则

饮食养生涉及饮食的调配、烹调加工、进食的卫生、饮食前后的保养、饮食的节制、饮食的禁忌以及食疗等许多内容，是我国医学的宝贵遗产。

一、合理调配，均衡饮食

人体需要多种营养物质，有些必需的营养素，如一些必需脂肪酸、氨基酸和某些维生素等，不能由其他物质在体内合成，只能直接从食物中取得。而自然界中，没有任何一种食物，含有人体所需的各种营养素。为了维持人体的健康，就必须把不同的食物搭配起来食用，以获取全面、均衡的营养。

《黄帝内经·素问·藏气法时论》中说："五谷为养，五果为助，五畜为益，五菜为充，气味合而服之，以补精益气。""谷肉果菜，食养尽之。"全面概述了粮谷、肉类、蔬菜、果品等几个方面，是饮食的主要内容，并且指出了它们在体内起补益精气的主要作用，人们必须根据需要，兼而取之。

现代营养学把食物分成两大类：一类主要是供给人体热能的，叫热力食品，也叫主食，在我国主要是粮食；另一类是副食，主要是更新、修补人体的组织，调节生理功能的，又叫保护性食品，如豆制品、蔬菜、食油等。主食的种类很多，它们所含氨基酸、维生素、无机盐的种类和数量又互不相同，故不能只用一种粮食作主食，应做到粗细粮合理搭配、干稀搭配。副食中的肉类、蛋类、奶类、鱼类、海产类、豆类和蔬菜等，都能提供丰富的优质蛋白质和人体必需的脂肪酸、磷脂、维生素、钙、磷、镁、碘等重要营养素，对人体健康起着非常重要的作用。但副食在营养上各有长短，也应搭配食用和变换食用。

食物多样是平衡膳食模式的基本原则，2016 年中国营养学会膳食指南专家委员会根据中国居民膳食营养素参考摄入量、我国居民营养与健康状况、食物资源和饮食特点设计理想膳食模式，修订、发布《中国居民膳食指南（2016）》，对我国居民的日常膳食提出了建议（图 7-1），核心内容有以下几个方面。

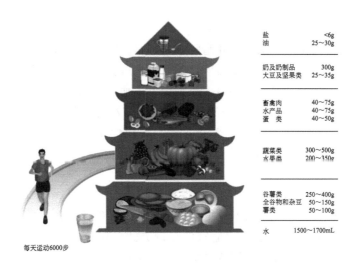

盐	<6g
油	25～30g
奶及奶制品	300g
大豆及坚果类	25～35g
畜禽肉	40～75g
水产品	40～75g
蛋 类	40～50g
蔬菜类	300～500g
水果类	200～350g
谷薯类	250～400g
全谷物和杂豆	50～150g
薯类	50～100g
水	1500～1700mL

每天运动6000步

图 7-1　中国居民平衡膳食宝塔

资料来源：中国营养学会.中国居民膳食指南（2016）.北京：人民卫生出版社，2016.

1. 食物多样，谷类为主

平衡膳食模式是最大程度上保障人体营养需要和健康的基础，食物多样是平衡膳食模式的基本原则。每天的膳食应包括谷薯类、蔬菜水果类、畜禽鱼蛋奶类、大豆坚果类等食物。建议平均每天摄入 12 种以上食物，每周 25 种以上。谷类为主是平衡膳食模式的重要特征，每天摄入谷薯类食物 250～400g，其中全谷物和杂豆类 50～150g，薯类 50～100g；膳食中碳水化合物提供的能量应占总能量的 50% 以上。

2. 吃动平衡，健康体重

体重是评价人体营养和健康状况的重要指标，吃和动是保持健康体重的关键。各个年龄段人群都应该坚持天天运动、维持能量平衡、保持健康体重。体重过低和过高均易增加疾病的发生风险。推荐每周应至少进行 5 天中等强度身体活动，累计 150min 以上；坚持日常身体活动，每天主动身体活动最好 6000 步；尽量减少久坐时间，每小时起来动一动，动则有益。

3. 多吃蔬果、奶类、大豆

蔬菜、水果、奶类和大豆及制品是平衡膳食的重要组成部分，坚果是膳食的有益补充。蔬菜和水果是维生素、矿物质、膳食纤维和植物化学物的重要来源，奶类和大豆类富含钙、优质蛋白质和 B 族维生素，对降低慢性病的发病风险具有重要作用。提倡餐餐有蔬菜，推荐每天摄入 300～500g，深色蔬菜应占 1/2。天天吃水果，推荐每天摄入 200～350g 的新鲜水果，果汁不能代替鲜果。吃各种奶制品，摄入量相当于每天液态奶 300g。经常吃豆制品，每天相当于大豆 25g 以上，适量吃坚果。

4. 适量吃鱼、禽、蛋、瘦肉

鱼、禽、蛋和瘦肉可提供人体所需的优质蛋白质、维生素 A、B 族维生素等，有些

121

也含有较高的脂肪和胆固醇。动物性食物优选鱼和禽类，鱼和禽类脂肪含量相对较低，鱼类含有较多的不饱和脂肪酸；蛋类各种营养成分齐全；吃畜肉应选择瘦肉，瘦肉脂肪含量较低。过多食用烟熏和腌制肉类可增加肿瘤的发生风险，应当少吃。推荐每周吃鱼280~525g，畜禽肉280~525g，蛋类280~350g，平均每天摄入鱼、禽、蛋和瘦肉总量120~200g。

5. 少盐少油，控糖限酒

我国多数居民目前食盐、烹调油和脂肪摄入过多，这是导致高血压、肥胖和心脑血管疾病等慢性病发病率居高不下的重要因素，因此应当培养清淡饮食习惯，成人每天食盐不超过6g，每天烹调油25~30g。过多摄入添加糖可增加龋齿和超重发生的风险，推荐每天摄入蔗糖不超过50g，最好控制在25g以下。水在生命活动中发挥重要作用，应当足量饮水。建议成年人每天7~8杯（1500~1700mL），提倡饮用白开水和茶水，不喝或少喝含糖饮料。儿童少年、孕妇、乳母不应饮酒，成人如饮酒，一天饮酒的酒精量男性不超过25g，女性不超过15g。

6. 杜绝浪费，兴新食尚

勤俭节约，珍惜食物，杜绝浪费是中华民族的美德。按需选购食物、按需备餐，提倡分餐不浪费。选择新鲜卫生的食物和适宜的烹调方式，保障饮食卫生。学会阅读食品标签，合理选择食品。创造和支持文明饮食新风的社会环境和条件，应该从每个人做起，回家吃饭，享受食物和亲情，传承优良饮食文化，树健康饮食新风。

根据中药学的理论，还应注意食物的配伍问题。食物的配伍分协同与拮抗两方面。在协同方面又分相须、相使，在拮抗方面分为相反、相杀、相畏和相恶。

所谓相须，是指同类食物相互配伍使用，可起到相互加强的功效，如百合炖秋梨，共奏清肺热、养肺阴之功效。所谓相使，是指以一类食物为主，另一类食物为辅，使主要食物功效得以加强，如姜糖饮，温中和胃的红糖，增强了温中散寒生姜的功效。所谓相反，是指两种食物合用，可能产生不良作用，如柿子忌茶，白薯忌鸡蛋。所谓相杀，是说一种食物能减轻另一种食物的不良作用。所谓相恶，是指一种食物能减弱另一种食物的功效。所谓相畏，是指一种食物的不良作用能被另一种食物减轻，如扁豆的不良作用（可引起腹泻、皮疹等）能被生姜减轻。

二、五味调和

所谓五味，是指酸、苦、甘、辛、咸。这五种类型的食物，不仅是人类饮食的重要调味品，可以促进食欲，帮助消化，也是人体不可缺少的营养物质。

中医认为，味道不同，作用不同。如酸味有敛汗、止汗、止泻、涩精、收缩小便等作用，像乌梅、山楂、山萸肉、石榴等；苦味有清热、泻火、燥湿、降气、解毒等作用，像橘皮、苦杏仁、苦瓜、百合等；甘味即甜味，有补益、和缓、解痉挛等作用，如红糖、桂圆肉、蜂蜜、米面食品等；咸味有泻下、软坚、散结和补益阴血等作用，如盐、海带、紫菜、海蜇等；辛味有发散、行气、活血等作用，如姜、葱、蒜、辣椒、胡椒等。在选择食物时，必须五味调和才有利于健康，若五味过偏，会引起疾病的发生。

要做到五味调和，一要浓淡适宜；二要注意各种味道的搭配，酸、苦、甘、辛、咸的辅佐，配伍得宜，则饮食具有各种不同特色；三是在进食时，味不可偏亢，偏亢太过，容易伤及五脏，于健康不利。《黄帝内经·素问·五藏生成》中指出："多食咸，则脉凝泣而变色；多食苦，则皮槁而毛拔；多食辛，则筋急而爪枯；多食酸，则肉胝（膕）（zhù）而唇揭；多食甘，则骨痛而发落，此五味之所伤也。"即咸味的东西吃多了，会使血脉凝涩不畅，颜面色泽变为黧黑；苦味的东西吃多了，会损伤肺脏，可使皮肤枯槁无泽、毛发脱落；辣味的食品吃多了，会引起筋脉拘急、指甲枯脆；酸的东西吃多了，会使肌肉失去光泽、变粗变硬，甚至口唇干裂掀揭；多吃甜味食品，能使骨骼疼痛、头发脱落。这是偏嗜五味所造成的伤损。

三、饮食要卫生

俗话说"病从口入"，说明注意饮食卫生的重要性，需谨记"病都是吃出来的"。

我国历来有注意饮食卫生的习惯，大教育家孔子很早就提出了一些食物不宜吃："食饐而餲，鱼馁而肉败，不食。色恶，不食。臭恶，不食。失饪，不食。割不正，不食。……"里面最重要的一条是不吃腐败变质的食物，所谓"食饐而餲"，就是说饮食经久而腐臭；"鱼馁"，是指鱼腐烂，"肉败"是说肉腐败，这样的食品不能吃。怎样判断食品是否变质呢？孔子的办法是观察食品的颜色和气味。"色恶"，是说颜色难看，"臭恶"，是指气味难闻，凡这样的食品都不应该吃，会引起食物中毒。尤其是鱼、肉、蛋、水果、蔬菜等含水分较多的食物，在气候炎热时，在短期内会发臭、发酵、发霉。防止食物腐败的方法很多，方法之一，是采用低温冷冻防腐，因为降低环境温度可以抑制微生物的生长繁殖，降低酶的活性和食品内化学反应的速度。但低温不能杀死微生物，也不能将酶破坏，因此保藏的时间应有一定限制，一般认为不应该超过 3 个月。加工食品须熟透，生熟分开。家里餐具上常会沾染各种细菌、病毒、寄生虫卵，因此，餐具要经常清毒。消毒前，应先将餐具洗净，用热水或碱除去油垢，消毒效果更好。常用的消毒方法有煮沸消毒、蒸汽消毒和"84"消毒液消毒。

食用油脂或含油脂丰富的糕点、饼干、火腿、香肠等食品，在贮存过程中，因受到阳光、金属容器及微生物的作用，会产生一种"哈喇味"，这就是化学上所说的油脂酸败。油脂酸败后不仅会引起食品变味，降低食物本身的营养价值，还会对人体有害，食后会刺激消化道黏膜，使人恶心、呕吐。

报纸、杂志、书上印满了油墨字，油墨中含有多氯联苯，是一种毒性很大的物质。旧报纸、书上还沾有大量致病菌、虫卵和病毒，用来包装食品，会污染食品，影响人体健康。

黄曲霉素是目前世界上公认的强致癌物质，长期摄入含黄曲霉素较多的食物，不仅会发生急慢性中毒，使肝脏纤维变性、出血、坏死，而且能诱发肝癌。预防黄曲霉素污染食品的根本措施是防霉，发现花生、玉米发霉，应立即拣除干净。

土豆发芽后不宜食用，因为土豆中含有龙葵素，是一种对人体有害的生物碱。平时土豆中龙葵素含量极微，一旦土豆发芽，芽眼、芽根变绿的地方龙葵素的含量会急剧升高，若食之，可产生恶心、呕吐、腹痛、腹泻，重者则导致呼吸困难、昏迷。若发芽不严重，可将芽眼挖干净，并削去发绿部分，再放在冷水中浸泡 1h，有毒的龙葵素便溶解在水中；烹调时，再加点醋，烧熟烩烂即可去掉毒素。

四、饮食有节

《黄帝内经·素问·上古天真论》中说："饮食有节……故能形与神俱，而尽终其天年，度百岁乃去。"《千金要方》里亦云："饮食过多则聚积，渴饮过多则成痰。"这些都说明节制饮食对人体的重要意义。相反，若不重视饮食有节，想怎么吃就怎么吃，想什么时候喝，就什么时候喝，就会对健康带来极大危害。

所谓饮食有节，是指饮食要有节制，不能随心所欲，要讲究吃的方法。具体地说，是要注意饮食的量和进食时间。

1. 饮食要适量

吃东西不要太多，也不要太少，要恰到好处，饥饱适中。人体对饮食的消化、吸收、输布、贮存，主要靠脾胃来完成，若饮食过度，超过了脾胃的正常运化食物量，就会产生许多疾病。南北朝时道家著名人物、医药学家陶弘景曾写过这样一首诗："何必餐霞服大药，妄意延年等龟鹤。但于饮食嗜欲中，去其甚者将安乐。""餐霞""服大药"，是当时追求长生不老常用的两种方法，陶弘景这首诗歌劝告世人：何必去追求什么长生不老药，还想靠那些东西益寿延年，寿比龟鹤。只要在饮食嗜好中，改掉那些最突出的毛病，就会给你带来安乐。饮食嗜欲中的"甚者"，饮食过饱就是一甚。

饮食过量，在短时间内突然进食大量食物，势必加重胃肠负担，使食物滞留于肠胃，不能及时消化，影响营养的吸收和输布，脾胃功能也因承受过重而受到损伤。明代万密斋在其所著《万密斋医学全书》中说："要得小儿安，需得三分饥和寒。"意思是说要确保小儿平安健康，就不能给孩子吃得太饱、穿得太暖。过饱不利于健康，但食之太少亦有损于健康，有些人认为吃得越少越好，强迫自己挨饿，由于身体得不到足够的营养，反而虚弱不堪。正确的方法是"量腹节所受"，即根据自己平时的饭量来决定每餐该吃多少。《吕氏春秋·尽数》中说："凡食之道，无饥无饱，是之谓五藏之葆。"无饥无饱，就是进食适量的原则。这样才不致因饥饱而伤及五脏。

2. 饮食应定时

"不时，不食"，是孔子的饮食习惯，即不到该吃饭的时候，就不吃东西。一日三餐，食之有时，脾胃适应了这种进食规律，便会作好消化食物的准备。好吃零食的人，到该吃饭的时候，常会没有饥饿感，勉强塞进些食品，也不觉有何滋味，而且难以消化。对饮食宜定时这一点，《尚书》早就指出"食哉惟时"，意思是，人们每餐进食应有较为固定的时间。这样才可以保证消化、吸收正常进行，脾胃活动时能够协调配合、有张有弛。

中医学认为，一日之中，机体阴阳有盛衰之变，白天阳旺，活动量大，故食量可稍多；而夜晚阳衰阴盛，即待寝息，以少食为宜。因此古人有"早餐好，午餐饱，晚餐少"的名训。清代马齐《陆地仙经》中提到："早饭淡而早，午饭厚而饱，晚饭须要少，若能常如此，无病直到老。"按现代营养学的要求，一日三餐的食量分配比例应该是 3：4：3，即如果一天吃 500g 主食的话，早晚餐各吃 150g，中午吃 200g，这样比较合适。对于体重的影响，"什么时候吃比吃什么还重要"。

强调"按时进食"，不能完全排斥"按需进食"，即想吃时就吃一点，不想多吃就少吃点。我国著名养生学家陶弘景早就指出："不渴强饮则胃胀，不饥强食则脾劳。"意思是，人若不渴而勉强饮水，会使胃部胀满，若不饿时而勉强进食，则会影响脾的消化吸收，使脾胃功能受损。"按需进食"，是适应生理、心理和环境的变化而采取的一种饮食方式。但它不是绝对地"随心所欲"，零食不离口；也不是毫无规律地随意进食，而是于外适应变化的环境，于内适应变化的需要，使饮食活动更符合内在规律。

"接需进食"与一日三餐、按时吃饭的饮食习惯是相辅相成、互为补充的。它们可以适合人们在不同环境中的饮食需要，目的都是让人们的饮食活动变得更科学、对健康更有益。

五、烹调有方

合理的烹调可以使食品色、香、味俱全，不仅增加食欲，而且有益健康。如炒菜时要急火快炒，避免长时间炖煮，要盖好锅盖，防止溶于水的维生素随水蒸气跑掉，也防止在加热情况下，本已容易氧化破坏的维生素 C，再得到充足的氧气供应而加速氧化破坏。在炒菜时，应加一点醋，既可调味，又可保护维生素 C 少受损失。因为维生素 C 是一种还原性物质，在酸性环境中比较稳定，而在中性或碱性环境中加热，很容易氧化成二酮古洛糖酸，失去作用，加醋可以减缓这一氧化过程。

在多种烹调方法中，以蒸对营养素的损失最少，其次是炸，再其次是煎、炒。对营养素破坏最厉害的是煮。不论哪种方法，最好能够做到热力高，时间短，要掌握做菜的火候恰到好处。

在主食方面，煮饭、煮粥、煮豆，皆不要放碱（食用纯碱和食用小苏打），因为碱容易加速维生素 C 以及 B 族维生素的破坏。

中医营养学还主张在食物的制作过程中，应注意调和阴阳、寒热；对老人饮食还提倡温热、熟软，反对黏硬、生冷。

制作中的调和阴阳，是指在助阳食物中，需加入青菜、青笋、白菜根、嫩芦根、鲜果汁以及各种瓜类甘润之品，这样能中和或柔缓温阳食物辛燥太过之偏；而在养阴食物中加入花椒、胡椒、茴香、干姜、肉桂等辛燥的调味品，则可调和或克制养阴品滋腻太过之偏。

制作中的调和寒热，是指体质偏寒的人，烹调时，宜多加姜、椒、葱、蒜等调味；体质偏热的人，则应少用辛燥物品调味，并须注意制作清淡、寒凉的食品，如蔬菜、水果、瓜类。

老年人因脾胃虚弱，烹调时应多加注意。宋代陈直撰著的《寿亲养老新书》中说："老人之食，大抵宜其温热、熟软，忌其黏硬生冷。"黏硬之食难以消化，筋韧不熟之肉更易伤胃，胃弱年高之人，每因此而患病，故煮饭烹食，以及制作鱼、肉、豆之类，均须熟烂方食。

还应注意饭菜宜淡不宜咸，是烹调中要注意的一条原则。食盐是生活中不可缺少的必需品，它对人体的作用一是调味，二是为身体提供维持正常生理代谢功能的钠和氯。但食盐不能多吃，调查表明，吃盐过多，高血压、冠心病、脑出血甚至癌症发病率都明显增高。现代提倡每天 6g 食盐为宜。但也有特殊的时候，如盛夏季节，人们因大量出汗，使体内盐分失去过多时，就要随时注意补充丢失的盐。

六、四时宜忌

元饮膳太医忽思慧所撰《饮膳正要》中说："春气温，宜食麦以凉之；夏气热，宜食菽以寒之；秋气燥，宜食麻以润其燥；冬气寒，宜食黍以热性治其寒。"这段话说明由于四时气候的变化对人体的生理、病理有很大影响，故人们在不同的季节，应选择不同的饮食。

春天，万物复苏，阳气升发，人体之阳气亦随之升发，此时应养阳，在饮食上要选择能助阳的食品，如葱、姜、韭菜等，使聚集一冬的内热散发出来。在饮食品种上，应由冬季的膏粱厚味转变为清温平淡。冬季一般蔬菜品种较少，人体摄取的维生素往往不足，在春季膳食调配上，应多采用一些时鲜蔬菜，如绿色蔬菜春笋、菠菜、芹菜、太古菜等；在动物性食品中，应少吃肥肉等高脂肪食物。《黄帝内经·素问·四气调神大论》中说："逆春气，则少阳不生，肝气内变。"意思是违逆了春天的生气，体内少阳之气就不生发，导致肝气内郁而产生病变。中医还主张："当春之时，食味宜减酸益甘，以养脾气，饮酒不可过多，米面团饼不可多食，致伤脾胃，难以消化。"

夏季酷热多雨，暑湿之气易乘虚而入，人们往往会食欲降低，消化力也减弱，大多数人厌食肥肉和油腻等食物。在膳食调配上，要注意食物的色、香、味以引起食欲，使身体能够得到全面足够的营养。《黄帝内经·素问·四气调神大论》中说："逆夏气，则太阳不长，心气内洞。"意思是说违逆了夏天的长气，体内太阳之气就不旺盛，导致心气内虚和悸动。中医认为，夏季阳气盛而阴气弱，故宜少食辛甘燥烈食品，以免过分伤阴，宜多食甘酸清润之品，如绿豆、西瓜、乌梅等。清代叶志铣编的《颐身集》中指出，"夏季心旺肾衰，虽大热不宜吃冷淘冰雪、密冰、凉粉、冷粥"，否则饮冷无度会使腹中受寒，导致腹痛、呕吐、下利等胃肠疾患，对年老体弱的人尤其重要。夏季食物极易腐烂变质，夏季要注意饮食卫生，不喝生水，生吃瓜果蔬菜一定要洗净。

秋天，气温凉爽、干燥，随着暑气消退，人们食欲逐渐提高，再加上各种瓜果大量上市应特别注意"秋瓜坏肚"，立秋后，不论是西瓜还是香瓜、菜瓜，都不能恣意多吃，否则会损伤脾胃的阳气。《黄帝内经·素问·四气调神大论》中说："逆秋气，则太阴不收，肺气焦满。"意思是说违逆了秋天的收气，体内太阴之气就不得收敛，导致肺热叶焦而胀满。因气候干燥，在饮食的调理上，要注意少用辛燥的食品，如辣椒、生葱等皆要注意。宜食用芝麻、糯米、粳米、蜂蜜、枇杷、甘蔗、菠萝、乳品等柔润食物。明代李梴在《医学入门》中认为"盖晨起食粥，推陈致新，利膈养胃，生津液，令人一日清爽，所补不小"，主张秋季早晨要多喝点粥。

冬天，气候寒冷，虽宜热食，但燥热之物不可过食，以免使内伏的阳气郁而化热。饭菜口味可适当浓重些，有一定脂类。因绿叶蔬菜较少，注意摄取一定量的黄绿色蔬菜，如胡萝卜、油菜、菠菜及绿豆芽等，避免发生维生素 A、维生素 B_2、维生素 C 缺乏症。《黄帝内经·素问·四气调神大论》中说："逆冬气，则少阴不藏，肾气独沉。"意思是说违逆了冬天的藏气，体内少阴之气就不得潜藏，导致肾气衰竭，出现注泄阴冷等症。为防御风寒，在调味品上可以多用些辛辣食物，如辣椒、胡椒、葱、姜、蒜等，也可炖肉、熬鱼、吃火锅。冬季切忌食用黏硬、生冷食物，此类属阴，易伤脾胃之阳。对于体虚、年老之人，冬季是饮食进补的最好时机。《黄帝内经·素问·四气调神大论》告诫人们要"春夏养阳，秋冬养阴"。

七、因人制宜

"因人制宜"是指因人们的年龄、体质、职业不同，饮食应有差异。

1. 不同年龄的饮食要求

胎儿期，是指从受孕到分娩的时期，因胎儿是通过胎盘从母体吸收营养进行物质交换，为使胎儿先天营养充足，此期加强孕妇的膳食营养极为重要。总的饮食要求是以可口清淡、富有营养为佳，不宜过食生冷、燥热、辛辣和油腻的食物。在孕 4～12 周是胎儿神经管及主要内脏器官发育的关键时期。此时如果孕妇的叶酸摄入不足，就可能引起胎儿神经系统发育异常。要多吃富含叶酸丰富的食物，如小白菜、生菜、油菜等蔬菜，还有动物肝肾、豆类、水果、奶制品等。在孕 16～24 周内是胎儿骨骼与大脑迅速发育的关键时期。孕妇要多食用含钙高的食物促进胎儿骨骼发育，如豆制品、奶制品、海产品及多叶的绿色蔬菜。除此之外，还要补充富含DHA的营养素。在孕32～37周，胎儿体内需要贮存的营养素增多，代谢活动也有所增强，需要大量的热量和蛋白质。孕妇可以多增加一些蛋白质，如多吃豆类和豆制品。为了满足大量钙的需要，可以多吃紫菜等海产品。

新生儿期，是指从初生到满月的时期。此时一定要用母乳喂养。母乳中不仅含有孩子所需要的营养物质，而且含有较多的抗体。

婴儿期，是指从满月到1周岁的时期。这个时期的喂养，最好用母乳；若不能喂奶，可采用牛奶或代乳粉，并需要添加辅助食品，如菜汁、蛋黄、水果泥、碎肉等。

幼儿期，是指1～3周岁的时期，食物应以细、烂、软为宜，既不要给幼儿吃油腻食物，也不要给幼儿吃刺激性食品。添加的辅食应该由流质到半流质，再到固体，由少到多，由细到粗。

儿童期，是指从3岁到12岁的时期，在饮食上，营养价值可高一些、精一些，使之充分被消化、吸收、利用；另外，在食量上应有所节制。

青少年生长发育迅速，代谢旺盛，必须全面、合理地摄取营养，并要特别注意蛋白质和热能的补充。应保证足够的饭量，并摄入适量的脂肪。

健康的中年人常用的饮食，一般除正常热量的饮食外，在劳动量增加的情况下，分别考虑给予高热量、高蛋白的饮食。一般认为每天每千克体重需蛋白质1g左右，脂肪为0.5～1.0g，糖类每天约400～600g，其他各种矿物质、维生素主要由副食品予以补充。

老年人的饮食中必须保证钙、铁和锌的含量，每人每天分别需要1g、12mg和12.5mg（男）、7.5mg（女）。人到老年后，体内代谢过程以分解代谢为主，需要及时补充这些消耗，尤其是组织蛋白质的消耗，每天所需蛋白质以每千克体重1g计算。老年人要注意米、面、杂粮的混合混用，并应在一餐中尽量混食，以提高主食中蛋白质的利用价值。

2. 不同体质的饮食要求

对于阴虚体质，应多吃些补阴的食品，如芝麻、糯米、蜂蜜、乳品、甘蔗、蔬菜、水果、豆腐、鱼类等清淡食物，对于葱、姜、蒜、椒等辛味之品则应少吃。

阳虚体质者，应多食些温阳的食品，如羊肉、鸡肉、鹿肉等，在夏日三伏之时，每伏可食附子粥或羊肉附子汤一次，配合天地阳旺之时，以壮人体之阳。

气虚体质者，饮食上要注意补气，药膳"人参莲肉汤"可常食；粳米、糯米、小米、黄米、大麦、山药、大枣，这些都有补气作用，亦应多食之。

血虚体质者，应多食桑葚、荔枝、松子、黑木耳、甲鱼、羊肝、海参等食物，这些食物均有补血养血的作用。

阳盛体质者，平素应忌辛辣燥烈食物，如辣椒、姜、葱、蒜等，对于牛肉、鸡肉、鹿肉等温阳食物宜少食用。可多食水果、蔬菜、苦瓜。酒是辛热上行的，故应戒酒。

血瘀体质者，要多吃些具有活血祛瘀作用的食物，如桃仁、油菜、慈姑、黑木耳等；黄酒可少饮，醋可多食，二者均有活血作用。

痰湿体质者，应多食一些具有健脾利湿、化痰祛痰的食物，如白萝卜、紫菜、海蜇、洋葱、扁豆、白果、赤小豆等，对于肥甘厚味之品则不应多食。

气郁体质者，可少量饮酒，以活动血脉，提高情绪，平素应多食能行气的食物，如佛手、橙子、柑皮、荞麦、茴香菜、香橼、莲藕等。

3. 不同职业的饮食要求

体力劳动者，首先要保证足够热量的供给，热量是体力劳动者能进行正常工作的保证。必须注意膳食的合理烹调和搭配，增加饭菜花样，提高食欲，增加饭量，以满足体力劳动者对热量及各种营养素的需求。还要多吃一些营养丰富的副食以及蔬菜和水果。

脑力劳动者，脑消耗的能量占全身总消耗量的20%，脑需要大量的营养。研究证实，核桃、芝麻、金针菜、蜂蜜、花生、豆制品、松子、栗子等均有健脑补脑的良好功效，可多食。蔬菜水果是钙、磷、铁和胡萝卜素、维生素 B_2、维生素 C 的主要来源，脑力劳动者亦应多食。由于一般脑力劳动者活动量较小，对脂肪和糖的消耗量不大，不宜多食含糖和脂肪过多的食品，否则会造成体脂过多，身体肥胖。

第四节　饮食养生的方法

明代大医药学家李时珍曾说过："饮食者，人之命脉也。"但饮食养生要讲究方式、方法，不光要吃得营养，还要吃得科学。

一、饮食养生方法基本原则

少食：唐代大医学家孙思邈在《千金要方·养性》中指出："善养性者……食欲数而少，不欲顿而多。"认为饱食可结积聚之痰，多饮可酿痰癖之患。提倡养生以少食为佳。

慢食：在美国、日本、土耳其等一些国家，健康与营养学专家努力倡导新的饮食观念："想长寿吗？慢点儿吃。"一口饭嚼30次，一顿饭吃半个小时，可以减肥、美容、防癌、健脑。

素食：是防治文明病的核心措施。营养学家强调，尽量多吃植物性食物（蔬菜、水果、豆类等），少吃动物性食物（肉、鱼、禽蛋、奶制品等），尤其要少吃高脂肪含量的食品，才是健康的饮食方式。

博食：充分体现食物互补的原理。博食是获得各种营养素使营养平衡的保证，《黄帝内经·素问·藏气法时论》中提出的"五谷为养，五果为助，五畜为益，五菜为充"即是博食的思想。

淡食：是指多食蔬菜，少食荤菜，主张薄滋味。唐代医学家孙思邈主张"善养性者，常很少食肉，多食饭"。《吕氏春秋》提出："肥肉厚酒，务以自强，命之曰烂肠之食。"淡食还要有少盐、少油、少糖。

暖食：食宜暖，但暖亦不可太烫口，以热不灼唇、冷不冰齿为宜。食物过热过烫，对消化道主要是物理伤害；烧灼黏膜、烫伤管壁；过食生冷，寒伤脾胃，运化失调，食满腹胀，甚而痛肠无时，导致呕吐、腹泻、痢疾等病。

洁食：不洁可造成食物中毒，引起腹痛、腹泻、下痢、呕吐等，甚至导致细菌性痢疾。洁食包括无尘、无细菌病毒、无污染。

干食：可以增强咀嚼功能，刺激牙周、牙龈的神经末梢，刺激含有抗癌因子的唾液分泌，起到健胃、健脑、美容、抗癌的功效，应经常为之。

稀食：陆游有"养人最是粥"之说。食粥养生自古延续至今，兴盛不衰。牛奶、豆浆、各种煲汤等都是对身体大有裨益的食品。

二、进餐方式与养生

1. 进餐情绪

饭前首先要注意的问题是要有一个好的情绪，情绪好坏直接影响着进食。食欲是人之本能，丧失食欲的人，任何美味佳肴，吃到口里也如同嚼蜡，毫无兴趣。现代医学认为，人的下丘脑有一群专管食欲的神经细胞，叫食欲中枢。食欲中枢在大脑控制之下，依靠胃部的反馈信息进行工作，因此也受人的情绪所制约。当情绪愉快时，吃什么都津津有味。愉快的情绪和兴奋的心情都可使食欲大增，胃肠功能增强；相反，人在愤怒、忧郁或苦闷时，茶不思，饭不想，勉强吃下也难以消化，古人云："食后不可便怒，怒后不可便食。"任何紧张和不安都会破坏食欲，抑制唾液分泌。在进餐时应保持良好安定的环境和舒适愉快的心情，尽量避免不良因素的干扰。利用吃饭的机会争论问题、训斥孩子等，都不符合营养卫生学的要求。首先，要"以乐侑食"，《寿世保元》中说："脾好音声，闻声即动而磨食。"在进食中，听轻快的乐曲，有助于消化吸收。

其次，要选择适宜的进食环境，即安静、整洁，令人心情舒畅。若环境喧闹、脏乱、嘈杂，会影响人的食欲，对消化和健康不利。

最后，要注意在吃饭过程中，不谈论不高兴的事情，不要与人争吵。

2. 进食姿势与速度

坐低凳或蹲着吃饭不符合饮食卫生。原因是胃体受压，食物在食管里不能顺利通过贲门入胃，食管黏膜长期受到机械刺激，容易损伤变性，甚至发生癌变。进餐时应当端坐，上体与大腿应大于 90°，保证食物畅通入胃。

吃饭速度不宜太快，老人和小孩更要慢点。因为进餐速度太快，超过胃部饱满信息向饱腹中枢反馈的速度，饮食就易过量。调查发现，胖人多数都有吃饭过快的习惯。

"细嚼慢咽，益寿延年"，吃饭时细嚼慢咽对健康有利。

人对食物的消化过程，是从口腔开始的。食物进入口腔后，首先牙齿把食物嚼碎，使大块的东西变成碎小的容易吞咽、消化的食糜。人有三对大唾液腺：腮腺、颌下腺和舌下腺。腺体能分泌唾液，正常成人每天约分泌唾液 1.5L，唾液中含有淀粉酶，可以促进食物中的淀粉分解，使之转变成麦芽糖。如果吃饭时狼吞虎咽，不仅食物嚼不烂，而且食物在口腔里停留时间短，来不及起化学变化，吞下去后必然加重胃肠道的负担，有时还会引起打呃。尤其是老年人，他们的牙齿不好，细嚼慢咽更为必要。清代沈子复撰写的《养病庸言》中说："不论粥饭点心，皆宜嚼得极细咽下。"日本医学家从实验中证明，细嚼 30s便能使致癌物质的毒性失灵。其试验方法是：把非常有害的致癌物质放入试管内，把吐出的唾液与之混合在一起，然后取样化验，观察其变化，开始没有发现什么，但当把混有唾液的试管反复摇动 30s 以后，再观察时却发现里面的致癌物质的毒性 80%～100% 都已消失。日本著名肝病专家西冈教授，根据这一试验报告的方法，让大家对含微量致癌物质的食品添加剂、农药、食物霉菌、烧焦的鱼肉，分别进行试验，结果完全一样。试验表明，人们咀嚼食物产生的唾液，具有很强的消毒能力，它能杀死食物中的致癌物质，使其毒性失灵。食物进入口内，必须细嚼 30s 以上，方能达到最佳效果。

在咀嚼时，单侧咀嚼天长日久会造成下颌骨单侧肥大，对侧的牙床也会萎缩，要养成双侧咀嚼的习惯。

3. 食宜专心

"食宜专心"是指吃饭时不可分心。我国古代早有"食不语"及"食勿大言"的训诫。

吃饭不说话，是中国人心目中的美德。若吃饭时喋喋不休、口沫四溅，既不卫生，又妨碍自己或他人进食。倘若进食时，头脑中仍思绪万千，或一边看书报，一边吃饭，注意力没有集中在饮食上，心不在"食"，也不会激起食欲，纳食不香，自然影响消化吸收。

《养生要集》中记载"已劳勿食"，即在十分劳累之后，不要立即进食，应该先稍事休息；"已汗勿饮"，是说大汗后不要立即暴饮，因为此时猛喝水，使血容量急剧增加，加重心脏负担。

三、烟、酒、茶与养生

烟、酒、茶，似乎与人的一生紧密相联，如果没有烟、酒、茶会觉得缺点什么。讲养生，必须研究烟、酒、茶。

1. 戒烟

我国烟草一直保持 7 个"世界第一"：烟叶种植面积第一；烟叶收购量第一；卷烟产量第一；卷烟消费量第一；吸烟人数世界第一；烟草利税第一；死于吸烟相关疾病人数第一。截止到 2015 年，我国约有 3.15 亿人吸烟，成年人中，吸烟比例大约占到了 28%，超过了 1/4。在未成年（13～15 岁）人群中，有大约 11% 的男孩吸烟。

（1）吸烟的危害

根据世界卫生组织的统计，在世界各地每 8s 就有一人死于与吸烟有关的疾病，每年有近 500 万人因吸烟致死。

吸烟对呼吸系统、心血管系统、脑血管系统、消化系统都可造成影响，引发疾病。烟草中的尼古丁可损伤支气管黏膜，影响纤毛运动，形成炎症，使支气管的防御功能下降，易致感染，对慢性阻塞性肺疾病及肺癌的发生发展有促进作用。烟草中的成分还可损伤食管及胃黏膜，与消化道溃疡及肿瘤的发生有一定关系。烟草所产生的物质可损伤血管内皮，形成斑块造成阻塞，严重者可发生猝死，危及生命。

（2）戒烟措施

对于吸烟量不是很大、持续时间不是很长的吸烟者，要有足够的决心和行动力。想抽烟的时候，可以尝试去运动，或者到一些禁止抽烟的场所，也可以含颗糖果、嚼口香糖、吃点小零食，在自己的不断坚持下，往往会有很大的效果。如果吸烟时间比较长，吸烟量比较大，身体对香烟中尼古丁的依赖程度比较深，这个情况下最好是到一些戒烟门诊，接受专业的指导和帮助来完成戒烟。这样做可以降低戒烟过程中戒断反应造成的身体不适，提高戒烟的成功率。

2. 限酒

自古以来我国就有饮酒的习俗。喜怒哀乐都用得上酒，"酒逢知己千杯少"，"闲愁如飞雪，入酒即消融"，直到今天，酒仍然是人们离不开的"朋友"。常言道："无酒不成席。"每逢过年过节，招待亲朋时，沽酒欢叙，可增加情谊和欢乐气氛。

（1）酒的种类

酒为各种粮食与曲或果类酿成的一种饮料，分蒸馏酒（烧酒、白酒）与非蒸馏酒（黄酒、葡萄酒）两大类，都含有酒精（乙醇）。

白酒：主要成分是酒精和水。而酒精既是一种调味品、刺激剂，又是一种能量物质。动物实验证明，酒精（乙醇）化学能的 70% 可被人体利用，即 1g 乙醇可供热能 5kcal。

葡萄酒：除去酒精和水以外（约占 89%～90%），还含有较多量的糖、甘油、蛋白质、有机酸、有机盐和矿物质等。葡萄酒具有轻度的酸味，酸度正接近于人体胃液的酸度

（pH 2～2.5），是蛋白质食品最优良的佐餐饮料。葡萄酒含有丰富的 B 族维生素，但缺乏维生素 C；钾盐、镁盐含量亦很丰富，但磷酸和钙较少。

啤酒：是一种低度发酵酒，每升啤酒可供给热量 400kcal，其中一半来自酒精成分，另一半来自各种糖分。啤酒可刺激胰岛素分泌和糖类代谢，并含有大量 B 族维生素，尤其是维生素 B_1 含量很多。

黄酒：是我国普遍的一种低度饮料，既能去腥，又能作药引，深受人们的喜爱。黄酒有去鱼虾腥味，除膻味的作用。造成鱼虾腥味的是三甲胺等，它能溶解在黄酒的酒精中，加热烹调时，腥味随着酒精而蒸发消失。《本草纲目》上说：诸酒醇不同，唯米酒入药用。所谓入药用，是说在中药里作为药引子。

药酒：指在酒中加入一定量的某种食品以及药物等制成的酒，用来防病健身。如人参酒，可治神经衰弱、疲倦、心悸、气短、阳痿等症；山楂酒，治劳动过度、身体疲倦和妇女痛经等症；枸杞子酒，治肝肾虚损型目暗、视弱、迎风流泪等目疾，并可长肌肉，益面色；红花酒，治疗妇女血虚、血瘀性痛经等；白术酒，可坚齿，使面有光泽，祛病延年。

（2）过量饮酒的危害

酒精对肝脏有直接的毒性作用，吸收入血的乙醇在肝内代谢，引起氧化还原状态的变化，从而干扰脂类、糖类和蛋白质等营养物质的正常代谢，同时也影响肝脏的正常解毒功能。一次性大量饮酒后，几天内仍可观察到肝内脂肪增加及代谢紊乱。长期过量饮酒与脂肪肝、肝静脉周围纤维化、酒精性肝炎及肝硬化之间密切相关。在每天饮酒的酒精量大于 50g 的人群中，10～15 年后发生肝硬化的人数每年约为 2%，肝硬化死亡中有 40% 由酒精中毒引起。

过量饮酒尤其是酗酒（长期大量饮酒）还容易出现营养状况低下。一方面大量饮酒使碳水化合物、蛋白质及脂肪的摄入量减少，维生素和矿物质的摄入量也不能满足机体需要；另一方面大量饮酒可造成上消化道的损伤及肝脏功能损害，从而影响几乎所有营养物质的消化、吸收和转运；加之急性酒精中毒可能引起胰腺炎，造成胰腺分泌不足，进而影响蛋白质、脂肪和脂溶性维生素的吸收和利用，严重时还可导致酒精性营养不良。

（3）饮酒的方法

首先，饮酒宜少而不宜多。因为少量饮酒可使人精神振奋、愉快，解除消极情绪。人在受凉之后或风寒初起时，饮少量酒还可防止感冒的发生和发展。"大寒凝海，惟酒不冰"，说明酒性热，可温通血脉，祛风胜寒。冬天破冰入水，往往先喝上两口白酒，这已成为习俗。林冲雪夜看守草料场，冻得不行才去买酒喝。孕妇产后喝黄酒红糖，可以活血祛瘀逐恶露。酒又是一味历史悠久的药，既可舒筋活血，散寒祛风，又能使人兴奋，使人豪放。酒不宜多喝，饮酒过量往往会发生急性中毒。据研究表明，引起中毒症状的酒精量约为 75～80g，这与酒精在人体血中的浓度有密切的关系。轻者由于高级神经系统大脑皮质受抑制，低级神经中枢失去控制，表现为兴高采烈，口若悬河，滔滔不绝，其辨别力、注意力、记忆力和洞察力变得迟钝，做事效率大大降低。重者，抑制进一步发展，中枢神经麻痹，往往出现沉睡、昏睡等症状，甚至危及生命。据临床观察，饮酒过量发生昏迷超过 12h 以上者，死亡的危险性最大。

其次，饮酒时要慢慢饮，边说边饮；切忌"一饮而尽"，或连喝猛酒。饮酒中间可以随时喝点茶水，加速酒精排泄。据日本《人间医学》报道，日本 90 多岁名画家横山大观的饮酒秘诀——边饮酒边吃豆腐、豆芽等豆制品，是饮酒的良法。报道说，豆类食品中含有丰富的维生素 B_1 和半胱氨酸等，堪称世界上最佳的解酒良药。

还有，饮酒要适时。俗话说"酒落饥肠容易醉"，意思是，人不能在空肚时喝酒，"酒精于肠管之吸收迅速，特以胃空虚未食前饮用时为然，于 $10 \sim 30min$ 后血浓度可达到顶点"（见王筠默《中药药理学》）。一般是在晚餐时，小酌慢斟，恰到好处。

再有，要注意酒后禁忌。一禁"醉以入房"。指酒喝太多后，禁行房事，因酒醉后性行为难以控制，必欲竭其精而后快，会严重损耗人体最宝贵的物质——阳精，且酒后行房事会影响下一代的健康。二禁酒后开车（我国法律已明令禁止）。三禁"大呼叫及大怒，奔车走马……使人五脏颠倒，或致断绝、杀人"。意思是，酒后不可情绪激动，大喊大叫、大怒，也不可从事奔车、走马等剧烈运动。如果再激动，易致肝浮胆横，肝风内动，会发生中风（卒中）等。

最后，要注意酒醉后如何解酒。对已出现言语含糊、举止失态的轻度醉酒者，要立即劝其停止饮酒，并让其饮用茶水或蜂蜜水以醒酒。对步态不稳、哭笑无常的中度醉酒者，一方面让其安静休息，一方面用食醋、白糖解酒（方法是食醋 30mL 加白糖 15g 和少量开水，白糖溶解后，一次饮服），还可频饮淡盐汤。若醉酒者连连作呕，可用生姜一片，置其舌下，有止吐作用。对于昏迷不醒的重度醉酒者，要立即送医院急救。

3. 喝茶养生

茶叶历来被人们视为延年益寿之品，有"灵丹妙药"之效。宋代著名诗人苏东坡有诗说："何须魏帝一丸药，且尽卢仝七碗茶。"卢仝是历史上以喝茶闻名的唐代文人，他在《走笔谢孟谏议寄新茶》一诗中，对饮茶的妙处作了淋漓尽致的描写："一碗喉吻润，两碗破孤闷。三碗搜枯肠，惟有文字五千卷。四碗发轻汗，平生不平事，尽向毛孔散。五碗肌骨清，六碗通仙灵。七碗吃不得也，惟觉两腋习习清风生。"这就是闻名于世、脍炙人口的"卢仝七碗茶"。

我国是世界上产茶最早的国家，是茶的故乡，唐朝陆羽写成的世界上第一部茶叶巨著《茶经》，书中论述了茶的起源、茶的品种、种茶技术、加工方法、烹法、饮法和采制烹饮有关的各种器具等。这部论述茶叶的科学技术专著，传播了茶的知识，不仅对我国茶叶的发展是一个很大的贡献，对世界茶叶的发展也产生深远的影响。中国茶叶的输出，逐渐引起世界饮茶的发展，使茶叶成为世界三大饮料之一。茶不但有很好的疗效，而且功能多，可以防治很多疾病。唐代的医学家陈藏器提出"诸药为各病之药，茶为万病之药"，高度地评价茶对人的保健作用。

（1）茶的养生作用

① 提神醒脑。"北窗高卧鼾如雷，谁遣香茶换梦回"，这是陆游《试茶》中的雅句，茶叶有提神醒脑作用。唐代大诗人白居易，也用"破睡见茶功"的诗句，赞扬茶叶的提神醒脑作用。茶叶中含有咖啡碱，而咖啡碱具有兴奋中枢神经的作用。

② 利尿强心。俗话说的"茶叶浓，小便通。三杯落肚，一利轻松"，是指茶的利尿作用，故饮茶可以治疗多种泌尿系统的疾病，如水肿、膀胱炎、尿道炎等；对泌尿系统结石，茶叶也有一定的排石作用。常喝茶对预防冠心病确有好处。茶叶中所含的咖啡因和茶碱，可直接兴奋心脏，扩张冠状动脉，使血液充分地输入心脏，提高心脏本身的功能。

③ 生津止渴。《本草纲目》中说："茶苦而寒，阴中之阴，沉也，降也，最能降火。火为百病，火降则上清矣。"尤其是在夏天，茶是防暑、降温、除疾的好饮料。

④ 消食解酒。饮茶能去油腻，助消化，逢年过节，加菜食荤，泡饮一杯茶，便容易化腻消食。茶中含有一些芳香族化合物，帮助消化肉类食物。我国边疆一些以肉食为主的少数民族深明此理，他们说："宁可一日无油盐，不可一日无茶饮。"茶叶中的咖啡碱能提

高肝脏对物质的代谢能力，增强血液循环，有利于把血液中的酒精排出体外，缓和与消除由酒精所引起的刺激。酒后泡饮好茶一杯，有助于醒酒和解除酒毒。

⑤杀菌消炎。实验证明，茶叶对大肠杆菌、葡萄球菌以及病毒等都有抑制作用，茶叶中的儿茶素和茶黄素等多酚类物质与病毒蛋白相结合，降低病毒的活性。茶叶浸剂或煎剂，对各型痢疾杆菌皆有抗菌作用，抑菌效果与黄连不相上下。

⑥降压、抗老防衰。茶多酚、维生素C和维生素PP，都是茶叶中所含的有效成分，这些有效成分能降脂、降血压和改善血管功能。茶的抗老防衰作用，是茶叶中含有的维生素E和各种氨基酸等化学成分综合作用的结果。在日本，据说"茶道"人士多长寿，而且气色好、皮肤润，这与他们经常饮茶有密切关系，故日本有人称"茶叶是长生不老的仙药"。茶叶还具备不少保健、医疗作用，坚持经常喝茶，有益于身体健康。

（2）饮茶的方法

喝茶必须讲究方法，懂得科学饮茶。

首先要根据不同的性质、年龄以及工作性质、生活环境等条件，选择不同种类的茶叶，采用不同方式饮用。从体质方面看，身体健康的成年人，饮用红、绿茶均可；老年人则以饮红茶为宜，可间接饮一杯绿茶或花茶，但茶汤不要太浓。对于妇女、儿童来说，一般以淡绿茶为宜，儿童还可提倡晨起以茶漱口。少女经期前后，性情烦躁，饮用花茶可疏肝解郁、理气调经；更年期女性，喝花茶为宜。孕期适当饮用绿茶有好处，因绿茶中含有较多的微量元素锌；产妇临产前，宜饮红茶，如加红糖更好。患有胃病或十二指肠溃疡的患者以喝红茶为好，不宜多喝浓绿茶。有习惯性便秘的，应喝淡红茶。睡眠不好的人，平时应饮淡茶，且注意睡前不能饮茶。对于心动过缓或窦房传导阻滞的冠心患者，可多喝红、绿茶，以利于提高心率。前列腺肥大患者，宜喝花茶。从工作性质来看，体力劳动者、军人、地质勘探者、经常接触放射线和有毒物质的人员，应喝稍浓点的绿茶。

其次，要重视泡茶用水。泉水甘洌，质清味美，饮茶用水以泉水为上。泉水泡茶最佳，江河水又何尝不美。大诗人白居易曾写诗赞赏江河水煮茶，诗曰："蜀茶寄到但惊新，渭水煎来始觉珍。"但江河之水，近市镇和工矿区易受污染，最好到远离市镇和工矿区的地方汲取净水。井水亦可泡茶，有些井水的水质很好。但井水在地层流动中溶解的物质较多，硬度较大，一般属硬水；而且井水不见天日，与空气接触少，水中溶解氧和二氧化碳气体也少，泡茶不够鲜爽，茶圣陆羽说井水泡茶为下。池塘水，水量少而不流动，污染后难以自净，水质较坏，用它泡茶最差。

还有，要选择好的茶具。常用的茶具五花八门，各具特色，但最好的是江苏宜兴紫砂茶壶、江西景德镇的白瓷或者瓷茶杯。在不同的茶具中，即使放入同样质量的茶叶和水，冲泡出来的茶，色、香、味各不相同。

再有，要讲究科学的冲泡方法。饮茶最好用茶壶冲泡，然后再将茶汤倒入茶杯中，不仅有利于茶香的保存，而且还能节省茶叶。用茶杯直接泡茶，容易使茶香散失，茶汤是先浓苦后淡薄，影响饮茶效用。

尽管茶对人体极其有利，但也不是"有百利而无一弊"，若过多或不适当地饮茶往往会带来许多不良后果。如茶叶中的茶碱、鞣酸对胃肠道有刺激，多饮浓茶尤其是空腹饮茶可引起胃部不适、胃痛，诱发和加重胃或十二指肠溃疡。茶叶中的鞣酸有收敛作用，许多严重便秘的年轻人与饮茶过多有关。过多饮茶可引起贫血，在以色列，茶是婴儿的普通饮料，那里的婴儿缺铁性贫血发病率竟高达26%～68%。茶中的鞣酸在肠道内可与铁生成不溶性的鞣酸铁盐，不能被机体吸收利用。由于铁的吸收受到影响，使铁的贮存量降低，久而久之就出现贫血。茶不能同小苏打、安眠药、奎宁、铁剂等药物同时饮用，茶叶中含有大量的鞣酸，可同药物中的蛋白质、生物碱及金属盐等发生化学作用而产生沉淀，影响药物疗效，甚至失效。在临睡前，不宜服用大量浓茶，以免失眠，即使再服镇静药物，也无济于事。

茶浴，实际上是药浴的一种。溶于浴水中的各种茶叶的有效成分，通过皮肤毛细血管的吸收进入体内，有些茶叶有效成分可随蒸汽蒸发，经呼吸道进入体内，协同发挥茶浴作用。现代医学研究认为，用茶水洗浴，有益健康。因茶叶含有鞣酸、咖啡碱和芳香油，可帮助清除污垢与体臭，浴后使人精神爽快，疲劳顿消。茶叶还含有单宁酸和脂多糖，常看电视的人，或长期在烈日下工作的人，经常用茶水洗浴，有助于防御光辐射对皮肤的损害。

（3）常用的养生保健茶

① 人参茉莉花茶。原料：东北五年老参，茉莉花，黄芪，绿茶。制作：水煎，不拘时，代茶饮。功能：补气虚，适用于气短乏力、病后亏虚、倦怠神疲、自汗不已、饮食不香、心悸、口干。

② 酥油茶。原料：酥油（即奶油，系以鲜乳提炼而成）150g，砖茶、精盐适量，牛奶一杯。制作：先把100g酥油、约5g盐及牛奶倒入干净的茶桶内，再倒入约2000mL熬好的茶水，然后用细木棍上下抽打5min，再放入50g酥油，再抽打2min，打好后，倒进茶壶内加热1min（不可煮沸，否则茶油分离，不好喝），代茶饮。饮用时轻轻摇匀，使水、乳、茶、油交融。功能：适用于病后或体弱者常饮，可增加食欲、强健身体、加快康复；老人常饮，可增加体力；产妇多饮可增乳汁，补身体。

③ 乌龙保健茶。原料：乌龙茶4g，槐角24g，冬瓜皮24g，首乌40g，山楂肉20g。制作：乌龙茶置器内，余药用清水煮沸，取汁冲泡，代茶饮。功能：防病保健，常服可健身延年。

④ 乌龙戏珠枣茶。原料：沧州金丝小枣、福建乌龙茶等。制作：将茶滤纸袋直接放入杯中，开水冲泡，代茶饮（市场上有成品出售）。功能：益智安神，适用于胃病、神经衰弱及各种慢性病。

⑤ 刺五加茉莉花茶。原料：刺五加、茉莉花、绿茶等。制作：开水冲泡，不拘时，频频饮（市场上有成品出售）。功能：益智安神，适用于气短乏力、神疲怠倦等症。

⑥ 琴鱼茶。原料：琴鱼10g，绿茶3g。制作：将琴鱼去鳞和内杂，用水洗净，晾干，微炒（不要妙焦），晒干，用瓷瓶收贮。每次用白开水冲泡，加绿茶，代茶饮，日饮一次。功能：开胃和中，解毒养身。

⑦ 蜜糖红茶。原料：红茶5g，蜂蜜、红糖各适量。制作：红茶放保温杯中，沸水冲开，盖好盖浸泡10min，然后调入蜂蜜与红糖，趁热频饮，日饮三剂。饭前饮用。功能：温中养胃，适用于春天由于肝气偏亢，脾胃功能不佳者。

⑧ 二花参麦茶。原料：厚朴花、佛手花、红茶各3g，党参、炒麦芽各6g。制作：将原料捣成粗末，沸水冲泡。不拘时，代茶徐徐饮之。功能：理气止痛，适用于气郁不舒、脘闷腹胀、痰积食滞。

⑨ 甘露茶。原料：橘皮120g，乌药、妙山楂、姜炙川朴、麸炒枳壳各24g，炒谷芽30g，麸炒六神曲45g，茶叶90g。制作：先将橘皮用盐水浸润炒干，碾为粗末，和匀过筛，分装，每袋9g，每次一袋，加鲜姜一片，用开水泡，代茶饮。功能：理气消积，适用于食积停滞引起的脘腹胀闷、不思饮食及水土不服等症。忌生冷、油腻之物。

⑩ 香附川芎茶。原料：香附子、川芎、茶叶各 3g。制作：上药共碾为粗末，沸水冲泡，代茶频饮。功能：疏肝解郁，适用于肝气郁滞所致慢性头痛。

⑪ 绿梅茶。原料：绿茶、绿萼梅各 6g。制作：上二味共用沸水冲泡，代茶频饮。功能：理气止痛，适用于肝胃气痛、两胁胀满、郁闷不舒、食纳减少等症。

⑫ 清音茶。原料：绿茶、红茶、十几味中草药和食用醋、甜味料、芳香油、维生素等。制作：沸水冲泡（市场上有成品出售），代茶频饮。功能：生津利咽、清热提神，对口干舌燥、咽喉不适有不同程度的缓解作用。

四、食后养生

1. 食后漱口

医圣张仲景在《金匮要略》中说："食毕当漱口数过，令牙齿不败口香。"说明饭后要注意口腔卫生，经常做到食后漱口。食后口腔内易残留一些食物残渣，若不及时清除，会发生龋齿、口臭、牙周炎等病症。一日三餐之后，或平时吃甜食后皆须漱口。漱口的方法很多，如水漱、茶漱、津漱、盐水漱、食醋漱、中药泡水漱等，可根据自己的情况，选择使用。

2. 食后摩腹

腹腔内为胃肠所在之处，腹部按摩是历代养生家一致提倡的保健方法之一，尤宜于食后进行。《千金翼方》中说："平旦点心饭讫，即自以热手摩腹，出门庭行五六十步，消息之。"又说："中食后，还以热手摩腹，行一二百步，缓缓行，勿令气急，行讫，还床偃卧，四展手足，勿睡，顷之气定。"这些描述较为全面地论述了进食后摩腹、散步养生的方法。食后摩腹的具体做法是：先搓热双手，然后双手相重叠，置于腹部，用掌心绕脐沿顺时针方向由小到大转摩 36 周，再逆时针方向由大到小绕脐摩 36 周。此种摩法能增加胃肠蠕动，理气消滞，增强消化功能和防治胃肠疾病。

3. 食后散步

俗话说："饭后百步走，活到九十九。"人们对饭后散步的健身方法非常重视。饭后散步，是一种良好的卫生习惯。饭后胃里盛满食物，既不适合剧烈运动，又不适合躺倒睡觉，而适宜做一些从容缓和的活动。如在院里或田野散散步，轻微活动，对消化大有帮助。散步的轻微震动，对内脏器官有良好影响。再加上走路时腹肌前后收缩，膈肌上下运动，对胃肠和肝脾能起到很好的按摩作用，不仅使胃肠蠕动加快，黏膜充血，而且能使消化液分泌旺盛，更好地对食物进行消化，防止发生"积食"。若吃饭后即卧，会使饮食停滞，食后急行又会使血流于四肢，影响消化吸收功能。唯有食后散步，才有利于胃肠蠕动。饭后散步，每次以百步为佳。散步后宜作适当休息。中医认为，食后看书、说话、跳踯、骑马、登高、劳作等各种活动，都是应当避免的。情绪的波动会影响胃肠的正常功能。食后须避免各种精神刺激和情感变化，如愤怒、忧郁、思虑、悲哀、惊恐等。

五、饮食禁忌

现代医学非常重视饮食禁忌，如对肾脏病、心脏病、高血压病、妊娠中毒症等患者，主张减少食盐的摄入，实行"低盐食"。食盐中的钠，能使血管收缩，并能影响血管的通透性，使小血管壁水肿，增加血液流动的阻力，妨碍肾脏的排泄功能，引起血压升高和水的潴留，加重肾脏病、心脏病等患者的病情。

祖国医学对饮食禁忌积累了很多经验，并有系统的理论指导。如对发热患者，要忌辛辣、油腻，如姜、椒、肥肉、酒类等；久病要忌食猪头肉、母猪肉、鹅肉类；胃脘胀满、呕吐、恶心，要少进甜食，如饴糖、砂糖、甘蔗糖；疮痈肿毒患者，应忌羊肉、蟹、虾以及辛辣刺激性食物；凡有出血现象（如鼻血、咯血、吐血、尿血、便血等）的患者，应忌辛辣食物；咳喘痰多的患者，应忌酸涩之物，如杨梅、石榴、樱桃、梅、杏、李、山楂、木瓜等，因为酸能敛津，因而也能聚痰；痢疾后，要忌饱食及甘甜、滑利、生冷、瓜果、动物血等。肥肉有滑肠作用，故大便稀薄者莫多吃；公鸡性热，有热性病的人则不当食；柿子性寒，脾胃虚寒之人不宜食；荔枝热性大，内热较盛的人不宜多吃。

六、喝与养生

除了喝茶、喝酒以外，喝的范围还很广，诸如喝水、喝汤、喝粥、喝饮料等。

1. 喝水

"水是生命之源"，水和食物、阳光一样，都是维持生命的重要条件。李时珍认为"饮食者，人之命脉也"，"水去则营竭"，说明没有水人体就会枯竭。人体内水的含量约占体重的 2/3。机体各组织内水的含量是不同的，血液含水量可达 91%～93%；肌肉含水 75%～80%；骨骼含水最少，约 20%。身体内的水对维持人体生命活动具有极大意义。体内的血液、淋巴液、组织液昼夜不息地循环于全身各处，渗透于组织细胞之间，它们是体内一切水溶性物质的溶剂。无机盐可以在水中电离，形成一定的渗透压，维持正常的酸碱平衡，保证机体新陈代谢的正常进行。水在体内还起着调节体温的作用。身体像一座燃烧的火炉，每昼夜产生的热量可达 2400～2700kcal（1kcal＝4.1868kJ），能把 20 多千克冷水烧开，主要是水的作用，水在体内循环着，把产生的热传送到体表，通过呼吸、出汗、排尿以及蒸发等方式，调节着体温，从而使体温保持在 37℃左右。水是生命的摇篮，人不能离开水。

人尽管需要水，若喝的时候不对，喝的方法不对，也会生毛病，影响健康。

首先，不要喝生水，因为生水有各种各样的细菌及对人体有害的微生物和矿物质，喝了会使人生病；煮开以后，可以杀死细菌，可使有害物质沉淀或失去毒性。

其次，不要等到口渴时才去喝水。口渴时，人体内水分已失去平衡，部分细胞已处于脱水状态。在饭前、饭后半小时和吃饭时都不宜大量喝水，会冲淡唾液、胃液，大大削弱消化液的作用，最后形成消化不良症，影响身体健康。清晨起床后饮一杯水有益健康，由于夜间长时间不补充水，加之显性或非显性排汗及尿液形成等生理性失水，使机体相对缺水，导致血液浓度增高，血流减缓，引起体内代谢废物堆积，此时饮水，有助于消除这种现象。尤其对高血压、脑出血和便秘患者，早饮一杯水更为必要。

还有，不要暴饮，"渴饮过多则成痰癖"。痰癖是一种中医病名。若一口气喝大量的水，血容量就会突然增加，加重心脏的负担，引起某些不适。中国居民平衡膳食宝塔（2016）建议每天应补充 1500～1700mL 的水。

2. 喝咖啡

咖啡是世界上最流行的饮料之一，其营养价值较丰富。据测定，咖啡含脂肪 10%～14%，蛋白质 5%～8%，咖啡因 1.2%～1.8%，还含有碳水化合物、无机盐和多种维生素等。咖啡的最大效应是能提神。疲倦时喝一杯咖啡能使你精神振奋，饭后喝一杯咖啡有助消化，夏季酷热喝一杯凉咖啡可起解渴、防暑的作用。喝咖啡对人体亦有不良影响，尤其是大量喝咖啡时。实验证明，三杯咖啡里面的咖啡精，等于注射一针兴奋剂。饮咖啡两小时后，心脏跳动增快，血压增高。高血压、心脏病患者应戒饮或尽量少饮。饮后觉得胃部不舒服的人，即表示不适合，应戒饮，特别是浓黑咖啡会使胃酸大量分泌，更要慎重，以咖啡来保持精神、勉力工作的人，极易衰老。精力不佳时，要积极休息，不要用喝咖啡的方法来增加精力。

3. 喝汤

汤是开胃良方，许多人喜欢饭前或饭后喝碗汤。汤不仅可以饱口福，而且对人的健康大有裨益，是各种食物中最富营养又最易于消化的品种之一。

汤分清汤、稠汤，可冷吃，可热吃，还可以制成罐头，多种多样。汤的配料比较灵活，鸡、鸭、鱼、肉、蔬菜、水果皆可用来做汤的原料。喝汤不仅有益于健康，还可用来防病、治病。如淋雨后，喝一碗姜汤水，顿觉浑身轻松，不必担心感冒发生。美国的专家对官方三次饮食普查和6万多人的饮食情况进行逐一分析研究，结果表明，营养良好的人正是经常喝汤的人。在这些人的饮食当中，甜食和饮料占的比例很小，而乳制品和汤的比重都大于一般人。

以上讲的是喝汤的好处，怎样喝汤好没有统一标准。从时间上说，广东人喜欢饭前喝，北方人则喜欢饭后喝；有的人喜欢一日三餐有汤，有的人则喜欢中午、晚上喝点汤，这些都要依据具体情况而定。至于汤的内容，更无法统一规定。简单地说，若菜肴丰富，则汤可简单点；若菜较简单，则汤可丰富些，要讲究合理配餐。

4. 喝冷饮

越来越多的人喜欢喝冷饮，尤其是青少年。酷暑盛夏，冷饮成为人们不可缺少的消暑饮料。夏季暑气当令，腠理开泄，出汗很多，常感口渴，适当用些冷饮，可帮助体内散发热量、补充体内丢失的水分、盐类和维生素，能起到生津止渴、清热解暑的作用。但从人体生理特点来讲，因夏季气候炎热，人体气血趋向体表，从而形成阳气在外、阴气内伏的生理状态，此时胃液分泌相对减少，消化功能较低。喝冷饮必须根据年龄、性别、职业不同，对饮料适当选择，即因人服用。如百合绿豆汤，适用于阴虚内热之人饮用；用绿豆、赤小豆、黑豆、黄豆、白扁豆加甘草做成的五豆汤，男女老幼皆宜；夏季腹泻及苦夏之人，宜服乌梅汤，能生津开胃、除烦涩肠。夏季饮料品种繁多，除传统的中药保健冷饮外，还有固体饮料、果汁饮料、强化饮料、汤汁饮料等，例如山楂晶、菠萝晶、酸梅粉等。

但冷饮切忌暴食。清代叶志铣编《颐身集》中说："夏季心旺肾衰，虽大热，不宜吃冷淘冰雪、蜜冰、凉粉、冷粥。"故有谚语说："天时虽热，不可贪凉；瓜果虽美，不可食多。"此外，大汗之后不要过量服用冷饮，因为冷饮服用太多，不仅不能尽快地补充和调节体内盐类和水分的丢失，反而冲淡胃液，降低胃液的杀菌力，易使致病微生物通过胃肠道，患胃肠道疾病。

经常喝冷饮会对健康造成伤害。首先伤脾胃，在冷饮的刺激下血管会因受刺激收缩伤血管；中医讲夏季"养阳"，多喝冷饮损害阳气，导致身体功能下降，体抗力下降，疾病的发生率增高。长期饮用冷饮不仅会影响女性正常的经期，还会导致痛经等一系列问题；因冷饮中常含有糖，经常喝冷饮会导致肥胖。

5. 喝矿泉水

由于世界范围的水质污染日趋严重，使人们对饮用水越来越不放心。矿泉水中含有人体所需的矿物质和对人体有益微量元素，越来越多的人日常选用矿泉水作为补水的来源，天然矿泉水的品种日益增多，销售量迅速上升。天然矿泉水是从地下深处自然涌出的，或者是经人工发掘的、未受污染的地下矿水；含有一定量的矿物盐、微量元素或二氧化碳气体。根据目前我国饮用天然矿泉水国家标准（GB 8537—2018）的规定，作为矿泉水，首先不应含有对人体有害的或有损身体健康的物质，其次，必须含有一定量的对人体有益的微量元素和物质，如锂、锶、锌、偏硅酸、硒、溶解性总固体等界限指标，至少必须有一项达到国家矿泉水标准规定的量值，否则不能称其为矿泉水。

然而从科学角度分析，每种矿泉水的成分不同对人体的作用也不一样。人的身体条件不同，所需微量元素种类和数量也不同，矿泉水所含的微量元素和离子并非对所有人都有益，饮用不当会影响健康。如人体不缺乏微量元素，长期饮用矿泉水，会在血管、细胞内沉积，导致微量元素代谢失调，增加肝肾负担，易产生肾结石、尿道结石及胆结石等。

《本草纲目》中，白开水又名热汤，不仅是日常饮用水，亦可入药。名医孙思邈著《千金翼方》中有《服水》篇。白开水进入人体后可以立即发挥新陈代谢功能，调节体温、输送养分。美国科学家研究发现，煮沸后自然冷却的凉开水最容易透过细胞膜，促进新陈代谢，增进免疫功能，提高机体抗病能力。习惯喝白开水的人，体内脱氧酶活性高，肌肉内乳酸堆积少，不容易产生疲劳。作为长期饮用水，应以白开水为佳。

6. 喝新鲜果汁

营养学家认为，常饮新鲜果汁，不仅可以补充人体所需的各种维生素，还可用来医治某些常见病。但这里所说的果汁，不包括各种水果罐头。罐头中的果汁是经过高温加工的，维生素大部分被破坏，其中还含有对人体有害的防腐剂，远没有新鲜果汁富含营养。

可直接取汁的水果品种较多，如椰子、西瓜、柑、橘、橙、柚、葡萄等，都是比较容易取汁的水果。用新鲜水果直接制取的天然果汁，基本保留了鲜果的营养成分，不添加任何外来物质，经常饮用有助于防病、美容和增进健康。

7. 喝鲜菜汁

营养专家们提倡大量吃种类多样的绿叶蔬菜，每种菜都有对人体特殊的益处。但蔬菜中的各种维生素，一经受热，或多或少都会损失，科学的吃法应该是生食。当新鲜蔬菜榨汁后，可与鲜果汁或其他鲜菜汁调和饮用，减弱蔬菜特有的异味并适应消费者不同口味的要求。要调酸可取柠檬汁、番茄汁；调甜可加蜂蜜、哈密瓜汁等。饮用鲜菜汁可避免传统烹调方式对维生素的破坏。

家庭制作菜汁，取汁的原料尽量选用新鲜蔬菜，现做现用。制作时，要充分洗涤干净，且最好去皮后再进行取汁。取汁时应针对蔬菜的特点因物制宜，纤维比较硬的蔬菜，像芹菜、萝卜、胡萝卜等，要事先切碎后，再用布包起来拧搅。由于所有的蔬菜都有它本身的特殊风味，有些品种若不调味，常难以下咽。调味料，最好用果汁，既可以保持蔬菜、水果的天然风味，营养成分又不会受到破坏。比如增加甜味，除用蜂蜜和糖，还可以选用甜度比较高的苹果汁、梨汁等。

现在市场上出售的品类繁多的破壁料理机，是现代居家保健、养生首选家电产品。多功能的破壁料理机，不仅可以做蔬果汁、沙冰，还可以加热做豆浆、鱼汤、药材汤、粥品等，为人们的养生、保健带来极大的方便。

8. 喝保健饮料

以下介绍一些具有传统药膳功能的饮料。

① 二汁饮。原料：鲜藕、白梨等量。制作：洗净，分别榨汁，混合后饮用。每次服一盏，日服 2～3 次。功能：清热凉血，生津止渴，适用于口干舌燥、内有积热等症。

② 二红煎。原料：胡萝卜200g，大枣12g。制作：上述二料加水三碗，煮取一碗。日制一剂，随意饮用。功能：理肺脾之气，止咳，健身。

③ 三豆饮。原料：赤小豆、绿豆、黑豆各 100g，白糖适量。制作：三豆洗净，同入砂锅内水煎，煮烂，调入白糖，作饮料频饮。功能：清热利水，健康人饮用可强身健体，消脂减肥。

④ 三汁饮。原料：麦冬 10g，生地 15g，藕 200g。制作：三味洗净，后二味切片；麦冬、生地置一锅内，藕放另一锅内，分别加水，烧沸，文火煎；前者煎 20min，后者煎 30min，取汁混合，酌加白糖，代茶饮，不拘次数。功能：生津润燥，适用于咽干口燥。

⑤ 丁香蜜米饮。原料：丁香 2g，陈皮 3g，蜂蜜、米饮各适量。制作：温水浸泡丁香、陈皮，以浸透为度，大火煮沸，小火煮 15min 后取汁，调入蜂蜜、米饮。每服 5～10mL，日服 4～5 次。功能：暖脾胃，补气虚，用于脾胃气虚所致饮食减少、倦怠、无力、气短等症。

⑥ 生津滋胃饮。原料：绿豆 15g，鲜青果 20 个，竹叶 3g，橙子 1 个。制作：鲜青果去核，橙子带皮切碎，与绿豆、竹叶同置锅内，加水 750mL，煎煮 1h，静置片刻，取上部清汁随意温服。功能：生津止渴，清胃除烦，适用于口中干渴、食少气逆、胸膈烦热等症。

9. 喝粥

喝粥是我国传统的饮食习惯，民间有"稀粥烂饭将养"的说法，即是指粥的营养作用。

粥，一般以五谷杂粮为原料，合水熬制而成。谷类多含有蛋白质、脂肪、糖类、多种维生素和矿物质等营养物质，经慢火久熬之后，质地糜烂稀饮，甘淡适口，很容易被消化吸收。大医学家李时珍所说："每日起，食粥一大碗……最为饮食之妙诀也。"

粥熬好后，上面浮着一层细腻、黏稠、形如膏油的物质——"米油"，俗称粥油，具有补中益气、健脾和胃的作用。清代赵学敏撰《本草纲目拾遗》中记载，米油"黑瘦者食之，百日即肥白，以其滋阴之功，胜于熟地，每日能撇出一碗，淡服最佳"。喝粥还可以治病，成为人们祛病延年的饮食疗法。南京中医药大学已故老教授邹云翔，每逢诊治老年人高血压病时，常嘱患者多吃荷叶粥，以之降血压，疗效颇佳。清代名医王士雄在《随息居饮食谱》中认为"米油可代参汤"，称它和人参一样具有大补元气的作用。"粥饮为世间第一补人之物……病人、产妇，粥养最宜。"用喝粥进行养生保健、治疗疾病的方法是我国传统的"粥疗"。

我国中医认为，医食同源，药食同用，以食物供药用者很多，如龙眼、山药、桑葚、山楂等，既可食用，又能入药，难以严格区分。选择具有滋养强壮的中药同米煮粥服食，可以用来补益身体，增强体质，达到延年益寿的目的。如用山药和大米共同煮制而成的粥，具有补中益气、健脾止泻、益肺固精、生长肌肉等功用，主治糖尿病、肠炎、消化不良等症，经常食用可治疗上述疾病，且有益寿延年的作用。宋代大诗人陆游，对于食粥养生有着深刻的认识，他曾经写诗赞誉喝粥的好处："世人个个学长年，不悟长年在目前，我得宛丘平易法，只将食粥致神仙。"足见诗人深知食粥之妙。养生长寿，祛病延年的方法有许多，简便易行、行之有效的粥疗是其中之一。

下面介绍一些常用的粥类。

① 大枣粥。原料：大枣 10～15 个，粳米 100g。制作：加水，二者一起煮。功能：补气血、健脾胃，对于胃虚食少、脾虚便溏、气血不足以及血小板减少、贫血、慢性肝炎、营养不良有较好疗效。

② 大蒜粥。原料：紫皮大蒜 30g，粳米 100g。制作：将大蒜去皮后放沸水中煮 1min

后捞出，然后将粳米放入煮蒜水中煮成稀粥，再将蒜重新放入粥内同煮为粥。功能：暖脾胃，行气滞，降血压，止痢，对饮食积滞、脘腹冷痛、泄泻痢疾有较好疗效。

③ 山药粥。原料：干山药片 45～60g，或鲜山药 100～120g，粳米 100～150g。制作：将山药洗净切片，同粳米共煮粥。功能：补脾胃，滋肺肾，可用于脾虚腹泻、慢性久痢、虚劳咳嗽、食少体倦以及老年性糖尿病等症。

④ 木耳粥。原料：黑木耳 30g，粳米 100g，大枣 3～5 枚，冰糖适量。制作：先将木耳浸泡半天，用粳米、大枣煮粥，待煮沸后，加入木耳、冰糖同煮为粥。功能：润肺生津，滋阴养胃，益气止血，补脑强心，适用于中老年人体质衰弱、虚劳咳嗽、痰中带血以及慢性便血、痔疮出血等症。

⑤ 牛乳粥。原料：粳米 100g，新鲜牛奶 250g。制作：先以粳米煮粥，待粥将熟时，加入牛奶同煮成粥。功能：补虚损，润五脏，益老人，适用于中老年人体质衰弱、气血亏损、病后虚羸、口干作渴以及反胃噎膈、大便燥结等症。

⑥ 生姜粥。原料：鲜生姜 6～9g，粳米或糯米 100～150g，大枣 2 枚。制作：将生姜切为薄片或细粒，同米、大枣同煮为粥。功能：暖脾胃，散风寒，适用于脾胃虚寒、反胃羸弱、呕吐清水、腹痛泻泄、感受风寒、头痛鼻塞，以及慢性气管炎、肺寒喘咳等病症。

⑦ 玉米粉粥。原料：玉米粉适量，粳米适量。制作：将玉米粉冷水调和，待粳米粥煮沸后，调入玉米粉同煮为粥。功能：益肺宁心，调中开胃，适用于高脂血症、冠心病、心肌梗死、动脉粥样硬化等心血管系统疾病以及癌症的防治。

⑧ 白茯苓粥。原料：白茯苓 15g，粳米 100g。制作：将白茯苓磨成细粉，每次取茯苓粉 15g 左右，同粳米煮粥。功能：健脾益胃、利水消肿，适用于脾虚泻泄、小便不利、水肿、肥胖症、老年性浮肿。

⑨ 白扁豆粥。原料：白扁豆 60g，粳米 100g。制作：二者同煮为粥。功能：健脾养胃，利湿止泻，适用于脾胃虚粥、食少呕逆、慢性久泻、烦渴等症。

⑩ 百合粉粥。原料：干百合 30g，粳米 100g，冰糖适量。制作：将干百合研粉，同粳米煮粥，加适量冰糖调味。功能：润肺止咳，养心安神，适用于慢性气管炎、肺热或肺燥干咳、涕泪过多、热病恢复期余热未消、精神恍惚、坐卧不安、妇女更年期综合征。

⑪ 羊肉粥。原料：新鲜精羊肉 150～250g，粳米适量。制作：将羊肉洗净，切成块，同粳米煮粥。功能：益气血，补虚损，暖脾胃，适用于阳气不足、气血亏损、体弱羸瘦、中虚反胃、恶寒怕冷、腰膝酸软等。

⑫ 苏子粥。原料：苏子 15～20g，粳米 50～100g，冰糖适量。制作：将苏子捣烂如泥，同水煎取浓汁，去渣，入粳米、冰糖，同煮为稀粥。功能：止咳平喘、养胃润肠，适用于急慢性气管炎、咳嗽多痰、胸闷气喘、大便干结。

⑬ 芹菜粥。原料：芹菜连根 120g，粳米 250g。制作：将芹菜洗净切碎，同粳米煮粥。功能：清肝热，降血压，适应用高血压病、肝火头痛、眩晕目赤等。

⑭ 鸡汁粥。原料：取 1500～2000g 母鸡一只，粳米 100g。制作：将母鸡宰杀，去毛和内脏，冲洗干净，浓煎取汁，以原汁鸡汤分次同粳米煮粥；先用旺火煮沸，再改用微火煮到粥稠即可。功能：滋养五脏、补益气血，适用于年老体弱、病后羸瘦、气血亏损所引起的一切衰弱病症。

⑮ 赤小豆粥。原料：赤小豆适量，粳米 100g。制作：将赤小豆浸泡半日后，同粳米煮粥。功能：健脾益胃，利水消肿，适用于大便稀薄、水肿病、脚湿气、肥胖病。

⑯ 砂仁粥。原料：砂仁细末 3～5g，粳米 100g。制作：先将粳米煮粥，待粥煮成后调

入砂仁末，再煮一二沸即可。功能：暖脾胃、助消化、调中气，适用于消化不良，脘腹胀满、食欲不振、气逆呕吐、脾胃虚寒性腹痛、泻痢。

⑰ 胡萝卜粥。原料：新鲜胡萝卜适量，粳米 250g。制作：将胡萝卜切碎，同粳米煮粥。功能：健胃、补脾、助消化，适用于食欲不振或消化不良、皮肤干燥症、夜盲以及高血压等。

⑱ 莲子粉粥。原料：莲子适量，粳米 100g。制作：将莲子煮熟后，切开，去壳，晒干；磨粉备用。每次取莲子粉 15～20g，同粳米煮粥。功能：养心、益肾、补脾、涩肠、抗老，适用于年老体弱、多梦失眠、慢性腹泻、夜间多尿及心悸者。

第五节　古代饮食养生文献选读

五　味

阴之所生，本在五味；阴之五宫，伤在五味。是故味过于酸，肝气以津，脾气乃绝。味过于咸，大骨气劳，短肌，心气抑。味过于甘，心气喘满，色黑，肾气不衡。味过于苦，脾气不濡，胃气乃厚。味过于辛，筋脉沮弛，精神乃央。是故谨和五味，骨正筋柔，气血以流，腠理以密，如是则骨气以精。谨道如法，长有天命。（《黄帝内经·素问·生气通天论》）

[译文]阴精的化生，来源于饮食五味，储藏阴精的五脏，因五味而受伤。饮食过于酸，会使肝气津溢而亢盛，从而导致脾气衰竭。饮食过于咸，会使骨骼损伤，肌肉短缩，心气抑郁。饮食过于甜，会使心气滞闷不宣，气逆作喘，面色发黑，肾气失于平衡。过食苦味，使脾气过燥而不濡润，从而使胃气壅滞而生胀闷。饮食过辛，会使筋脉衰败而弛缓，精神遭受损伤。因此，谨慎地调和五味，会使骨骼强健，筋脉舒柔，气血通畅，腠理致密，像这样，骨气精强有力。如能重视养生之道，并且依照正确的方法加以施行，就会长久享有天赋的寿命。

五　宜

肝色青，宜食甘，粳米、牛肉、枣、葵皆甘。心色赤，宜食酸，小豆、犬肉、李、韭皆酸。肺色白，宜食苦，麦、羊肉、杏、薤皆苦。脾色黄，宜食咸，大豆、豕肉、栗、藿皆咸。肾色黑，宜食辛，黄黍、鸡肉、桃、葱皆辛。辛散，酸收，甘缓，苦坚，咸软。毒药攻邪，五谷为养，五果为助，五畜为益，五菜为充。气味合而服之，以补精益气。此五者，有辛、酸、甘、苦、咸，各有所利，或散、或收、或缓、或急、或坚、或软，四时五脏，病随五味所宜也。（《黄帝内经·素问·藏气法时论》）

[译文]肝合青色，肝有病则面色青，适宜食甘味，如粳米、牛肉、枣、葵菜都是属于甘味的。心合赤色，心有病则面色红，适宜食酸味，如小豆、狗肉、李子、韭菜都是属于酸味的。肺合白色，肺有病则面色白，适宜食苦味，如小麦、羊肉、杏、野蒜都是属于苦味的。脾合黄色，脾有病则面色黄，适宜食咸味，如大豆、猪肉、栗子、豆叶都是属于咸味的。肾合黑色，肾有病则面色黑，适宜食辛味，如糯小米、鸡肉、桃、葱都是属于辛味的。五味的功用，辛味能发散，酸味能收敛，甘味能缓急，苦味能坚燥，咸味能软坚。凡是毒药都可用来攻治病邪，谷物作为营养生命的食品，瓜果作为辅助营养的食品，牲畜

作为滋补的食品，蔬菜作为补充营养的食品，这五类食物，各有辛、酸、甘、苦、咸的不同味道，对脏腑起着补益的作用不同，或发散，或收敛，或缓和，或急速，或坚固，或软化等作用，应根据春、夏、秋、冬四季的不同和五脏之气的偏盛偏衰等具体情况，恰当地选择利于药物食品的五味属性。

五入与五禁

五味所入：酸入肝，辛入肺，苦入心，咸入肾，甘入脾，是谓五入。

五味所禁：辛走气，气病无多食辛；咸走血，血病无多食咸；苦走骨，骨病无多食苦；甘走肉，肉病无多食甘；酸走筋，筋病无多食酸。是谓五禁，无令多食。（《黄帝内经·素问·宣明五气》）

[译文] 五味入胃之后，各归其所喜入的脏腑：酸味先入肝，辛味先入肺，苦味先入心，咸味先入肾，甜味先入脾。这就是各随其所喜而入五脏。

五味所禁：辛味损耗气，气虚不可多食辛味，咸味走血，血病不可多食咸味；苦味走骨，骨病不可多食苦味；甜味走肉，肉病不可多食甜味；酸味走筋，筋病不可多食酸味。这就是五味的禁忌，不可使之多食。

五　　禁

五禁：肝病禁辛，心病禁咸，脾病禁酸，肾病禁甘，肺病禁苦。（《黄帝内经·灵枢·五味》）

[译文] 五脏之病对五味各有禁忌：肝病应禁忌辛味，心病应禁忌咸味，脾病应禁忌酸味，肾病应禁忌甘味，肺病应禁忌苦味。

热食，养生之要法

凡食，先欲得食热食，次食温暖食，次冷食。食热暖食讫，如无冷食者，即吃冷水一两咽甚妙。若能恒记，即是养生之要法也。

凡食，欲得先微吸取气，咽一两咽乃食，主无病。

真人言热食伤骨，冷食伤藏，热物灼唇，冷物痛齿。食讫踟蹰长生，饱食勿大语，大饮则血脉闭，大醉则神散。

春宜食辛，夏宜食酸，秋宜食苦，冬宜食咸，此皆助五藏，益血气，辟诸病。食酸、咸、甜、苦，即不得过分食。

春不食肝，夏不食心，秋不食肺，冬不食肾，四季不食脾，如能不食此五藏，尤顺天理。

故人不要夜食，食毕但当行中庭如数里可佳。饱食即卧生百病，不消成积聚也。食欲少而数，不欲顿多难消，常如饱中饥，饥中饱。

故养性者，先饥乃食，先渴而饮。恐觉饥乃食，食必多；盛渴乃饮，饮必过。食毕当行，行毕使人以粉摩腹数百过，大益也。

青牛道士言，食不欲过饱，故道士先饥而食也。饮不欲过多，故道士先渴而饮也。食毕行数百步，中益也。暮食毕行五里许乃卧，令人除病。

凡食，欲得恒温暖，宜入易消，胜于习冷。

凡食，皆热胜于生，少胜于多。（［南北朝］陶弘景《养性延命录》）

饮食要言

言语既慎，仍节饮食。是以善养性者，先饥而食，先渴而饮，食欲数而少，不欲顿而多，则难消也。常欲令如饱中饥，饥中饱耳。盖饱则伤肺，饥则伤气，咸则伤筋，酸则伤骨。故每学淡食，食当熟嚼。使米脂入腹，勿使酒脂入肠。人之当食，须去烦恼。如食五味，必不得暴嗔，多令人神惊，夜梦飞扬。每食不用重肉，喜生百病。常须少食肉，多食饭，及少菹菜，并勿食生菜、生米、小豆、陈臭物，勿饮浊酒。食面使塞气孔。勿食生肉，伤胃，一切肉惟须煮烂，停冷食之。食毕当漱口数过，令人牙齿不败，口香。热食讫，以冷酢浆漱口者，令人口气常臭，作䘌齿病，又诸热食咸物后，不得饮冷酢浆水，喜失声成尸咽。凡热食汗出勿当风，发痉头痛，令人目涩多睡。每食讫，以手摩面及腹，令津液通流。食毕当行步踌躇，计使中数里来。行毕，使人以粉摩腹上数百遍，则食易消，人益人，令人能饮食，无百病，然后有所修为为快也。饱食即卧，乃生百病，不消成积聚。饱食仰卧成气痞，作头风。触寒来者，寒未解食热，成刺风。人不得夜食，又云夜勿过醉饱。食物精思。为劳苦事，有损余，虚损人。常须日在巳时食讫，则不须饮酒，终身无干呕。……每十日一食葵，葵滑，所以通五藏拥气，又是菜之主，不用合心食之。（〔唐〕孙思邈《千金要方·道林养性》）

饮食论

饮食者，所以资养人之血气。血则荣华形体，气则卫护四肢。精华者，为髓为精；其次者，为肌为肉。常时不可待极饿而方食，候极饱而撤馔，常欲如饥中饱，饱中饥。青牛道士云："人欲先饥而后食，先渴而后饮。不欲强食强饮，又不欲先进热食而随餐冷物，必冷热相攻而为患。凡食，先热食，次温食，方可以餐冷食也。凡食，太热则伤胃，太冷则伤筋。虽热，不得灼唇；虽冷，不得冻齿。"凡食，温胜冷，少胜多，熟胜生，淡胜咸。凡食，热汗出，勿洗面，令人失颜色，面上如虫行。食饱，沐发则头风。凡所好之物，不可偏耽，耽则伤而生疾；所恶之物，不可全弃，弃则藏气不均。是以天有五行，人有五藏，食有五味。故肝法木，心法火，脾法土，肺法金，肾法水。酸纳肝，苦纳心，甘纳脾，辛纳肺，咸纳肾。木生火，火生土，土生金，金生水，水生木。木制土，土制水，水制火，火制金，金制木。故四时无多食所生并所制之味，皆能伤所生之藏也。宜食相生之味，助王气也。五藏不伤，五气增益，饮食合度，寒暑得宜，则诸疾不生，遐龄自永矣。（〔宋〕蒲虔贯《保生要录》）

孔子饮食箴言

食不厌精，脍不厌细。食饐而餲，鱼馁而肉败，不食。色恶，不食。臭恶，不食。失饪，不食。不时，不食。割不正，不食。不得其酱，不食。肉虽多，不使胜食气。惟酒无量，不及乱。沽酒市脯，不食。不撤姜食，不多食。（《论语·乡党》）

[译文] 粮食不嫌舂得精，鱼肉不嫌切得细。粮食霉烂发臭，鱼肉腐烂变质，不吃。食物颜色难看，不吃。气味难闻，不吃。烹调不当，不吃。不到该吃食的时候，不吃。不是按一定的方法切割的肉，不吃。没有一定的调味的酱醋，不吃。席上的肉虽多，但吃的不超过主食。只有酒没有限量，却不至醉。买来的酒和肉干，不吃。吃完了，姜不撤除，但不多吃。

饮食六要

爱食者多食：生平爱食之物，即可养身，不必再查《本草》。春秋之时并无《本草》，孔子性嗜姜，即不撤姜食，性嗜酱，即不得其酱不食，皆随性之所好，非有考据而然。孔子于姜酱二物，每食不离，未闻以多致疾。可见性好之物，多食不为祟也。但亦有调剂君臣之法，不可不知。肉虽多，不使胜食气。此即调剂君臣之法。肉与食较，则食为君肉为臣，姜、酱与肉较，则又肉为君而姜、酱为臣矣。虽有好不好之分，然君臣之位不可乱也。他物类是。

怕食者少食：凡食一物而凝滞胸膛，不能克化者，即是病根，急宜消导。世间只有瞑眩之药，岂有瞑眩之食乎？喜食之物，必无是患，强半皆所恶也。故性恶之物，即当少食，不食更宜。

太饥勿饱：欲调饮食，先匀饥饱。大约饥至七分而得食，斯为酌中之度，先时则早，过时则迟。然七分之饥，亦当予以七分之饱。如田畴之水，务与禾苗相称，所需几何，则灌注几何，太多反能伤稼。此平时养生之火候也。有时迫于繁冗，饥过七分而不得食，遂至九分十分者，是谓太饥。其为食也，宁失之少，勿犯于多，多则饥饱相搏，而脾气受伤，数月之调和，不敌一朝之紊乱矣。

太饱勿饥：饥饱之度，不得过于七分是已。然又岂无饕餮太甚，其腹果然之时？是则失之太饱。其调饥之法，亦复如前，宁丰勿啬。若谓逾时不久，积食难消，以养鹰之法处之，故使肌肠欲绝。则似大熟之后，忽遇奇荒。贫民之饥可耐也，富民之饥不可耐也，疾病之生多由于此。从来善养生者，必不以身为戏。

怒时哀时勿食：喜怒哀乐之始发，均非进食之时。然在喜乐犹可，在哀怒则必不可。怒时食物易下而难消，哀时食物难消亦难下，俱宜暂过一时，候其势之稍杀。饮食无论迟早，总以人肠消化之时为度。早食而不消，不若迟食而即消。不消即为患，消则可免一餐之忧矣。

倦时闷时勿食：倦时勿食，防瞌睡也。瞌睡则食停于中，而不得下。烦闷时勿食，避恶心也。恶心则非特不下，而呕逆随之。食一物，务得一物之用，得其用则受益，不得其用，岂止不受益而已哉！（［清］李渔《闲情偶记·颐养部·调饮啜第三》）

长寿者多不饮酒

张本斯《五湖漫闻》云：余尝于都太仆坐上，见张翁一百十三岁，普福寺见王瀛洲一百三十岁，毛间翁一百三岁，杨南峰八十九岁，沈石田八十四岁，吴白楼八十五岁，毛砺庵八十二岁。诸公至老精敏不衰，升降如仪，问之皆不饮酒。若文衡翁、施东冈、叶如岩，蠢耄动静与壮年不异，亦不饮酒，此见酒之不可以沉湎也。（［明］江瓘《名医类案》卷二《颐养》）

第七章
运动养生法

运动养生是"运动"和"养生"两词的有机组合，指采取身体运动、体育锻炼的方式，摄养生命，实现维护健康、增强体质、延年益寿的养生方法。运动是形式，养生是目的。运动起源于人类原始的生存和发展本能，从距今 300 万年前旧石器时代，到高度发达的现代社会，以至将来，运动始终都是人类不可缺少的最基本的生存与发展本能之一。

我们的祖先很早就认识到宇宙生物界，特别是人类的生命活动具有运动的特征，因而积极提倡运动保健。早在春秋战国时期，就已经出现体育运动被作为健身、防病的重要手段，如《庄子·刻意》云："吹呴呼吸，吐故纳新，熊经鸟申，为寿而已矣。此道引之士，养形之人，彭祖寿考者之所好也。"说明当时用道引（现称为"导引"）等方法运动形体来养生的人，已经为数不少。《吕氏春秋》中更明确指明了运动养生的意义："流水不腐，户枢不蠹，动也。形气亦然，形不动则精不流，精不流则气郁。"用流水和户枢为例，说明运动的益处，并从形、气的关系上，明确指出不运动的危害。动则身健，不动则体衰。《黄帝内经》也很重视运动养生，提倡"形劳而不倦"，反对"久坐""久卧"，强调应"和于术数"。所谓"术数"，王冰注释说"术数者，保生之大论"，即指各种养生之道，也包括各种锻炼身体的方法在内。后汉三国时期，名医华佗创编了"五禽戏"，模仿虎、鹿、熊、猿、鸟五种动物的动作做体操，其弟子吴普按照"五禽戏"天天锻炼，活到 90 多岁还耳目聪明、牙齿完好。"五禽戏"的出现，使中医健身术发展到一个崭新的阶段，为以后其他运动保健形式的出现，开辟了广阔的前景。在我国流传极广的太极拳，是明末退役武将陈王廷根据民间拳术总结、创编出来的拳经 32 势。清代养生学家曹庭栋创"卧功、坐功、立功三项"，作为简便易行的导引法，以供老年锻炼之用。

古人非常重视运动保健。"动则不衰"是中华民族养生、健身的传统观点，同现代医学"生命在于运动"的认识完全一致。运动可以提高身体新陈代谢，使各器官充满活力，推迟向衰老变化的过程，尤其是对心血管系统，更是极为有益。法国医生蒂索曾说："运动就其作用来说，几乎可以代替任何药物，但是世界的一切药品并不能代替运动的作用。"适度的体育运动，可以使生活和工作充满朝气蓬勃的活力和轻松愉快的乐趣；可以帮助建立生活的规律和秩序，提高睡眠的质量，保证充足的休息，提高工作效率；可以提高人体的适应和代偿功能，增加对疾病的抵抗力……运动可以使人健全体魄、防病防老、延长寿命。国外有人说"运动是健康的源泉"，同我国清代教育家颜习斋所说的"养生莫善于习动""一身动则一身强"的观点完全一致。

第一节　运动养生的意义

运动是健康长寿之本。其理论依据，主要有以下几点。

1. 动以养形

明代龚廷贤撰著的《寿世保元》说："养生之道，不欲食后便卧及终日稳坐，皆能凝结气血，久则损寿。"说明运动能够促进气血畅达，增强抗御病邪能力，提高生命力，著名医家张子和强调"惟以血气流通为贵"。人体运动主要围绕肩、腰、髋、膝、踝等关节来进行，且每一处关节都分布有若干肌群，经常运动，既能消除脂肪，又能增强肌肉的力量。经常从事体育锻炼，还可提高青少年的身高和其他生理功能。

2. 运动可增强脾胃功能

华佗指出："动摇则谷气得消，血脉流通，病不得生。"说明运动有强健脾胃的功能，促进饮食的消化输布。而脾胃健旺，气血生化之源充足，才能健康长寿。

3. 运动可加强心脏功能

体育运动时，由于肌肉紧张活动，心脏的工作量增加，心肌的血液供应和代谢加强，使得心肌纤维增粗，心壁增厚，心脏体积增大，提高心脏的泵血功能；每搏输出量增加，提高心脏的每分输出量，使心率降低，"功能性"的心动徐缓，心脏储备功能增加；还能使动脉血管壁的中膜增厚，平滑肌细胞和弹力纤维增加；使冠状动脉口径增粗，心肌的毛细血管数量增多，提高心脏功能。经常从事长跑、足球、篮球、滑冰和游泳等项运动，均能提高心血管系统的功能。

4. 运动能增加肺的功能

经常锻炼的人，可使呼吸肌力量增强，胸廓扩大，增加肺通气量。胸围呼吸差能达到9～16cm，而很少锻炼的人，胸围呼吸差只有5～8cm；一般人的肺活量是3500mL左右，常锻炼的人，由于肺脏弹性大大增加，呼吸肌力量增大，故肺活量比常人大1000mL左右。运动又可使呼吸加深，提高呼吸效率，提高机体利用氧的能力。常锻炼的人每分钟可减为8～12次，而一般人为12～16次，其好处在于能使呼吸肌有较多的休息时间。一般人由于呼吸浅，每次潮气量只有300mL左右，而运动员则可达600mL。经常运动锻炼，又可增强机体抵抗力，适应气候变化，有助于预防呼吸道疾病。

5. 运动能提高肾脏的功能

运动使新陈代谢旺盛，代谢废物增加，像尿素、尿肌酐等，大部分通过肾脏排泄，为了保持身体内环境的稳定，运动过程中肾脏必须加速排泄代谢的废物；运动时身体排汗增加，身体内的水分减少，为保持水分和盐分，肾脏就会增加对这些物质的重吸收，使肾功能得到很大锻炼。中医认为肾主骨，中老年人常见的骨质脱钙、骨质增生、关节挛缩等疾病，也可通过经常的正确锻炼得以预防。

6. 运动使人精神愉快

体育运动可促使脑血循环，改善大脑细胞的氧气和营养供应，延缓中枢神经细胞的衰老过程，提高其工作效率。尤其是轻松的运动，可以缓和神经肌肉的紧张，收到放松镇静的效果，对神经官能症、情绪抑郁、失眠、高血压等，都有良好的治疗作用。

运动对人的情绪具有良好的调节功能。美国心理学家马尔曼研究发现：人在运动后，焦虑、抑郁的水平显著下降，而愉快程度则会显著升高，这种现象被称为体育锻炼的短期情绪效应。运动本身可促进人体的内分泌变化，运动可刺激被称为"快乐激素"或者"年轻激素"的物质——内啡肽的分泌，使内啡肽的分泌增多，它能让人感到欢愉和满足，甚至可以帮助人排遣压力和不快，使人的身心处于轻松愉悦的状态中。

内啡肽的分泌需要一定的运动强度和运动时间。一般认为，中等偏上强度的运动，30min 以上才能刺激内啡肽的分泌。

内啡肽同吗啡的作用比较相似，都会使人感到特别舒服、特别愉快，因此运动也会使人上瘾，人们享受运动后舒服、放松的状态，但运动的成瘾与毒品的成瘾不一样，这种成瘾是一种比较健康的，比较好的成瘾。

从医学的角度来说，人体内啡肽减少，会使人有痛苦体验、缺少快感、产生抑郁，运动可以促进内啡肽的分泌，也可促进五羟色胺和甲肾上腺素的分泌，减轻萎靡不振、思维迟缓，减缓郁闷紧张情绪。针对抑郁症或伴有焦虑的患者，在给予针对性的药物和心理治疗的同时，建议他们适量运动，运动可以抵抗抑郁症。

第二节　运动养生的原则

传统的运动保健，除具有系统的理论外，还有以下切实可行的原则和方法。

1. 强调动静结合

不能因为强调动而忘了静，要动静兼修，动静适宜。运动时，一切顺乎自然，进行自然调息、调心，神态从容，摒弃杂念，神形兼顾，内外俱练，动于外而静于内，动主练而静主养神。在锻炼过程中内练精神、外练形体，使内外和谐，体现出"由动入静""静中有动""以静制动""动静结合"的整体思想。

2. 提倡持之以恒

人贵有志，学贵有恒，做任何事情，要想取得成效，没有恒心不行。古人云："冰冻三尺，非一日之寒。"锻炼身体非一朝一夕之事，要经常而不间断，三天打鱼两天晒网是不会达到锻炼目的的。运动养生不仅是身体的锻炼，也是意志和毅力的锻炼。如果因为工作忙，难以按原计划时间坚持，每天挤出 10min 左右进行短时间的锻炼也可以。若因病或因其他原因不能到野外或操场锻炼，在院内、室内、楼道内做做原地跑、原地跳、广播操、太极拳也可以。无论如何不能高兴时练得累死累活，兴奋过去多少天都不练。

3. 运动适度，不宜过量

若运动后食欲减退，头昏头痛，自觉劳累汗多，精神倦怠，说明运动量过大，超过机体耐受的限度，会使身体因过劳而受损。一般来说，以每次锻炼后感觉不到过度疲劳为适宜的运动量；也有人以脉搏及心跳频率作为运动量的指标，若运动量大，心率及脉率就快。对于正常成年人的运动量，以每分钟心率增加至 140 次为宜；而对于老年人的运动量，以每分钟增加至 120 次为宜。

4. 舒适自然，循序渐进

为健康而进行的锻炼，应当是轻松愉快的，容易做到的，充满乐趣和丰富多彩的，人们才愿意坚持实行。即"运动应当在顺乎自然和圆形平面的方式下进行"。这是美国运动生理学家莫尔豪斯的结论。在健身方面，疲劳和痛苦都是不必要的，要轻轻松松地渐次增加活动量，"不能一口吃个胖子"。正确的锻炼方法是运动量由小到大，动作由简单到复杂。比如跑步，刚开始练跑时要跑得慢些、距离短些，经过一段时间的锻炼，再逐渐增加跑步的速度和距离。

5. 运动时间，因时制宜

一般来说，早晨太阳升起后，运动较好。早晨太阳未升或刚升，植物光合作用不足，氧浓度不足，加上一夜的城市废气积累，空气质量较差，因此不宜太早运动。另外，人体血压在6～8点迎来第一个高峰，运动会增加心脏负荷，此时，心脑血管疾病患者及高血压者不宜剧烈运动。午睡前后或晚上睡觉前也可适量进行运动，以消除一天的紧张，轻松地进入梦乡，但运动不要太激烈，以免引起神经系统的兴奋，影响睡眠。许多健身运动，随时都可以做，多少做些，都是有益的。但稍微剧烈的运动，不要在吃饭前后进行，饭前呈现饥饿状态，血液中葡萄糖含量低，易发生低血糖症；饭后剧烈运动，大部分血液流到肌肉里，胃肠的血液相对减少，不仅影响消化，还可引起胃下垂、慢性胃肠炎等疾病。

6. 运动项目，因人制宜

对于老年人来说，由于肌肉力量减退，神经系统反应较慢，协调能力差，宜选择动作缓慢柔和、肌肉协调放松、全身能得到活动的运动项目，像步行、太极拳、慢跑等。而对于年轻力壮、身体又好的人，可选择运动量大的锻炼项目，如长跑、打篮球、踢足球等。每个人工作性质不同，所选择的运动项目亦应有差别，如要长时间站立的职业，易发生下肢静脉曲张，在运动时不要多跑多跳，应仰卧抬腿；经常伏案工作者，要选择一些扩胸、伸腰、仰头的运动项目，又由于用眼较多，还应开展望远活动。体育项目的选择，既要符合自己的兴趣爱好，又要适合身体条件。对脑力劳动者来说，宜少参加一些使精神紧张的活动；而体力劳动者则应多活动那些在职业劳动中很少运用的部位。

第三节　传统运动健身方法

我国传统运动养生方法，形式多样，既有自成套路的系统健身法，又有形式多样的民间自成风格的健身法，丰富多彩。

一、五禽戏

1. 概述

我国后汉时期，名医华佗总结了前人模仿禽兽动作锻炼身体的经验，他把"熊经鸟申"的运动发展为"五禽戏"。据《后汉书·华佗传》记载，华佗曾对弟子吴普说："吾有一术，名五禽之戏：一曰虎，二曰鹿，三曰熊，四曰猿，五曰鸟，亦以除疾，兼利蹄足，以当导引，体有不快，起作一禽之戏，怡而汗出，因以著粉，身体轻便而欲食。"随着时间的推移，辗转传授，形成很多流派，繁简不一，难易不等。

虎戏者，四肢距地，前三踯、却二踯，长引腰，侧脚，仰天即返。距行，前、却各七过也（图7-1）。

鹿戏者，四肢距地，引项反顾，左三右二。伸左右脚，伸缩亦三亦二也（图7-2）。

熊戏者，正仰，以两手抱膝下，举头，左擗地七，右亦七。蹲地，以手左右托地（图7-3）。

猿戏者，攀物自悬，伸缩身体，上下一七。以脚拘物自悬，左右七。手钩却立，按头

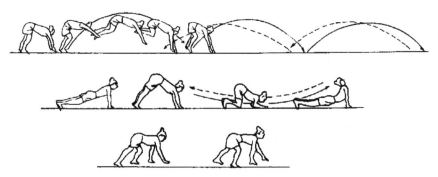

图 7-1　虎戏

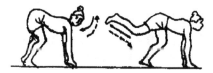

图 7-2　鹿戏

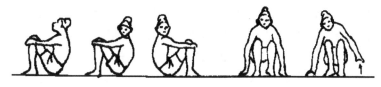

图 7-3　熊戏

各七（图 7-4）。

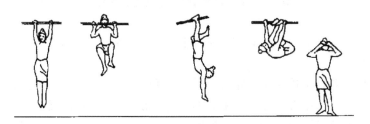

图 7-4　猿戏

鸟戏者，双立手，翘一足，伸两臂，扬眉用力，各二七。坐伸脚，手挽足趾各七，伸缩二臂各七也（图 7-5）。

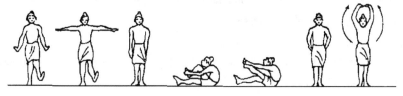

图 7-5　鸟戏

现择其简便易行者，述其大要。

2. 动作要领

全身放松：练习时，首先要全身放松，以使动作不致过分僵硬、紧张；情绪要轻松乐观，以使气血通畅，精神振奋。

呼吸调匀：呼吸要平静自然，用腹式呼吸，均匀和缓。呼吸时，口要合闭，舌尖轻抵上腭。吸气用鼻，呼气用嘴。

专注意守：要排除杂念，精神专注，根据各戏意守要求，将意念集中于意守部位，保证意气相随。

动作自然：五禽戏动作各有不同，如熊之沉缓，猿之轻灵，虎之刚健，鹿之温驯，鸟之活泼等。练习时，应据其动作特点而进行，动作宜自然舒展，不要拘紧。

3. 动作说明

（1）虎形

预备姿式：自然直立，全身放松，两脚跟靠拢。口微闭，舌抵上腭，意守命门。

左式：两腿屈膝半蹲，身体重心放在右腿，左脚稍稍抬起，靠在右脚踝关节旁，脚尖虚点地面；两手握拳提至腰部两侧，拳心向上，眼注视左前方。缓缓吸气，两拳沿胸部上举，拳心向里，举至口前面时呼气，拳外翻变掌向前按出，高与胸齐，掌心向前。同时，左脚向左前方斜跨一步，右脚随之跟进半步，两脚跟前后相对，约距一尺左右，身体重心在右腿，左脚点地，成左虚步，眼看左手食指尖。

右式：左脚向前垫半步，右脚随之跟到左踝关节处，右脚稍稍抬起，脚尖虚点地，两手握拳，提至腰部两侧，拳心向上，眼看右前方。缓缓吸气，两拳沿胸部上举，拳心向里，举至口前面时呼气，拳外翻变掌向前按出，高与胸齐，掌心向前。同时右脚向右前方斜跨一步，左脚随之跟进半步，两脚跟前后相对，约距一尺左右，身体重心在左腿，右脚点地，成右虚步，眼看右手食指尖。

注意：练此戏时，手足动作与呼吸要协调一致。两手翻掌向外按出时，两脚同时向前进步，此时宜稍用力，速度稍快，以显示虎前扑时的敏捷、勇猛。动作左右交替，次数不限。

（2）鹿形

预备姿式：两脚开立，与肩同宽，两臂下垂，全身放松，调匀呼吸，意守尾闾（即骶骨、尾骨的合称）。

左式：右腿屈膝，上体后坐；左腿前伸，膝稍弯，左脚点地，成左虚步。双手前伸，肘微屈，左手在前，右手置于左手内侧，两手掌心相对。旋转腰、胯、尾闾，带动手臂在体前做逆时针方向旋转，手臂绕大环，尾闾绕小环，即"鹿运尾闾"之意。上述动作运转若干次，重心移于左腿上，右腿前迈，右手前伸，左手置于右手肘的内侧，按顺时针方向旋转腰、胯、尾闾，并带动手臂做体前旋转。

右式：右式动作与左式相同，唯左右方向相反，绕环旋转方向也有顺逆不同。

注意：手臂旋转是靠腰、胯旋转而带动的，不是肩关节的活动，要意守尾闾。这个动作可以益肾强腰，促进盆腔的血液循环。

（3）熊形

预备姿式：身体自然直立，两脚开立，与肩同宽，两臂自然下垂，呼吸调匀，全身放松，意念集中于中宫（脐内）。

左式：随呼气，左脚向左前方缓缓迈出半步，身体以腰为轴略左转，左肩向后外方舒展，臂肘微屈。同时，屈右膝，随上体的转动，右肩向前下方晃动，手臂亦随之下垂。此时，身体重心在右腿上。随吸气，身体稍稍右转，重心渐渐由右腿移至左腿，右脚收于左脚内侧。

右式：随呼气，右脚缓缓向右前方迈出半步，以腰为轴，身体稍稍右转，右肩稍向后外方舒展，臂肘微屈。同时，屈左膝，左肩向前下方晃动，手臂亦随之下垂。随吸气，身体稍稍左转，重心渐渐由左腿移至右腿，左脚收于右脚内侧。

注意：练此戏要意守中宫，气沉丹田，动作要沉稳缓慢，模仿熊的浑厚动作，左右交替，反复晃动，次数不拘。

（4）猿形

预备姿式：自然直立，全身放松，口微闭，舌抵上腭，调匀呼吸，意守中宫（脐内）。

左式：两腿慢慢向下弯曲，身体重心放在右脚，左脚向前轻灵迈出，同时左手沿胸前上举至口前，手如取物样探出，当手举至与口平齐的高度时，手由掌变爪，手腕亦随之自然下垂。重心移至左脚。右脚向前轻轻迈出一步，身体重心渐渐至右脚，左脚跟抬起，脚掌虚点地。同时，右手沿胸前上举至与口相平的高度，做向前取物的动作，当手举至与口平齐的高度时，由掌变爪，手腕亦随之自然下垂。同时，左手亦收回至左肋下。身体后坐，重心由右腿渐移至左腿，左脚稍往后退，踏实，右脚亦随之后退，脚尖点地。同时，左手沿胸前上举，向前如取物样探出，在举至与口平齐时，由掌变爪，手腕亦随之自然下垂。同时右手收回至右肋下。练猿形戏，即前进两步，后坐一步，左右交替，先左后右，再先右后左，可反复多次。

右式：右式动作与左式相同，唯左右方向相反。

注意：练功时，吸气要闭嘴，自齿缝微微吸气。呼气时用口缓缓呼出。要意守脐中，以外练肢体的灵活，内练精神的宁静。

（5）鸟形

预备姿式：两脚相并，自然直立，目平视，静息宁神片刻，意守气海。

左式：左脚向前迈出一步，右脚随即跟进半步，右脚尖虚点地，身体重心放在左脚上。同时，两臂自身前抬起，向左右侧举，举臂时深吸气。右脚向前半步，与左脚相并，两臂自左右两侧下落，同时深呼气，屈膝下蹲，两臂在膝下相抱。

右式：右脚向前迈出一步，左脚随即跟进半步，左脚虚点地，身体重心放在右脚上。同时，两臂自身前抬起，向左右侧举，举臂时深吸气。左脚向前半步，与右脚相并，两臂自左右两侧下落，屈膝下蹲，同时深呼气，两臂在膝下相抱。

注意：此动作意守气海，动作与呼吸相协调，伸展时吸气，屈体时呼气，可连续做多次。此法有增强心、肺功能，壮腰健肾。

4. 五禽戏与导引术

五禽戏是中国民间广为流传的、时间最长（至今大约有 1800 余年）的健身方法之一，是我国传统导引术的一种。现今流传较广的导引术还有易筋经、八段锦等。传统中医学认为导引术有助于调理人体经络运行，有舒筋活血、强健身心、延年益寿的功效。

"导引"，是呼吸运动和躯体运动相结合的一种医疗体育方法。早在原始时代，先民们为表示欢乐、祝福和庆功，往往模仿动物的跳跃姿势和飞翔姿势舞蹈，后逐步发展成为锻炼身体的医疗方法。我国古代的"导引"就是指"导气会和""引体会柔"，是呼吸运动和躯体运动相结合的一种体育疗法。用现代汉语来表达，"导引"就是保健医疗体操。

早在春秋战国时，以呼吸运动为主的"导引"方法已相当普遍。《庄子·刻意》已提出"熊经""鸟申"两个名称。《淮南子·精神》说："吹呴呼吸，吐故纳新，熊经鸟伸，凫浴蝯躩，鸱视虎顾，是养形之人也。"此中又增加了四个名称。

1974 年湖南长沙马王堆三号汉墓出土一幅西汉早期作品《导引图》，是现存最早的一卷道家保健运动的工笔彩色帛画。出土时残缺严重，经过专家拼复共有 44 幅小型全身导引图，从上到下分四层排列，上下四层绘有 44 个各种人物的导引图式，每层各绘 11 幅图（图 7-6）。每图式为一人像，男、女、老、幼均有，或着衣，或裸背，均为工笔彩绘。其术式除个别人像作器械运动外，多为徒手操练。图旁注有术式名，部分文字可辨。与五禽戏的动作对比可印证，五禽戏并非依据动物形态凭空发明而成，而是收集中国古代先秦各家之导引术，并以中医经络学原理，将零散的导引动作，精心设计并贯串，成为一套整体导引功法。

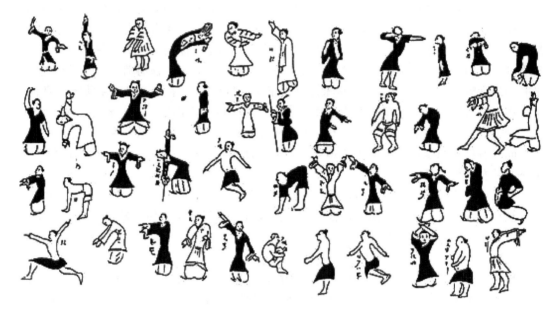

图 7-6 《导引图》（复原图）

2002 年由国家体育总局组织全国武术名家，新编一套健身五禽戏，综合、归纳、总结民间不同版本五禽戏动作而成。各戏均以两种运动表现态势（虎戏：虎扑、虎举；鹿戏：鹿抵、鹿奔；熊戏：熊晃、熊运；猿戏：猿提、猿摘；鸟戏：鸟伸、鸟飞）。另一较广为流传版本为巴蜀王礼庭的《五禽图》，其以强调吐纳呼吸运动为主并配合拍气法组编而成。

二、易筋经

"易"是变通、改换、脱换之意，"筋"指筋骨、筋膜，"经"则带有指南、法典之意。在易筋经中多是导引、按摩、吐纳等中国传统的养生方法，是通过活动筋骨、修炼丹田真气打通全身经络、内外兼练的医疗保健养生功法。经常练习易筋经可以收到防治疾病、延年益寿的效果。

近代流传的《易筋经》多只取导引内容，且与原有功法多有不同，派生出多种样式。仅少林寺《易筋经》版本就有 60 多种。目前考证出现最早的《易筋经》版本是道光年间的来章氏《少林易筋经》，其中有紫凝道人的《易筋经义》跋语，称此书传于绍黄两家，并历数禅家、宗门、金丹、清净、泥水诸术语，显系明人手笔。而流传较广的是经清代潘霨整理编辑的《卫生要术》中的"易筋经十二势"。

在古本十二式易筋经中，所设动作都是仿效古代的各种劳动姿势而演化成的。如舂米、载运、进仓、收囤和珍惜谷物等动作，均以劳动的各种动作为基本形态。活动以形体屈伸、俯仰、扭转为特点，以达到"伸筋拔骨"的锻炼效果。其称为"易筋经"，正突出了健身法的特点。练易筋经时，有两种方法，一种是做每个动作，要求姿势保持一定的时间，直到肌肉酸胀难忍时方停止，休息2～3min再做其他动作；另一种是动静结合、松紧结合的锻炼方法，即配合呼吸、意念，动则全身用力，静则全身放松。本节着重介绍后一种方法。

1. 动作要领

精神清静，意守丹田。

舌抵上腭，呼吸匀缓，用腹式呼吸。

动静结合，刚柔相济，身体自然放松，动随意行，不得紧张、僵硬。

2. 动作说明

预备姿式：两腿开立，目平视，口微闭，调匀呼吸。全身自然放松。（按：易筋经十二式的预备姿式完全相同，故仅在开始时述于此，下列各式中不再重复。）

第一式——韦驮献杵第一势（图7-7）：两臂曲肘，平举至胸前，屈腕立掌，指头向上，掌心相对（相距2～3寸），手形如拱。此动作可合呼吸酌情做8～20次。

第二式——韦驮献杵第二势（图7-8）：两脚开立，与肩同宽，两手自胸前徐徐外展，至两侧平举。立掌，掌心向外。吸气时，胸部扩张，臂向后挺；呼气时，指尖内翘，掌向外撑。可反复进行8～20次。

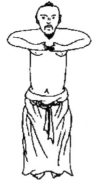

立身期正直，
环拱手当胸，
气定神皆敛，
心澄貌亦恭。

图7-7　易筋经第一式

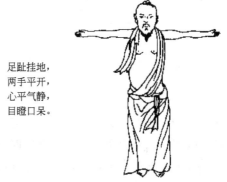

足趾挂地，
两手平开，
心平气静，
目瞪口呆。

图7-8　易筋经第二式

第三式——韦驮献杵第三势（图7-9）：两脚开立，双手上举，掌心向上，两臂挺直，全身伸展。吸气时，两手用暗劲尽力上托，同时，两腿用力下蹬；呼气时，全身放松，两掌向前下翻。可反复进行8～10次。

第四式——摘星换斗势（图7-10）：右手高举伸直，掌心向下，头微右斜，两目仰视右手心；左臂曲肘，自然置于背后。吸气时头往上顶，双肩后挺；呼气时，全身放松。连续做5～10次后，两手交换。即左手高举，右手背后，眼观左手心，再连续做5～10次。

第五式——倒拽九牛尾势（图7-11）：右脚前跨一步，屈膝成右弓步。右手握拳，举至前上方；左手握拳，左臂屈肘，斜垂于身后。吸气时，两拳紧握内收，右拳收至右肩，左拳垂至背后；呼气时，两臂两拳放松，复原为前面的姿势。此动作连续做5～10次后，身体后转，成左弓步，左右手易位，左拳高举，右拳后垂，随呼吸再做5～10次。

第六式——出爪亮翅势（图7-12）：两脚开立，两臂前平举，立掌，掌心向前，两眼平视前方。吸气时，两掌用暗劲前推，手指向后翘；呼气时，臂、掌放松。可连续做8～12次。

153

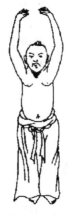

掌托天门目上观，足尖着地立身端，
力周腿胁浑如植，咬紧牙关不放宽，
舌可生津将腭抵，鼻能调息觉心安，
两拳缓缓收回处，用力还将挟重看。

图 7-9　易筋经第三式

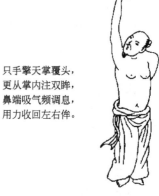

只手擎天掌覆头，
更从掌内注双眸，
鼻端吸气频调息，
用力收回左右侔。

图 7-10　易筋经第四式

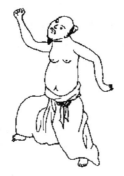

两腿后伸前屈，
小腹运气空松，
用力在于两膀，
观拳须注双瞳。

图 7-11　易筋经第五式

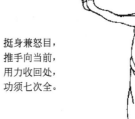

挺身兼怒目，
推手向当前，
用力收回处，
功须七次全。

图 7-12　易筋经第六式

第七式——九鬼拔马刀势（图 7-13）：左手屈肘背于身后，小臂沿后背尽量上举，手背贴胸椎，指尖向上；右手由肩上屈肘后伸，拉住左手手指；足趾抓地，身体前倾，如拔刀一样。吸气时，双手用力拉紧，呼气时放松。此动作连续做 5～10 次后，左右手交换位置，左手在上，右手在下，同样做 5～10 次。

第八式——三盘落地势（图 7-14）：左脚向左横跨一步，屈膝下蹲成马步。上体挺直，两手屈肘翻掌向上，小臂平举，如托重物状；稍停片刻，两手翻掌向下，小臂伸直，放松，如放下重物状。此动作随呼吸进行，托物时，尽量吸气，放物时，尽量呼气。可反复做 5～10 次。两腿慢慢伸直，左脚收回，两足并拢，成直立状。

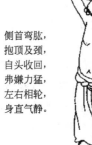

侧首弯肱，
抱顶及颈，
自头收回，
弗嫌力猛，
左右相轮，
身直气静。

图 7-13　易筋经第七式

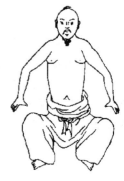

上腭坚撑舌，张眸意注牙，
足开蹲似踞，手按猛如拿，
两掌翻齐起，千斤重有加，
瞪睛兼闭口，起立足无斜。

图 7-14　易筋经第八式

第九式——青龙探爪势（图7-15）：左手握拳，置于腰间，右手向左前方伸出，五指捏成钩手，上体左转。腰部自左至右转动，右手亦随之自左至右水平划圈，手划至前方时，上体前倾，同时呼气；划至身体左侧时，上体伸直，同时呼气。此动作连续做5～10次后，左右手交换，动作方向相反。

第十式——卧虎扑食势（图7-16）：右脚向前跨一大步，屈膝成右弓步，上体前倾，双手撑地，头微抬起，眼看前下方。呼气时，同时两臂伸直，上体抬高；呼气时，同时屈肘，胸部下落。随着呼吸，两臂屈伸，上体起伏，似如老虎扑食。此动作连续做5～10次后，换左弓步，动作同前。

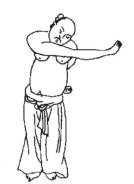

青龙探爪，左从右山，
修士效之，掌平气实，
力周肩背，围收过膝，
两目注平，息调心谧。

图7-15 易筋经第九式

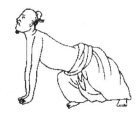

两足分蹲身似倾，屈伸左右腿相更，
昂头胸作探前势，偃背腰还似砥平，
鼻息调元均出入，指尖着地赖支撑，
降龙伏虎神仙事，学得真形也卫生。

图7-16 易筋经第十式

第十一式——打躬势（图7-17）：两腿开立，与肩同宽，两手用力合抱头后部，手指敲小脑后片刻。配合呼吸做屈体动作：吸气时，身体挺直；呼气时，俯身弯腰，头探于膝间作打躬状。以模仿捡粮动作。此动作可据体力强弱做8～20次不等。

第十二式——掉尾势（图7-18）：两腿开立，上体前屈，双臂下垂伸直，手心向上，用力下推，手背触地面时，昂头注目。屈体下弯时，脚跟稍稍提起，同时呼气；起立时，脚跟又着地，同时吸气。如此做20次。直立，两臂左右侧举，屈伸7次。

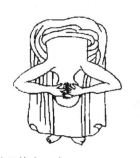

两手齐持脑，垂腰至膝间，
头惟探胯下，口更齿牙关，
掩耳聪教塞，调元气自闲，
舌尖还抵腭，力在肘双弯。

图7-17 易筋经第十一式

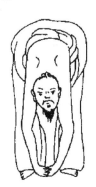

膝直膀伸，推手自地，
瞪目昂首，凝神壹志；
起而顿足，二十一次，
左右伸肱，以七为志；
更作坐功，盘膝垂眈，
口注于心，息调于鼻；
定静乃起，厥功维备。

图7-18 易筋经第十二式

三、八段锦

八段锦为我国传统医学中导引、按跷中绚丽多彩之瑰宝。"锦"字，是由"金""帛"组成，意为五颜六色，美而华贵，誉其似锦之柔和优美。"锦"字还可理解为单个导引术式的汇集，如丝锦那样连绵不断。此功法分为八段，每段一个动作，故名为"八段锦"。

八段锦之名，最早出现在北宋洪迈所著《夷坚志》中："政和七年，李似矩为起居郎……尝以夜半时起坐，嘘吸按摩，行所谓八段锦者。"说明八段锦在北宋已流传于世，并有坐势和立势之分。八段锦被分为南北两派。行功时动作柔和，多采用站式动作的，被称为南派，伪托梁世昌所传；南派有立式、骑马式、坐式等，动作简易。动作多马步，以刚为主的被称为北派，附会为岳飞所传。北派多行骑马式，动作较为繁难。附会的传人无文字可考证。从文献和动作上考察，无论是南派、北派或是文武不同练法，都同出一源，在流传中相互渗透，逐渐趋向一致。八段锦又有"文""武"之分，文八段锦多为坐式，强调静思、集神与呼吸吐纳；武八段锦多为立式及骑马式，侧重肢体运动。八段锦究竟为何人、何时所创，尚无定论。但从湖南长沙马王堆三号墓出土的《导引图》可以看到，至少有 4 幅图势与八段锦图势中的"调理脾胃须单举""双手攀足固肾腰""左右开弓似射雕""背后七颠百病消"相似。八段锦是历代养生家和习练者共同创造的知识财富，清末以前的八段锦主要是一种以肢体运动为主的导引术。

八段锦功法是一套独立而完整的健身功法，体现其动作舒展优美，视其为"祛病健身，效果极好；编排精致；动作完美"。现代的八段锦在内容与名称上均有所改变。练习无需器械，不受时间、场地局限，术式简单易学，节省时间，作用极其显著，适合于男女老少，流传较广。习练效果可使瘦者健壮，肥者减肥。

武八段锦（立式）（图 7-19）

1. 动作要领

呼吸均匀，要自然、平稳，腹式呼吸。

意守丹田、精神放松，注意力集中于脐部。

刚柔结合，全身放松，用力轻缓，切不可用僵力。

2. 八段锦歌

八段锦歌为近世以来流传最广的八段锦歌诀，言简意明，尤便于掌握。内容如下：

> 双手托天理三焦，左右开弓似射雕，
> 调理脾胃单臂举，五劳七伤往后瞧，
> 摇头摆尾去心火，背后七颠百病消，
> 攒拳怒目增气力，两手攀足固肾腰。

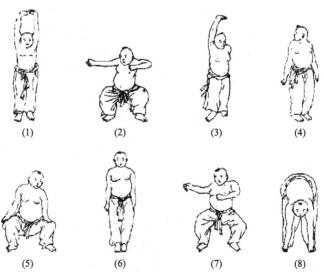

(1)　　　　(2)　　　　(3)　　　　(4)

(5)　　　　(6)　　　　(7)　　　　(8)

图 7-19　武八段锦（立式）示意图

3. 动作说明

（1）双手托天理三焦

预备姿式：直立，两臂自然下垂，两眼向前平视。全身自然放松，手指伸直，呼吸调匀，舌尖轻抵上腭，用鼻呼吸。同时，足趾抓地，足心（涌泉部）上提。如此站立片刻，以使精神专注。

两臂徐徐自左右两侧上举，至头顶上方时，两手十指交叉，翻掌，掌心向上做托举动作，同时，两足跟尽量上提。如此站立片刻。两手十指分开，两臂从两侧徐徐放下，两足跟也随之着地。还原成预备姿式。

注意：动作与呼吸要协调配合，手臂上举时深呼气，足跟离地站立片刻，呼吸可稍停顿，两臂放下，姿势还原时深呼气。此动作可反复进行多遍。

（2）左右开弓似射雕

预备姿势：自然直立，全身放松。

左脚向左跨出一步，两腿屈膝成马步，两臂在胸前交叉，右臂在外，左臂在内。左手握拳，食指和拇指撑开，成"八"字形。目视左手食指，左手缓缓向左侧推出、伸直，头随手转向左方。此时右手握拳，展臂向右平拉如拉弓状。两臂放松，复原。右脚向右跨出一步，两腿屈膝成马步，两臂在胸前交叉，左臂在外，右臂在内；向右作拉弓状，动作同左手，方向相反。

注意：作拉弓动作时，肘部要持平。展臂拉弓时吸气，复原时呼气。此动作可反复多遍。

（3）调理脾胃单臂举

预备姿势：直立，两臂自然下垂。两手五指并拢，右手翻掌向下，左手按掌向下，右臂向上用力挺直，掌心向上；左臂用力下按。复原成直立状。左臂上举，右臂下按，动作向前。

注意：上举下按要同时进行，举按时吸气，复原时呼气。可反复作多次。

（4）五劳七伤往后瞧

预备姿势：直立，两臂自然下垂。慢慢向右转头，眼看后方。复原成直立姿势。慢慢向左转头，眼看后方。复原。

注意：转头时，身体不动，保持直立，向后看时吸气，复原时呼气。可反复作多遍。

（5）摇头摆尾去心火

预备姿势：两腿开立，比肩略宽，屈膝成马步，双手扶膝上，虎口对着身体，上体正直。

头及上体前俯、深屈，随即向左侧做弧形摆动，同时臀向右摆。复原成预备姿势。头及上体前俯深屈，随即向右做弧形摆动，同时臀向左摆。复原成预备姿势。

注意：做摆动动作时，四肢应随摆动自然屈伸，摆动时吸气，复原时呼气。可反复做多遍。

（6）背后七颠百病消

预备姿势：两腿并拢，立正站好。

两足跟提起，前脚掌支撑身体，依然保持直立姿势，头用力上顶。足跟着地，复原为立正姿势。

注意：足跟落地时速度要快，全身放松，使身体有一种"颠"的震动感，要连续颠7次。足跟提起时吸气，落下时呼气。

（7）攒拳怒目增气力

预备姿势：两腿开立，略宽于肩，屈膝成马步，双手握拳，屈肘，置于腰的两侧，拳心向上。

右拳缓缓向前方击出，臂伸直，拳心向下。右拳用力紧握，两眼睁大，向前虎视。右拳回收，复原为预备姿势。左拳向前方缓缓击出，动作同前。复原为预备姿势。

注意：出拳要用力，拳握紧，脚趾用力抓地，出拳时呼气，要瞪目怒视。复原时吸气，全身放松。可反复做多遍。

（8）两手攀足固肾腰

预备姿势：两腿并拢直立。

上体缓缓前屈，两臂垂下，膝部挺直，双手触摸脚尖（或踝关节），头略抬，复原成直立状。两手放于背后，以手掌抵于腰骶部，上体缓缓后仰。复原。

注意：体前屈时，要尽量使上体前屈，膝部不要弯曲。后仰时，也要尽力达到最大限度。动作宜缓慢。呼吸采用自然呼吸。如此反复多遍（高血压或动脉粥样硬化患者，头不宜垂得太低）。

四、太极拳

1. 太极拳的创始及特点

太极拳是中华民族辩证的理论思维与武术、艺术、引导术、中医等的完美结合，它是以中国传统儒、道哲学中的太极、阴阳辩证理念为核心思想，集颐养性情、强身健体、技击对抗等多种功能为一体，结合易学的阴阳五行之变化、中医经络学、古代的导引术和吐纳术形成的一种内外兼修、柔和、缓慢、轻灵、刚柔相济的中国传统拳术。作为一种饱含东方包容理念的运动形式，其习练者针对意、气、形、神的锻炼，非常符合人体生理和心理的要求，对人类个体身心健康以及人类群体的和谐共处，有着极为重要的促进作用。

太极拳的创始，目前有两种不同的说法。

一种说法，太极拳创自陈王廷。陈氏始祖陈卜善武艺，精拳械，曾设武学社于村中，始开陈氏世代习拳舞械之风。明朝末年，陈卜第九世陈王廷，依据祖传拳术，吸取民间诸优秀拳种之精华，结合导引、吐纳术、中医经络学，创编了一种具有阴阳开合、刚柔相济、内外兼修的新内功拳种，按阴阳转换之意取名太极拳，并在陈家沟世代传承。陈氏十四世陈长兴，广开传拳之门，开始向外传播，河北永年人杨露禅即是其著名高徒。之后，陈氏太极拳逐步演变出全国有代表性的杨、武、吴、孙、和等诸大流派。各派既有传承关系，相互借鉴，也各有自己的特点，呈百花齐放之态。由于太极拳是近代形成的拳种，流派众多，群众基础广泛，因此是中国武术拳种中非常具有生命力的一支。2006 年，太极拳被列入中国第一批国家级非物质文化遗产名录，申报地区或单位：河北省邯郸市永年区——杨氏太极拳；河南省焦作——陈氏太极拳。

另一种说法，张三丰创建了武当派，创始了内家拳。太极拳作为内家拳之首，尊称张三丰为祖师，是一种自然归属。张三丰创立的太极拳、八卦拳、形意拳、五行拳、混元拳、玄武棍等，都是从道教经书中汲取了精华，引申而来。其拳法的共同特点是注重内功和阴阳变化，讲求意、气、力的协调统一，动作沉稳，姿势含蓄，劲力浑厚，神意悠然。与道家的清静柔弱、淡泊无为的主张和道教的"三宝修炼"（炼精化气、炼气化神、炼神还虚）相吻合，内以养生，外以却恶，可以说是留给后世的珍贵历史文化遗产。

太极拳含蓄内敛、连绵不断、以柔克刚、急缓相间、行云流水的拳术风格使习练者的意、气、形、神逐渐趋于圆融一体的至高境界，而其对于武德修养的要求也使得习练者在增强体质的同时提高自身素养，提升人与自然、人与社会的融洽与和谐。同时，太极拳也不排斥对身体素质的训练，讲究刚柔并济，而非是只柔无刚的表演、健身操。

太极是中国古代最具特色和代表性的哲学思想之一，太极拳基于太极阴阳之理念，用意念统领全身，通过入静放松、以意导气、以气催形的反复习练，以进入妙手一运一太极，太极一运化乌有的境界，达到修身养性、陶冶情操、强身健体、益寿延年的目的。

太极拳在技击上别具一格，特点鲜明。它要求以静制动，以柔克刚，避实就虚，借力发力，主张一切从客观出发，随人则活，由己则滞。"彼未动，己先动"，"后发先至"，将对手引进，使其失重落空，或者分散转移对方力量，乘虚而入，全力还击。太极拳的这种技击原则，体现在推手训练和套路动作要领中，不仅可以训练人的反应能力、力量和速度等身体素质，而且在攻防格斗训练中也有十分重要的意义。

2. 太极拳的健身作用

首先，经常打太极拳的人，较少发生脊柱老年性退行性病变，也就是脊椎骨增生或骨质增生的较少（占 25.8%），脊柱的活动度较好，弯腰时手指能触到地面的占 85.7%；而不练太极拳的人，发生脊柱退行性改变的较多（占 47.2%），弯腰时手指能触到地面的只占 20.6%。

其次，经常打太极拳的老人，血压平均值为 130/80mmHg，而不练太极拳的人为 154/82mmHg。常打太极拳的老人血管粥样硬化发生率低，占 37.5%，而不练太极拳的老人血管粥样硬化率占 46.6%。做 20 次蹲下起来的运动试验，时常打太极拳的人，反应全部正常；不练太极拳的人，有 35% 表现出心脏收缩无力。

第三，能锻炼神经系统，提高感官功能。由于打太极拳时，要求全神贯注，不存杂念，人的思想始终集中在动作上，故使大脑专注于指挥全身各系统功能的变化和协调动作，使神经系统自我控制能力得到提高，从而改善神经系统的功能，有利于大脑充分休息，消除机体疲劳。

第四，能增强呼吸功能，扩大肺活量。练太极拳时要求气沉丹田，呼吸匀、细、深、长、缓，保持腹实胸宽的状态，这对保持肺组织弹性、增强呼吸肌、改进胸廓活动度、增加肺活量、提高肺的通气和换气功能均有良好作用。

中医学认为，时常打太极拳之所以健身，是因为此项运动能畅通经络，培补正气。当太极拳练到一定程度后，便产生腹鸣、指麻等体内行气现象，再坚持练习，到一定功夫便可通任、督、带、冲诸脉，同时增加丹田之气，使人精气充足、神旺体健。

此外，时常打太极拳对许多疾病有防治和康复作用，如冠状动脉粥样硬化性心脏病，心绞痛，心肌梗死后恢复期，高血压病，风湿性心脏病以及肺源性心脏病，中度神经衰弱，各种类型的自主神经功能紊乱，胃肠神经官能症，老年性便秘，胃、十二指肠溃疡并发症，慢性支气管炎，慢性非活动性肺结核等许多疾病。并且打太极拳可以补益肾精、强壮筋骨、抵御疾病，延缓衰老，使人延年益寿。

3. 打太极拳的要领

虚领顶劲、头顶正直：头颈似向上提升，并保持正直，要松而不僵可转动，劲正直身体的重心才能保持稳定。

含胸拔背、沉肩垂肘：胸要含不能挺，肩不能耸而要沉，肘不能抬而要下垂，全身要自然放松。

手眼相应，以腰为轴，移步似猫行，虚实分清：打拳时必须上下呼应，融为一体。要求动作出于意，发于腰，动于手，眼随手转，两下肢弓步和虚步分清而交替，练到腿上有劲，轻移慢放没有声音。

意体相随，用意不用力：切不可片面理解不用力。如果打拳时软绵绵的，打完一套拳身体不发热，不出汗，心率没有什么变化，这就失去打拳的作用。正确理解应该是用意念引出肢体动作来，随意用力，劲虽使得很大，外表却看不出来，即随着意而暗用劲的意思。

意气相合，气沉丹田：意与呼吸相配合，呼吸要用腹式呼吸，一吸一呼正好与动作一开一合相配。

动中求静，动静结合：肢体动而脑子静，思想要集中于打拳，所谓形动于外，心静于内。

式式均匀，连绵不断：每一指一式的动作快慢均匀，而各式之间又连绵不断，全身各部位肌肉舒松协调而紧密衔接。

五、散步

散步是指闲散、从容地行走。俗话说"饭后百步走，活到九十九"，"没事常走路，不用进药铺"。散步是我国的传统健身方法之一，历代养生家们多认为"百练不如一走"。《黄帝内经·素问·四气调神大论》中就指出"夜卧早起，广步于庭"，这里的"广步"就是散步的意思，提倡人们早晨起床后应到庭院里走一走。唐代大医家孙思邈亦提倡"行三里二里及三百二百步为佳"，"令人能饮食无百病"。在《紫岩隐书》中也说"每夜入睡时，绕室行千步，始就枕"，说明用散步健身的方法在我国已有了悠久的历史，散步是一种人们所喜爱而又简便易行的健身方法。通过闲散和缓地行走，四肢自然而协调的动作，可使全身关节筋骨得到适度的运动，再加上轻松畅达的情绪，能使人气血流通，经络畅达，利关节而养筋骨，畅神志而益五脏。持之以恒则能身体强健，延年益寿。

散步健身，对各种年龄的人皆适用，特别是对于老年人来说帮助更大。他们的身体条件较差，肌肉软弱无力，关节迟钝不灵活，采用这种简单、轻快、柔和、有效的方式进行锻炼，就更相宜。走路时，为适应运动的需要，心肌加强收缩，血输出量增加，血流加快，对心脏起到了间接按摩作用，能防治老年人心功能减弱。散步时平稳而有节律地加快、加深呼吸，既满足了肌肉运动时对氧供给的需要，又锻炼和提高了呼吸系统功能。尤其是膈肌活动的幅度增加，可增强消化腺的功能；腹壁肌肉的运动，对胃肠起按摩作用，有助于食物消化和吸收，也可防治便秘。

散步对脑力劳动者尤其有益，轻快的步行可以缓和神经肌肉的紧张而收到镇静的效果。走路还是打开智囊的钥匙。走路能使身体逐渐发热，加速血液循环，使大脑的供氧量得到了增加，成了智力劳动的良好催化剂。血液循环加快产生的热量，可以提高思维能力。正如法国思想家卢梭所说："散步能促进我的思想，我的身体必须不断运动，脑力才会开动起来。"德国大诗人歌德曾说："我最宝贵的思维及其最好的表达方式，都是当我在散步时出现的。"整天伏案工作的脑力劳动者，到户外新鲜空气处散步，可使原来十分紧张的大脑皮质细胞不再紧张，得到积极休息，从而提高工作效率。

1. 散步的要领

散步前，全身应自然放松，调匀呼吸，然后再从容散步。若身体拘束紧张，动作必僵滞而不协调，影响肌肉和关节的活动，达不到锻炼的目的。

散步时，宜步履轻松，状如闲庭信步，周身气血方可调达平和、百脉流通；宜从容和缓，百事不思，这样，悠闲的情绪、愉快的心情，不仅能提高散步的兴趣，也是散步养生的一个重要方面。

散步须注意循序渐进，量力而为，做到形劳而不倦，否则过劳耗气伤形，达不到散步的目的。

2. 散步的速度

快步：每分钟约行 120 步左右。久久行之，能兴奋大脑，振奋精神，使下肢矫健有力。但快步并不等于疾走，只是比缓步的步履速度稍快点。

缓步：每分钟约行 70 步左右。可使人稳定情绪，消除疲劳，亦有健脾胃、助消化之作用。这种方式的散步对于年老体弱者尤为适用。

逍遥步：是一种走走停停、快慢相间的散步，因其自由随便，故称之为逍遥步。对于病后需要康复者非常有益。

3. 散步的时间

食后散步：《老老恒言》里说："饭后食物停胃，必缓行数百步，散其气以输于脾，则磨胃而易腐化。"说明饭后散步能健脾消食，延年益寿。

清晨散步：早晨起床后，或在庭院之中，或在林荫大道等空气清新、四周宁静之地散步。但要注意气候变化，适当增减衣服。

春月散步：春季的清晨进行散步是适应时令的最好养生法，因为春天是万物争荣的季节，人亦应随春生之势而动。

睡前散步：《柴岩隐书》曰："每夜欲睡时，绕室行千步，始就枕。"这是因为"善行则身劳，劳则思息"。

六、慢跑

慢跑是一项锻炼较全面的运动，跑步时除头面部分肌群活动较小外，全身所有组织器官都在活动，特别是呼吸和血液循环系统活动量最大。慢跑给人的健康带来的最大好处在于能增强心肺功能，预防心血管系统疾病。研究表明，只要经过三个月的锻炼，就可以使心血管系统获得明显的改进。长期慢跑可预防冠心病，还可降低血中的胆固醇，增加抗动脉硬化的高密度脂蛋白的含量。跑步时的组织器官是在生理条件下进行的锻炼，这样更有利于组织器官的代偿、修复和健壮。慢跑还能使全身肌肉得到活动，增强肌力，调节神经系统功能，故可预防老年肌肉萎缩、便秘及消化不良等症。国外不少人把慢跑作为治疗肥胖症、孤独症、失眠症、忧郁症及虚弱症的辅助方法。

由于慢跑比步行激烈，如果跑时盲目蛮干，负荷过量而又方法不当，就会发生意外或损伤，因此要注意慢跑的方法。

跑步前要缓缓地伸屈肢体，使全身肌肉筋骨放松，消除身体僵硬，使血液循环和呼吸功能适应运动需要，以免因突然运动带来心慌、气短，甚至晕厥现象。

跑时切忌速度过快，一般可用每分钟跑 120～130m 的速度进行。要以能边跑边和同伴讲话，不面红耳赤，不喘粗气为度。跑的距离必须适当，要循序渐进，量力而行；开始时可从走、跑数十米、数百米开始，适应后慢慢增至二三千米，切忌操之过急。衡量跑的负荷是否正常，可用心率来衡量，对于中老年人来说，最简单常用的心率指标可用"170减去年龄"（有运动经历和体质较好的锻炼者，可用 200 减去年龄计算运动时的心率），如60 岁的人，跑时心率不要超过每分钟 110 次。跑时，呼吸要自然、深长、协调，不应有憋气的感觉。若跑时上气不接下气、呼吸急促，说明身体不适应，跑得太快，应立即降低跑速；若跑时，胸部疼痛，头昏眼花，应立即停跑，请医生检查。

在跑步结束后，要缓缓行步或原地踏步，不要突然停下。适当做些整理活动，使肌肉放松，全身逐渐安静，恢复常态。

七、游泳

游泳一项普遍受到人们喜爱的体育活动，其对人们的健康好处很多。

首先，游泳能提高人呼吸系统的功能。水的密度比空气的密度大 820 倍，人在水中需承受水的压力。为了克服这种压力，呼吸肌必须用更大的力量进行吸气。呼吸肌的力量增强了，肺活量就会增大。经常参加游泳锻炼的人，肺活量可达 5000mL，而一般人肺活量只有 3500mL。经过游泳锻炼后，能够充分吸入氧气、呼出二氧化碳，使体内组织细胞新陈代谢旺盛，对防治慢性气管炎、改善肺气肿有良效。

其次，游泳能提高心血管系统功能。游泳时人的皮肤在接受冷的刺激后，皮肤血管急剧收缩，大量血液被驱入内脏和较深的组织，这时内脏器官血管扩张，稍过片刻，皮肤血管扩张，大量血液又从内脏流到体表，皮肤血管这样一张一缩，使全身血管得到锻炼，长期坚持，能增强血管弹性，使供应心肌营养的冠状动脉的血流量增加，并可提高人体对外界温度变化的适应能力。

再有，游泳能促进骨骼肌肉的发育，任何动作需要的动力，皆是靠肌肉收缩来完成的。肌肉的收缩力量越大，产生的动力就越大。故常游泳的人能使肌肉纤维粗壮，肌肉块加大，骨骼变硬变长。

游泳的好处还在于，能使大脑皮质的兴奋性增高，指挥功能增强。工作后去游泳会感到精神振奋，疲劳消失，周身轻快。对于中老年人来说，常参加游泳，可使脂肪类物质较好地代谢，避免脂肪在大网膜和皮下堆积形成肥胖。

游泳必须注意方法，具体注意事项如下：

① 游泳并不是任何人都可参加的运动，下水之前务必作一次彻底的体格检查。若内脏有严重疾患，女性在月经期，上节育环、结扎输卵管、人工流产、分娩以后，以及患有某些皮肤病和传染性疾病（体癣、足癣、严重沙眼、眼结膜炎、霉菌性阴道炎、滴虫性阴道炎）的人，一般不能参加游泳。患有慢性化脓性中耳炎、一部分耳聋的人内耳连带有病，也不能游泳。

② 游泳应在饭后一小时进行，饱食后的胃部受水的压力作用，易引起疼痛与呕吐。饭后大量血液供胃帮助消化，而游泳时肌肉活动加大，胃便得不到足够的血液，极易发生消化不良。

③ 游泳前必须做好充分的准备活动，如广播体操、跑跑跳跳，以避免发生抽筋和感冒；也可以使心血管系统和呼吸系统能较快地适应游泳时的需要，以减轻心脏和肺脏的负担。

④ 下水时，不要迅速跳进水里，应先在水浅的地方，用水洗洗脸，洗洗上肢，搓搓腹胸，使身体对水充分适应后，再到水深的地方游泳。对于中老年人尤为重要，因为他们血管较脆弱，若突然受到冷水刺激，血管就会急剧收缩使血压显著升高，加重心脏的负担。

⑤ 游泳时，动作要充分放松和缓慢进行，不要急剧用力，能锻炼耐力，对心脏有良好作用。

⑥ 若在游泳时发生抽筋，医学上叫作"腓肠肌痉挛"，是由于游泳时间太长，身体过

度疲劳，体内的酸性物质增多而致。千万不要紧张，急救的办法是应立即到浅水区或岸上进行自我按摩。先用手掌在局部自上而下推几遍，再用拇指和其余四指相对捏拿小腿部肌肉几遍。当手捏至跟腱处时，用拇食二指掐跟腱内外侧的昆仑穴、太溪穴，然后再令膝关节、踝关节做自动屈伸运动，抽筋就能解除。

⑦ 游泳后，若耳朵里进水，可采用侧头低耳跳跃法。即把进水的耳朝下，嘴微张，用同侧脚着地，反复跳跃，让水自然流出。如果此法无效，可同时用自己的手掌加压耳郭，一压一松，使外耳道的水被气压作用吸出来。也可采用消毒医用棉签吸出法：用一棉签先清洁外耳道后，用另一棉签轻轻进入外耳道内把水吸出来，直到外耳道内的水被吸净为止。

⑧ 游泳后，要用清洁的水彻底冲洗身体，将不洁的水冲去。为预防眼病，最好滴些眼药水，如 0.25％氯霉素眼药水等。

八、登山

登山运动已经风靡世界各地。我国唐朝著名诗人杜甫在《九日五首》之一中这样写道"重阳独酌杯中酒，抱病起登江上台"，这是讲在重阳节要登山。重阳时节，秋高气爽，风和日丽，登山游畅，既可一览大自然的秀丽景色，又可健身，无疑是一项有益的活动。登山运动对人体主要有以下好处。

（1）能振奋精神，激励情绪

登上高峰，极目远眺，祖国壮丽的山河尽收眼底，心情一定十分愉快。征服巍巍高山，常被人们喻为奋斗的目标，成功的标志。当攀登顶峰时，自然会产生一种"振奋"的情绪，这种交织着"激动"与"欢乐"的精神活动，能调动中枢神经系统以及全身各个脏器的生理活动水平，促进人体健康。

（2）能增强人体呼吸系统和心血管系统的功能

登山可使脊髓的造血功能得到改善，使机体的红细胞和血红蛋白增多，心脏输出血量和肺活量增大。

据研究，在平原地区匍匐前进 50m，肺的通气量为 27L/min，而在 4000m 的高山同样匍匐前进 50m，肺的通气量为 48L/min，比平原增加将近 1 倍。海拔在 2000m 以上的高山，由于大气中氧分压降低较明显，会使初登山的人感到不适应，但经过一段适应期后，为了在氧分压降低时输送更多的氧气以供机体需要，登山者的血液中会发生"代偿性红细胞增多"，红细胞的数目可增加至每立方厘米 600 万或 700 万。

（3）可延年益寿

山中清洁新鲜的空气、比平地更富含紫外线的日光、山上众多植物释放出来的"植物杀菌素"、山间瀑布周围聚集的"空气负离子"及富含微量元素的山间泉水，这些皆使得登山运动富含诱惑力。

（4）锻炼意志

登山，要克服重力带来的影响，才能使身体从低处登到高处，登山还需要克服登山过程中的种种艰险和心慌气喘等机体的不适感，没有顽强的意志绝对不行。只有百折不回，才能登上具有"无限风光"的顶峰。

登山运动尽管好处很多，但在登山时也要做好充分准备，如检查身体是否适合登山。若患有严重高血压、心脏病、肺结核等不能登山。登山时所穿鞋袜和衣服要轻松舒适，动作缓慢，最好走一段就休息一会，以免过度疲劳。

九、健身球

健身球是一种简单的运动器械，因主要产地在河北保定，故又叫保定铁球。其操作方法是：将一副铁球置于掌心，用五指拨动，使之依顺时针或逆时针方向旋转。

本项运动，中医认为能调和气血，舒筋健骨，强壮内脏，健脑益智。经常坚持练习，对偏瘫后遗症、颈椎病、肩周炎、冠心病、手指功能障碍等疾病，均有较好疗效。因为人体五指之上布有许多穴位，是几条经络的起止点，而经络则是联系人脑神经和五脏六腑的纽带。常练习者，即可通过这些穴位和经络产生不同程度的刺激，以达到疏通经络、调和气血的目的。由于铁球与手掌皮肤的频繁摩擦，也会因静电及热效应的产生，起到增进血液循环、治疗周身各部位疾病的作用。常用健身球的几种锻炼方法如下。

（1）单手托双球摩擦旋转

置双球于单手掌心中，手指用力，使双球在掌心中顺转和逆转。在旋转时要手指紧贴球体，使双球互相摩擦，而不要碰撞。

（2）单手托双球离心旋转

在上述动作熟练后，逐步达到双球互相离开旋转。手指动作、旋转方向均与摩擦旋转相同，只是将手指伸开，用力拨弄双球，使双球在掌心中飞速旋转，而不碰撞。其速度一般要求为顺转 150～200 次/分，逆转 130～180 次/分。

（3）双手四球运动

在单手运动的基础上，逐步锻炼两手同时做单手动作（每手双球），需充分发挥大脑的作用才能做到。此动作难度大，要求技术高，但效果要比单手运动更好。

（4）按摩、揉搓及锤击身体

用铁球按摩、揉搓、锤击身体的不适部位，可减轻疼痛，也能锻炼手力，对常患肩胛不适、腰酸腿痛的老人大有好处。

（5）握球

用单手或双手虎口使劲握球，或用手掌心使劲握球，会有酸热的感觉，经常这样锻炼对提高指力、腕力、握力、臂力均有帮助。

十、床上运动

床上运动简便易行，不受锻炼场地和气候条件的限制，随时可做。经常进行这项运动，能促进血液循环，改善营养过程和组织代谢，增强神经系统的调节作用，达到健身目的。

全套动作共分八式，运动前需宽衣松带，解除大小便，最好喝杯温开水。

（1）静坐

平坐床上，两腿伸直，两手放在膝盖上，两眼注视 1～2m 远的一个目标，精神内守，静坐 5 分钟。

（2）全身抚摩

在静坐结束后，用手将全身由上到下、由左到右轻抚摩一遍，给末梢神经一种良性刺激。

（3）搬足运动

两手从膝盖上轻抬起，由下后方往前上方左右各划一圈，手往前伸，上身前弯，两手搬足心涌泉穴处为一次，如此 10 次。

（4）固肾运动

两手从膝盖上向后拉至髋关节处，沿前腋窝线上行，于头上两手十字交叉，手心向上，两脚蹬直，从上往下落，上身前屈，手到足尖为一次。如此 10 次。

（5）加压运动

平卧床上，两腿合拢，两手握拳垫于臀下，两腿用力上举，下肢与躯体呈 90°角，觉得累时屈膝休息，不累时再伸直。如此连做 10 次。

（6）侧身平衡运动

左侧平卧，两腿伸直，右腿放在左腿上，用左上肢支持上身抬起，右手放于髋上，左手用力将身抬起，全身重点上部在左上肢及左手部，下部在左足。身体挺直，不要有弯曲。左右各 3 次。

（7）蹬足运动

仰卧床上，先用两手支持上身起坐，后两足用力，全身呈弓形离床，只有两手两足着床，抬起左下肢，用脚后跟往上方蹬。左右转换各 5 次。

（8）摇摆运动

伏卧，手足着地，身体抬起，以臀部为中心，前后移动，臀部向前时，头部向上，胸部贴床，臀部后移时，头部向下，臀部高举。作 10 次后休息。

十一、旅游

旅游是指效外或异域他乡旅行游览的活动，是一种有益于身心的综合性运动。随着人们物质生活水平的不断提高，越来越追求完善的精神享受，旅行观光，历古涉今，可有效地满足人们高层次的精神享受。

我国古代的许多文学家、大诗人，如徐霞客、王羲之、白居易、苏轼等都是喜欢旅游的。历代养生家均主张接近大自然。瓦蓝明澈的天空，温煦明媚的阳光，清新芬芳的空气，徐徐柔和的微风；湛蓝宽广的大海，惊涛拍岸，海鸟翔鸣；千层叠翠的山峦，飞瀑涓流，鸟语花香，如诗如画，使人心旷神怡，烦恼和疲劳消散得无影无踪。若攀山登崖，涉水越野，泛舟竞渡，则可促进气血环流，增进新陈代谢，强健心肺，使筋骨劲强，肌肉发达结实。微风轻拂，似对肌肤作轻柔的按摩，使皮肤神经和血管兴奋，给人以舒畅之感。经常眺望远景，可调节和改善视力，对长期伏案看书写字者，则是治疗视力疲劳的妙法。

旅游要因人、因时、因地而异，这是由于旅游者的身份、年龄、情感需求不同之故，因此，要使旅游达到最佳效果，旅游者要根据自己当时的各种情况和需求作适当的选择。临水，湖海的宽广坦荡使人心胸开朗；游山，山林的清爽深邃使人情怀安宁幽静。年高者泛舟水中，怡然自得；年轻者攀山登崖，历练意志。春、夏、秋、冬四季，气候不同，景物迥异，顺应人体生、长、化、收、藏的阴阳消长变化的规律。春季风和日丽，天地气清，春芽萌动，自然生发之气始生，人体经过寒冬收敛之季，精气蛰伏，此时顺应自然生机，精气勃发，舒展向外，春季旅游踏青便是一项有益生机的活动。夏季气盛，万物繁茂，绿树成荫，但天气炎热，暑热之气易耗气伤阴，步山林竹径，临瀑布飞泉，或晨昏泛舟湖上，观赏荷花，会顿感清凉，神清气爽。秋季气清，天高气爽，万物结实，是旅游的最佳时机，无论是登山还是戏水，其乐无穷。冬季气寒，阳气蛰伏，一般不远足，然踏雪赏梅，看满天飞絮，观玉树冰山，又自有其特殊情趣。

旅游以步行为主。登山远足，以云林小道，石阶扶梯，择林木佳胜、燕飞鸟鸣的山陵为目标，不计时速，只求消遣，缓步而上，时辍时行，如能登上山顶，"一览众山小"，真是快人心胸，而步行则兼得散步、慢跑健身之妙，对增进健康更为有益。

旅游应努力提高文化和鉴赏水平。山不在高，贵有层次；水不在深，妙于曲折；峰岭之胜，在于深秀。只有懂得其中奥妙，深谙风景名胜的内在美，神驰其间，愉情悦兴，才能更有益于健康。

十二、舞蹈

舞蹈是一种愉快而有节奏的形体活动。自古以来，就有医家将舞蹈作为一种健身祛疾的方法。《吕氏春秋·古乐》说："昔陶唐氏之始，阴多滞伏而湛积，水道壅塞，不行其原，民气郁阏而滞著，筋骨瑟缩不达，故作为舞以宣导之。"《红炉点雪》说："歌咏所以养性情，舞蹈所以养血脉。"认识到由于阴湿之地，使人气机郁滞，筋骨瑟缩而不畅达，宜用舞蹈的方法来宣散疏导之。盖因舞蹈可舒筋活络，通畅气血，使血脉和畅之故。

舞蹈的种类很多，有中西之别，古今之分，可根据各人的性别、年龄、性格爱好的不同任意选择。

十三、却病延年二十势

却病延年二十势是我国近代著名老中医、老武术家王子平先生继承我国古代运动养生的宝贵遗产，如五禽戏、易筋经、八段锦、太极拳等的精华，结合自己几十年实践经验而于1958年创编的。国内有近百万人练过此法，防治效果较肯定。它是防治结合，局部与整体相结合，呼吸和自我按摩相结合的一种运动养生法。适应性比较广泛，是综合治疗中常用的有效手段。且简便易练，无需任何设备，极易推广。

具体功法有二十势，分述如下。

（1）第一势　山海朝真

预备姿势：两脚分开与肩宽相等，左手覆在右手上，双手叠放小腹部，手心向上。

动作说明：每个动作重复6～36次，各式相同。深呼吸，先缓缓吸气，再慢慢吐气。呼吸要自然，深长，逐渐做到腹式呼吸，即所谓"气沉丹田"。全身要放松，头宜端正，不宜下垂、后仰和歪斜。两眼自然闭上，舌尖轻舐上腭，集中思想练功，排除杂念。

（2）第二势　幼鸟受食

预备姿势：两脚开立与肩宽相等，两臂下垂在两腿侧。

动作说明：①屈肘上提，两手掌与小臂相平，提至胸前与肩平，掌心向下。②两手掌用力下按，至两臂接近伸直为度。动作要缓慢，呼吸要自然均匀，屈肘上提时吸气，下按时呼气，不可并气。上提时肩部用力。下按时手掌用力，肩部尽量放松。

（3）第三势　大鹏压嗉

预备姿势：两脚开立与肩宽相等，左手覆在右手上，掌心全向里，放在胸部。

动作说明：①两手相叠，自左向右轻按胸部及上腹部，上下左右回旋。②两手相叠，自右向左轻按胸部及上腹部，上下左右回旋。③再以脐部为中心在下腹作同样按摩。每一呼吸两手轻轻按转回旋一周。头微抬，眼稍向上看，上身挺直。

（4）第四势　左右开弓

预备姿势：两脚开立与肩宽相等，两掌横放在眼前，掌心向外，手指稍屈，肘斜向前。

动作说明：①两掌同时向左右分开，手掌渐握成虚拳，两前臂逐渐与地面垂直，胸部尽量向外挺出。②两臂仍屈肘，两拳放开成掌，还原时含胸拔背。分开时吸气，还原时呼气；拉开时两臂平行伸开，不宜下垂，肩部与手指稍用力，动作应慢，逐渐向后拉，使胸挺出，肩胛骨夹紧。

（5）第五势　霸王举鼎

预备姿势：两脚开立与肩宽相等，两臂曲肘，双手握成虚拳，平放胸前高与肩平。

动作说明：①两拳逐渐松开，掌心向上，两臂柔和地向上直举；眼随两掌上举而向上看。②两手逐渐下降，下降时掌渐握成虚拳，手指稍用力恢复成预备姿势。上举时吸气，下降时呼气。

（6）第六势　摘星换斗

预备姿势：两脚开立与肩宽相等，两臂下垂，两手在两腿侧。

动作说明：①左臂屈肘上提起向，掌心向外，提过头部，左掌横于头顶之上，掌心向上，上举时如向上攀物状，尽量伸展，眼随手转，足跟微提起。右臂同时屈肘，右掌掌心向后，自背后上提，手背贴于后腰部。②左掌自头顶向左侧成弧形下垂，左臂下落垂直后再屈肘，掌心向后，自背后上提，手背贴于后腰部。右掌同时自背后下落，至右臂垂直后再屈肘由身前向上提起，掌心向外，提过头顶，右掌横于头顶之上，掌心向上。上托时吸气，下垂时呼气。动作要缓和均匀。

（7）第七势　哪吒探海

预备姿势：两脚开立与肩宽相等，双手叉腰，拇指在后，四指在前。

动作说明：①头颈前伸并侧转向左前下方，眼看前下方约 2m 远处，似向海底窥探一样。②还原成预备姿势。③头颈前伸并侧转向右前下方，眼看前下方约 2m 处，似向海底窥探一样。④还原成预备姿势。转动时吸气，还原时呼气。

（8）第八势　犀牛望月

预备姿势：同第七式。

动作说明：①头颈向左后上方尽力转，眼看左后上方，似向天空看望月亮一样。②还原成预备姿势。③头颈尽力转向右上方，眼看右后上方，似向天空看望月亮。④还原成预备姿势。转动时吸气，还原时呼气。颈部转动时应较缓慢，而且需稍用力，转回时亦需慢慢转回。上身和腰部不要转动。转动时下颏微向内收。

（9）第九势　风摆荷叶

预备姿势：两脚开立比肩稍宽，两手先摩擦手掌和手背，随后叉腰，拇指在前，四指在后。

动作说明：①两手用力向下按摩，从腰到尾骶部、臀部。②腰部自左向右，左前回旋四次，两腿始终伸直，膝部勿屈，用手托腰部，不要太用劲，回旋的圈子要逐渐增大，上体亦需伸直，而且要少摇动。③同②，但方向相反。

（10）第十势　仙人推碑

预备姿势：两脚开立，比肩稍宽，两臂自然下垂。

动作说明：①向左转体，右手成立掌向正前方推出，臂与肩平，左手握拳，抽至左腰际抱肘，头向左转，眼看左后方。②向右转体，左手变立掌向正前方推出，臂与肩平，手掌伸直，右掌变拳，抽回右腰际抱肘，眼看右后方。手掌推出时吸气，手掌收回时呼气。动作要缓慢，手腕稍用力，臂部不要僵硬，两腿立定不动。如患者在开始转动时觉得很痛，应该不过分勉强而采取很轻、很慢的转动，经过相当时期的锻炼，疼痛会逐渐减轻，最后可达到完全不痛。

（11）第十一势 掌插华山

预备姿势：两脚开立，比肩稍宽，两臂自然下垂。

动作说明：①左手伸向前方，左掌向左掳回腰际抱肘。右掌向正左方伸出（如用刀插物状），身体向左转，成左弓步，右脚跟着地。②同①，但方向相反。眼看插出的手掌，手向外插出时稍用力伸展，使臂部筋膜得到牵伸。伸手掳掌回腰抱肘时吸气，插掌时呼气。

（12）第十二势 野马分鬃

预备姿势：两脚开立与肩宽相等，两手交叉于腹前。

动作说明：①体向前弯，眼看两手，上体抬起两手交叉举至头顶上端，上举时如向上攀物状，尽量使筋伸展，身体挺直。②两臂向两侧分开，恢复成预备姿势。双目一次看左手，一次看右手。抬手至头顶上端时吸气，两臂向体侧分开至腹部交叉时呼气。

（13）第十三势 凤凰顺翅

预备姿势：两脚开立比肩稍宽，两手自然下垂。

动作说明：①上身前弯，两膝稍屈，左手向左上方撩起，头亦随之向左上转动，眼看左手，右手虚按左膝。②同①，但方向相反。头部左转或右转时吸气，转回正面时呼气。转动时不要用力。手臂撩起时动作要慢，手按膝时虚按，不要用力。

（14）第十四势 巧匠拉钻

预备姿势：两脚开立与肩宽相等，两手握拳抱肘。

动作说明：①两脚向左转，以脚掌辗转，并屈膝下弯右膝抵住左小腿后面，左拳在腰际抱肘，右拳自右腰际随上身向左转，向正左方伸出，手臂与肩平。②同①，但方向相反。转动时要慢、稳。呼吸要自然，向左右转动时呼气，转回正面时呼气。老年人可在锻炼一个阶段后再加练本式。

（15）第十五势 青龙腾转

预备姿势：两脚开立比肩稍宽，两手自然下垂。

动作说明：①左手握拳抱肘，右手成立掌向左方推出，左脚尖向左转，上体随右掌推出向左转。②左拳变掌，向左伸出，两手先上再由右方绕环伸至前下方后，仍回左方；左手仍变拳收回抱肘，右手仍立掌。上体随两掌向上时后仰，向右时右倾，向前时下弯，向左时左倾，左掌变拳抱肘时，上体回向正左方。连续转两圈。③右掌收回腰际变拳抱肘，左拳改成立掌，向右方推出，右脚尖向右转，上体随左掌推出向右转。④同②，但方向相反。两臂上绕时吸气，下绕时呼气。动作要慢，眼看双手，两腿直立膝部勿屈。

（16）第十六势 罗汉伏虎

预备姿势：两脚开立比肩稍宽，两手叉腰，拇指在后，四指在前，两肘撑开。

动作说明：①左腿屈膝下弯，右腿伸直。②还原成预备姿势。③再右腿屈膝下弯，左腿伸直，④还原成预备姿势。身体挺直，眼看前方，两腿立定，膝部下屈时不必过分求低，应根据可能逐渐锻炼，动作不宜太快。向左、右屈膝时吸气，还原时呼气。

（17）第十七势 白鹤转膝

预备姿势：立正，脚跟、脚尖均并拢，两膝微屈，身体略向前倾。两手先按摩膝部，随后按于膝上，眼注视前下方。

动作说明：两膝自左向前、右、后做回旋动作4次，再改为自右向前、左、后做回旋动4次。反复交替。两足站稳不动，按膝不要太用劲，头不要太低。膝向前旋时吸气，后旋时呼气。膝部旋转的幅度可逐渐加大。

（18）第十八势　行者下坐

预备姿势：两脚开立与肩宽相等，两手握拳抱肘。

动作说明：①两腿下蹲，尽可能使臀部下触脚后跟，两手放开成掌，两臂伸直平举。②两腿立起恢复成预备姿势。下蹲时吸气，起立时呼气。下蹲的程度和次数应根据自己的可能，不要勉强。上身挺直，不要前俯后仰。

（19）第十九势　四面摆莲

预备姿势：两脚并立，两手叉腰，拇指在后，四指在前。

动作说明：①左腿提起，大腿与地面平行，小腿垂直地面，左脚向前踢出，脚尖伸直，脚面绷紧。②左脚落地，右脚提起，向前踢出，动作要求同①。③右脚落地，左脚后踢，以脚跟触及臀部为度。④左脚落地，右脚后踢，脚跟触及臀部。⑤右脚落地，左脚向里横踢，似踢毽子一样。⑥左脚落地，右脚向里横踢。⑦右脚落地，左腿抬起，左脚向外横踢，亦似踢毽子一样。⑧左脚落地，右脚提起向外横踢。以上8式分4组进行练习，即先练①，后练②，重复8次，再练③和④，亦为8次，以此类推。向前、向里、向外踢腿，均以踢平为度。踢起时吸气，落下时呼气。踢腿不必过分用力。上身挺直，眼看前方，头要正直，不要俯仰倾斜。

（20）第二十势　仙人徘徊

预备姿势：立正，两手叉腰，拇指在后，四指在前。

动作说明：①左脚前进一步，脚跟先落地。②右脚再进一步。重心移向右脚、左脚跟提起。③右腿后退一步，脚尖落地，重心移向右脚跟，左脚脚尖提起，脚跟着地。④左脚后退一步，先脚尖落地，重心移向左脚跟，右脚脚尖提起，脚跟着地。⑤左脚再前进一步，动作要求同①。如此反复练习。每一呼吸上步或退步1次，上身挺直，眼看前方或前下方。脚尖、脚跟提起时都必须尽可能向上，使小腿肌和跟腱绷紧。

十四、练功十八法

练功十八法是庄明元中医师发掘整理古代导引、五禽戏、八段锦等，并继承"却病延年二十势"的经验基础上，于1975年编制的一套自身锻炼防治颈肩腰腿痛的有效方法。有前十八法（前三套）和后十八法（后三套）之分。经过大量的临床疗效观察和实验研究，效果肯定。

本功法特点有四：其一，锻炼动作，针对性强。本法是为防治颈肩腰腿痛病的需要，从整体功能调节出发，从局部病变着眼，针对不同发病部位和病情专门设计的。每一节动作都有其特定的锻炼要求和适应性，患者可根据发病部位和病情轻重全套锻炼，也可以选择部分动作锻炼。如颈椎综合征、肩关节周围炎，可选用"颈项争力""左右开弓""双手伸展""展翅飞翔"等动作锻炼。其二，强调"内劲""得气"为要。颈肩腰腿痛病常因感受风、塞、湿或劳损、外伤引起，但其共同病理机制主要是"气滞血瘀"所致。本法强调"内劲"，要求"以意领气，以气生劲，以劲达四肢""气至效至"改变局部已形成的"气滞血瘀"的病理现象，而取得疗效。其三，医练结合，相得益彰。本法是通过患者自身锻炼，改善颈肩腰腿痛病理状况，实为两种"扶正祛邪"之法。若医生在采用推拿、针灸或药物治疗的同时，指导患者作练功十八法，就可充分调动人体内的"正气"，加快肢体、关节和内脏的功能恢复，提高抵抗疾病的能力。特别是当治疗结束后，若能坚持练此功则又是一种巩固疗效、防止复发、简便易行的有效方法。其四，有病能治，无病能防。如能坚持每天练习1～2次，就可以使过度疲劳的肌肉得到调节修整，使相对静止的肌肉得到活动，保持正常功能，达到动静结合，平衡协调，从而收到预防颈肩腰腿痛的发生。

具体功法有十八节，分述如下。

1. 第一套 防治颈肩痛的练功法

（1）第一节 颈项争力

本节的作用是锻炼颈项部的肌肉和头颈关节。因此，头在旋左、旋右、抬头、低头时，要尽可能加大动作幅度，使活动力主要做在颈后部斜方肌上，一般的标准是左右旋转达60°，低头时下颏触及胸骨柄，后仰时约45°。头旋左旋右时，上体不能跟着转动，低头、仰头时，勿挺腹或弯腰。

预备姿势：两腿分立，稍宽于肩，两手叉腰，拇指在后，四指在前。

动作：①头向左旋转至最大限度，眼视左方。②还原成预备姿势。③头向右旋转至最大限度，眼视右方。④还原成预备姿势。⑤抬头望天。⑥还原成预备姿势。⑦低头看地。⑧还原成预备姿势。

练功次数：做2～4个八拍。

得气感：颈部肌肉要有酸胀感。

适用范围：颈部急性扭伤（落枕），慢性颈部软组织疾病（如颈椎病等）。

（2）第二节 左右开弓

本节主要是锻炼颈、肩和上背部的肌肉及肩带关节的活动功能，特别是增强菱形肌的收缩作用。其动作要求是前臂与地面垂直，肩带用力后缩，背部两侧肩胛骨尽可能接近，腹部内收。

预备姿势：两脚分立，比肩稍宽，两手虎口相对成圆形（掌心向外），离面部约30厘米左右，眼视前方。

动作：①两手左右分开至肩侧，同时双手轻握拳（拳面向前）头向左转，眼视左方远处（肘节节下垂）。②还原成预备姿势。③、④和①、②相同，但方向相反。

练功次数：做2～4个八拍。

得气感：当挺胸眼视远处时，颈项、肩、背部肌肉有酸胀感，并可以放射至两臂肌群，同时胸部有舒畅感。

适用范围：颈项、肩、背部酸痛、僵硬，手臂麻木及胸闷等。

（3）第三节 双手伸展

本节动作是从推拿拔伸的手法中演变而来的，主要是锻炼肩背部的肌肉，如冈上肌等。正确的动作应是两臂垂直向上，伸展到最高点。同时挺胸收腹，脚跟勿提起。两臂上举时，眼睛轮换视左右手；放下时，身体要随之放松。

预备姿势：两脚分立，稍宽于肩，两手握虚拳，屈肘于体侧，拳高于肩，约与耳尖相平，拳心向前。

动作：①两拳松开变掌，同时两臂上举，掌心向前，抬头，眼视患侧手指。②还原成预备姿势。③、④和①、②相同，但方向相反。

练功次数：做2～4个八拍。

得气感：当抬头眼望手指时，颈肩部有酸胀感，收腹挺胸时腰部亦有酸胀感。

适用范围：颈、肩、背及腰部酸痛，肩关节功能障碍，如上臂提举不便等。

（4）第四节 开阔胸怀

本节动作是用两臂上举及外展外旋来加大肩关节的活动幅度，主要是锻炼颈、肩部大圆肌、小圆肌、喙肱肌等的活动功能。其动作要求是两臂向上及外展时，要充分运用内劲，才能使肩关节活动达到预期的效果。眼先看手背，两臂分开后，眼始终看着掌心，直至还原成预备姿势为止。

预备姿势：两脚分立，稍宽于肩，两手自然交叉于腹前，手背向前。

动作：①两臂交叉上举，眼视手背。②两臂经体侧划弧下落，同时翻掌，还原成预备姿势。眼睛始终看患侧手，随之移动。

练功次数：做2～4个八拍。

得气感：两臂上举时，颈、肩、腰有酸胀感。

适用范围：肩关节周围炎，肩关节功能障碍及颈、背和腰酸痛，如漏肩风等。

（5）第五节　展翅飞翔

本节动作是针对肩关节的环转活动而设计，它是从推拿中的摇法演变而来。动作要求上臂后伸，两肘后顶，由肘关节及前臂沿体后、侧上升，再由上臂外展前屈至体前，这时两肘在体前要高于两肩平于眉梢，最后双臂内收，两手由屈腕转为伸腕立掌，在体前下按，还原成预备姿势。另外还需注意眼光视肘部，两手下放时，目视前方。其次动作时要防止耸肩，或两上臂后伸上提时两手贴腰背部。

预备姿势：两脚分立，稍宽于肩，两手自然下垂。

动作：①两臂屈肘经体后侧成"展翅"（肘高于肩，手下垂，手背相对，眼看肘，随之向前）。②两臂下落时，两手在脸部前面成立掌，掌心相对，徐徐下按还原成预备姿势。

练功次数：做2～4个八拍。

得气感：肩部有酸胀感，两肋也有酸胀感。

适用范围：肩关节僵硬及上肢活动功能障碍，如冻结肩等。

（6）第六节　铁臂单提

本节动作也是增加关节的活动，锻炼肩胛下肌，大、小圆肌，背阔肌等肌力，加强上臂旋后功能的。其动作要求是在手臂上举时，尽可能举到顶点，后屈臂的手背要放在腰骶部，并逐渐上移至胸椎部，眼要始终看着上举的手背。

预备姿势：两脚分立，稍宽于肩，两手自然下垂。

动作：①左臂经体侧上举成托掌，眼视手背，同时右臂后伸、内收屈肘，手背紧贴腰骶部。②左臂经体侧下落，眼看手背，后伸、内收、屈肘，手背紧贴腰骶部，其位置须高于此时仍贴在腰骶部的右手。③、④和①、②相同，但换右臂做。

练功次数：做2～4个八拍。

得气感：当手臂上举托掌时，同侧颈、肩部有酸胀感，并觉胸部舒畅。

适用范围：肩关节僵硬，活动不便，颈、肩、腰痛及胃脘胀满。

2. 第二套　防治腰背痛的练功法

（1）第一节　双手托天

本节主要是锻炼腰部两侧肌肉和骶棘肌、腰方肌、背阔肌等，使脊柱得到拔伸、侧屈，起到正骨理筋的效用。其动作要求是双手垂直上托时，腰肌要放松，以便符合松紧相结合的原则；上体面向前方，腰侧屈到最大限度；肩关节和髋关节要固定，不要转体；两腿直立，勿弯曲。

预备姿势：两脚分立，稍宽于肩，手指交叉于上腹。

动作：①两臂上提至脸部，反掌上托，抬头挺胸，掌心向上。②两臂带动上体向左侧屈一次。③再向左屈一次。④两臂经体侧下落还原成预备姿势。⑤～⑧和①～④相同，但方向相反。

练功次数：做 2～4 个八拍。

得气感：颈和腰部产生酸胀感，并放射至肩、臂、手指。

适用范围：颈腰僵硬，肩、肘关节及脊柱活动不便，脊柱侧弯等。

（2）第二节　转腰推掌

本节是锻炼腰侧的肌肉，如多裂肌等，以及腰椎体的旋转能力，达到增强腰肌，提高腰椎稳定性，有助于纠正腰椎侧弯。其动作要求是上体正直，不能前倾后仰，转腰同时一臂向侧推掌，另一臂屈肘尽量向侧顶，使腰部旋转达到最大幅度。此时两臂成一直线，两腿伸直。转腰时，眼看后方。

预备姿势：两脚分立，稍宽于肩，双手握拳于腰部。

动作：①右手立掌向前推出，掌心向前，同时上体向左转，眼视左方，左肘向左侧方顶与右臂成直线。②还原成预备姿势。③、④和①、②相同，方向相反。

练功次数：做 2～4 个八拍。

得气感：当推掌转体时，腰、肩、颈、背有酸胀感。

适用范围：颈、肩、背和腰软组织劳损，如颈、腰痛伴有手臂麻木、肌肉萎缩等。

（3）第三节　叉腰旋转

本节动作主要是滑利第 4、5 腰椎关节，特别是使腰椎过伸，增强骶棘肌肌力，有利于保持或矫正腰椎生理弧度。其动作要求是腰部过伸转动的幅度要尽可能大，骨盆与腰椎转动时，头部及上身的活动幅度尽量要小，要做到腰椎活动连贯协调，不能断断续续。并注意两腿伸直，不能屈腰，或做成"摇头摆尾"的姿态。

预备姿势：两腿分立，稍宽于肩，两手叉腰，大拇指在前，四指在后。

动作：①两手用力推动骨盆，然后腰部作顺时针方向绕环一周。②腰部再顺时针方向绕环一周。此时肩部及腰部肌肉均应放松，以使整个这一节动作有张有弛，达到松紧结合。③、④和①、②相同，但方向相反。

练功次数：做 2～4 个八拍。

得气感：腰部有明显酸胀感。

适用范围：腰部急性扭伤及慢性腰痛。某些因工作关系，身体长期弯腰或某种固定姿势而形成的腰骶部酸痛等。

（4）第四节　展臂弯腰

本节动作主要是加大锻炼腰背部棘上韧带、棘间韧带、后纵韧带、骶棘肌、背阔肌以及腰椎关节活动功能。其关键是弯腰时要保持两侧上臂及肩部平行和放松，并与上体同时前弯及注意抬头，手臂缓慢放下、交叉，再由两臂上提至耳侧，然后与上体同时向上挺直。两腿伸直，上体前屈，两臂体前交叉时，两侧手指尽量触及地面。

预备姿势：两脚分立，稍宽于肩，两手于腹前交叉，掌心向内。

动作：①两臂前上举，抬头挺胸收腹，眼视手背。两手交叉于头顶上，两肘要伸直。②两臂经体侧下落至侧平举，掌心向上。③两手翻掌，掌心乃向上，同时上体前屈至与地面相平行，而成"燕飞"式。④两臂下落于体前交叉，掌心向内，两侧手指触及地面。⑤～⑧和①～④相同。最后一拍还原成预备姿势。

练功次数：做 2～4 个八拍。

得气感：两臂上举眼视手背时腰部有酸胀感，双手触地时，两腿后肌群有酸胀感。

适用范围：颈、背、腰酸痛。

（5）第五节　弓步插掌

本节是从推拿扳法中演变出来的，主要是锻炼腰、臀、腿部肌肉及脊椎旋转功能，有利于矫正脊椎小关节紊乱、滑膜嵌顿等。其动作要求是两脚开步要大，弓步要稳，上体保持正直，插掌手臂要直，大拇指尖高度要与头顶相平，后腿要挺直，踝关节不能转动，同时另一手屈肘向后顶，然后两臂在相反方向使用内劲，在腰部即能做出旋转力矩来，加强腰部的得气感。

预备姿势：两脚分立一大步，双拳置于腰部。

动作：①上体左转成左弓步，同时右拳变掌向前上方插掌，手臂伸直，大拇指与头顶相平。②收右掌变拳还原成预备姿势。③、④和①、②相同，方向相反。

练功次数：做 2～4 个八拍。

得气感：腰腿有酸胀感。

适用范围：颈、腰、背痛及脊椎小关节紊乱。

（6）第六节　双手攀足

本节主要是牵伸腰椎部棘间韧带、棘上韧带、后纵韧带，锻炼骶棘肌、背阔肌、腰大肌以及下肢腘绳肌等。其动作要求是上体前屈，同时抬头，两臂紧靠耳部，徐徐攀足，然后稍一停顿，再还原成预备姿势。两腿伸直勿屈，两掌要尽量触及脚背，动作连贯协调。

预备姿势：两脚并立（即脚尖和脚跟均并拢），两手自然下垂。

动作：①手指交叉于上腹前，掌心向上，两手经脸前翻掌上托至最高点，仰头，眼视手背。②上体挺腰前屈。③手掌按脚背。④还原成预备姿势。

练功次数：做 2～4 个八拍。

得气感：两臂上举时，颈、腰部有酸胀感，当弯腰手掌触脚背时，腰腿部有酸胀感。

适用范围：腰、腿软组织劳损，转腰不便，脊椎侧突，腿部酸痛麻木及屈伸不便等。

3. 第三套　防治臀腿痛的练功法

（1）第一节　左右转膝

本节是滑利下肢三大关节，特别是锻炼膝关节的活动功能，并能加强股四头肌和腘绳肌的力量，有利于增进膝关节内外韧带的柔韧性，提高膝关节的稳定作用。其动作要求是转膝时宜缓慢连贯有力地进行，环转幅度尽量要大。

预备姿势：上体前曲，两手扶膝，两脚并立，目视前下方。

动作：①两腿弯曲，作顺时针方向环绕一周，腿向后时伸直。②还原成预备姿势。③、④和①、②同，但方向相反。

练功次数：做 2～4 个八拍。

得气感：在转膝时，膝踝关节有酸胀感。

适用范围：膝踝关节酸痛、无力，膝关节髌下脂肪垫劳损及膝关节内外侧副韧带损伤等。

（2）第二节　仆步转体

本节动作主要是锻炼内收肌和股四头肌肌力，加强下肢的外展和内收功能，提高膝关节的稳定性。其动作要求是仆步开大，膝盖与足尖垂直，上体尽量向下压腿，两足平行，足尖向前。

预备姿势：直立分腿一大步，双手叉腰，拇指在后，四指在前。

动作：①左腿成仆步，同时上体向左转 45°。②还原成预备姿势。③、④和①、②相同，但方向相反。

练功次数：做2~4个八拍。

得气感：仆步时，伸直腿时内收肌群有酸胀感，弯曲腿时股四头肌有酸胀感。

适用范围：腰、臀、腿痛，髋、膝、踝关节不利，内收肌劳损，下肢肌肉萎缩行走不便等。

（3）第三节　俯蹲伸腿

本节动作是从推拿拔伸手法中演变出来的，其主要作用是锻炼臀大肌、股二头肌、半膜肌、半腱肌及腓肠肌的肌力，因此这节动作对坐骨神经痛有良好疗效。其动作要求是两腿并拢，下蹲时臀腿部肌肉尽量放松，目视前方；伸腿时，两腿伸直，两手尽可能按住脚背。

预备姿势：两脚并立，两手自然下垂。

动作：①上体前屈，两手扶膝腿伸直。②屈膝全蹲，两手扶膝，两手指尖相对。③两手掌相叠贴于脚背，再伸直两腿，两手掌勿离开脚背。④还原成预备姿势。

练功次数：做2~4个八拍。

得气感：全蹲时大腿的前肌群及膝关节有酸胀感，伸直时大小腿的后肌群有酸胀感，手掌贴脚背时腿后肌群酸胀感加重。

适用范围：因髋膝关节活动不便、下肢屈伸困难而引起的下肢肌肉萎缩及坐骨神经痛等。

（4）第四节　扶膝托掌

本节动作突出了武术基本功中马步动作，主要锻炼股四头肌的力量，加强下肢三大关节的稳定性。其动作要求是上体要正直，托掌臂要伸直，马步为中开步，不要开得过小，臀部不要凸出。

预备姿势：两脚开立宽于肩成中开步，两手自然下垂于大腿两侧。

动作：①上体前屈，右手扶左膝。②上体挺直，屈双膝成马步，左臂经体前上举成托掌，仰头，眼视手背。③上体前屈，两腿伸直，左手扶膝，与右手交叉，左手在外右手在内。④还原成预备姿势。⑤~⑧和①~④同，但先左手扶右膝。

练功次数：做2~4个八拍。

得气感：当托掌眼视手背时，颈、肩、腰、腿部均有酸胀感。

适用范围：颈、肩、腰、腿部酸胀痛及下肢肌肉萎缩等。

（5）第五节　胸前抱膝

本节动作主要是锻炼臀大肌及下肢伸肌群的力量，提高人体平衡能力，加强髋关节的屈曲功能。其动作要求是上肢上举伸直同时抬头，抱膝尽量向胸部靠拢，重心要稳定，独立腿要伸直，抱膝时腰部要挺直。

预备姿势：两脚并立，两手自然下垂。

动作：①左脚向前迈一小步，身体重心移至左腿，右脚跟提起，同时两臂前上举到最高位，手心相对，抬头挺胸。②两臂经体侧下落，同时提右膝，双手紧抱右膝于胸前，左腿伸直。③还原成第一势。④还原成预备姿势。⑤~⑧和①~④相同，但换右脚做。

练功次数：做2~4个八拍。

得气感：当抱膝时，支撑腿的后肌群及抱膝的前肌群均有酸胀感。

适用范围：臀、腿酸痛及屈伸功能障碍。

（6）第六节　雄关漫步

本节动作主要协调下肢肌肉功能。要求虚步实步分清，上体保持正直，挺胸，面向前方，重心随着实步移动，虚步一足必须脚背上屈。

预备姿势：两脚并立，两手叉腰，大拇指在后。

动作：①左脚前进一步，足跟先着地，右脚跟提起，重心移到左腿。②右脚跟落地，稍屈右膝，重心后移至右腿，左脚跟着地，左脚背屈。③右脚前跨一步，重心移至右腿，左脚跟提起。④左脚跟落地，稍屈左膝，重心移向左腿，右脚跟着地，右脚背屈。⑤重心前移至右腿，左脚跟提起。⑥重心后移至左腿，左腿屈膝，右脚跟着地。⑦右腿后退一步，稍屈右膝，重心后移至右腿。⑧还原成预备姿势。

练功次数：做 2～4 个八拍。第二次右脚先前进一步。

得气感：重心在左腿时，左腿及右踝酸胀，重心在右腿时，右腿及左踝酸胀感。

适用范围：下肢酸痛，关节活动不便。

4. 第四套　防治四肢节关痛的练功法

（1）第一节　马步推掌

本节动作主要是锻炼上肢的肘、腕、指关节及下肢髋、膝、踝、趾关节活动，特别是加强腕、肘及膝关节的韧带、肌腱的作用，同时增加了臂力和腿力。其动作要求是马步做得正确，上体要挺直，双手向前推掌时，动作要缓慢、连贯、用劲，不能屈肘，腕关节尽力背曲。

预备姿势：两脚分立，稍宽于肩，成中开步，两手握掌于腰部。

动作：①两腿成马步，同时两臂内旋向前推掌，掌心向前，指尖相对。②还原成预备姿势。

练功次数：做 2～4 个八拍。

得气感：腕背及两腿股四头肌有酸胀感。

适用范围：四肢关节酸痛，特别适用于膝关节酸痛。

（2）第二节　歇步推掌

本节动作的歇步是武术的基本功之一，主要是锻炼三大关节（髋、膝、踝）屈伸运动。其动作要求歇步做得正确，把身体重心保持在人体的中轴上，上体保持正直，腿部不要摇摆不定。

预备姿势：两脚分立，稍宽于肩，两手握拳于腰部。

动作：①上体左后转，右足内旋 45°，左足外旋 180°。②下蹲成歇步。③右手向右侧推掌，左肘向左侧顶，目视左侧。④还原成预备姿势。⑤～⑧和①～④相同，但方向相反。

练功次数：做 2～4 个八拍。

得气感：膝、腿、臂有酸胀感。

适用范围：四肢关节酸痛，颈、腰、背酸痛。

（3）第三节　上下疏通

本节动作主要通过活动四肢关节疏导全身气血，改变"气滞血瘀，闭塞不通"的病理状态。其动作要求是托掌时上体要正直，眼看手背，转腰时不能屈肘，弯腰时要抬头，两足并拢，两腿伸直。

预备姿势：两脚并立，两手轻握拳于腰部。

动作：①右手上托，掌心向上，眼视手背。②上体向左转盯。③上体前屈，同时右手从髋部用掌心摸到左脚外侧。④上体右转，同时右手掌抚摸两脚背，沿右腿外侧还原成预备姿势。⑤～⑧和①～④相同，但方向相反。

练功次数：做 2～4 个八拍。

得气感：肩、臂、腰、腿酸胀感。

适用范围：肩、背、腰、腿酸痛。

（4）第四节　转体回头

本节动作主要锻炼上肢腕、肘关节，下肢膝、踝关节的功能，以及上下肢各关节协调作用。其动作要求在转体回头、手臂向前向上伸展时，肘部不能屈曲，弓步要做到正确。在另一侧下肢要伸直，不可屈膝，足跟要着地。

预备姿势：直立分腿一大步，两手握拳于腰部。

动作：①上体向左后转，右足内旋 45°，左足外旋 150°。②屈左膝成弓步。③右臂向前方推掌，与右腿成直线，左肘向后顶，向左转体回头。④还原成预备姿势。⑤～⑧和①～④相同，但方向相反。

练功次数：做 2～4 个八拍。

得气感：颈、肩、腰、腿有酸胀感。

适用范围：四肢关节及颈、肩、腰、背酸痛。

（5）第五节　左右蹬腿

本节动作主要是滑利下肢膝、踝、跖趾关节，并增强下肢各组肌肉的力量。其动作要求在蹬腿时，掌握好身体重心，缓慢连贯地进行，身体要正直，不要歪斜，提腿时足尽量背屈。

预备姿势：两脚分立，稍宽于肩，两手叉腰，拇指在后。

动作：①左腿屈膝上提，然后向右前下方蹬腿。②还原成预备姿势。③、④同①、②，但换右腿做。

练功次数：做 2～4 个八拍。

得气感：腿部有酸胀感。

适用范围：髌下脂肪垫劳损，膝关节酸痛，下肢各关节活动不利及肌肉无力、萎缩等。

（6）第六节　四面踢毽

本节动作主要锻炼髋、膝、踝三大关节的前、后、左、右各个角度的活动功能，同时增强各关节稳定作用。其要求是充分运用内功，使下肢肌肉得到全面发展，并增强肌力。身体勿歪斜，站立要稳，踢腿时稍用力。

动作：①提左膝同时脚内侧上踢。②提右膝同时脚内侧上踢。③左脚外侧屈膝上踢。④右脚外侧屈膝上踢。⑤提左膝前踢，脚背伸直。⑥提右膝前踢，脚背伸直。⑦屈左膝，脚跟后踢臀部。⑧屈右膝，脚跟后踢臀部。每一动作做后，立即还原成预备姿势。

练功次数：做 2～4 个八拍。

得气感：腿部有酸胀感。

适用范围：髋、膝关节酸痛，下肢无力等。

5. 第五套　防治腱鞘炎的练功法

（1）第一节　四面推掌

本节动作主要是锻炼上肢各组肌群和关节活动，特别是加强腕、指部肌腱在腕管内滑利作用。其动作要求是推掌时两臂要成直线，与躯干成十字形，手要成立掌，虎口要张开。

预备姿势、两脚分立，稍宽于肩，两手轻握拳于腰际。

动作：①两手翻掌上托，四指并拢，虎口张开，眼视手背。②还原成预备姿势。③两手向两侧推掌，同时上体向左转 90°，掌心向外，眼视左手背。④同②。⑤同③，但方向相反。⑥同②。⑦两手向体侧推掌，掌心向外。⑧同②。

练功次数：做 2～4 个八拍。

得气感：颈、肩、肘、腕、指部有酸胀感。

适用范围：网球肘、腕指腱鞘炎及颈、肩、腰酸痛。

（2）第二节　拉弓射箭

本节动作利用古代拉弓射箭姿势，来交替加强锻炼二肘屈伸动作，使腕部各肌腱在腱鞘内活动自如，充分发挥滑液的润滑作用。其动作要求是：马步要正确，上体要正直，两臂要平，推出的手成立掌。拉弓后双手向下按时，肘关节要直，手指尖对着大腿后外侧部。

预备姿势：两脚并立，两手自然下垂。

动作：①向左跨步成中开步，同时两手交叉成立掌于胸前约 30cm 处。②两腿成马步。同时左手向左侧立掌推出，掌心向外，目视左手背，右臂前平屈后顶，右手握拳，掌心向下。③两手变掌下按，掌心向下，两臂伸直，肘尖朝外侧，指尖对着大腿后外侧，同时两腿伸直。④还原成预备姿势。⑤～⑧同①～④，但方向相反。

练功次数：做 2～4 个八拍。

得气感：前臂、腕、指部有酸胀感。

适用范围：网球肘，手指腱鞘炎。

（3）第三节　伸臂转腕

本节动作是从滑利关节手法中演变出来的，利用腕、肘部的旋转活动，加强滑利各有关的肌腱、腱鞘如肱外上髁肌腱，尺、桡骨茎突部肌腱等。故对防治网球肘、腱鞘炎等有较好的效果。其动作要求是在两手转腕分开及向后时，都不可屈肘。向后时要做到最大幅度。做第二个八拍时，两手掌变拳屈腕屈臂经体前下落时，手臂要伸直，不能屈肘。

预备姿势：两脚分立，稍宽于肩，两手握拳于腰际，拳心向上。

动作：①两拳变掌屈臂上举至最高处，掌心相对，同时抬头。②两手握拳，拳心转向外，拳眼朝后，两臂下落成预备姿势。先做 1～2 个八拍。③两拳变掌，两臂向下伸直（掌心向外，再经体侧上举至最高点，掌心相对，抬头。④两掌变拳屈腕，拳背相对，屈臂经体前下落，还原成预备姿势。再练功 1～2 个八拍。

练功次数：分别做 2～4 个八拍。

得气感：肩、臂、肘、腕部有酸胀感。

适用范围：网球肘、腕部桡侧茎突及尺侧茎突肌腱炎。

（4）第四节　前后展臂

本节动作主要是锻炼肘、腕、掌、指部位的肌腱活动功能，动作要求是其中一臂向前上方推出、另一臂向后伸时，要成斜的平行线。肩部要放松，后伸臂握拳、屈腕，身体要正直。

预备姿势：两脚分立，稍宽于肩，两手握拳于腰部。

动作：①右拳变立掌向斜上方推出，掌心向前，虎口张开，同时左拳内转后伸，拳心向上，眼看拳心。②还原成预备姿势。③、④同①、②，但方向相反。

练功次数：做 2～4 个八拍。

得气感：肩、臂、肘、腕、指以及胸部有酸胀感。

适用范围：网球肘、腕部桡侧茎突及尺侧茎突肌腱炎、腰背酸痛。

（5）第五节　马步冲拳

本节动作是武术中基本功之一，主要是在锻炼腿部肌肉的基础上，运用手部握拳，冲拳的内劲作用，加强上肢各组肌肉力量，如上臂的肱二头肌、肱三头肌及前臂的肱桡肌等。其要求是上体要正直，不能前倾后仰，马步要正确，冲拳要有力。

预备姿势：两腿分立、宽于肩，成中开步，两手握拳于腰。

动作：①两腿下蹲成马步，同时向前冲左拳，拳心向下。②左拳翻掌回收，还原成预备姿。③、④同①、②，但换右手做。

练功次数：做2～4个八拍。

得气感：臂、腕、指有酸胀感，两腿酸胀。

适用范围：网球肘、腕指腱鞘炎及颈、肩、腰酸痛。

（6）第六节　松臂转腰

本节主要利用甩臂动作，使上肢各组肌肉放松和松懈韧带、肌腱等的粘连，起到通经活络，促进气血运行畅通，扶正祛邪的作用。要求身体正直，以脊柱为轴心，旋转躯干为动力，带动两臂，尽量发挥两臂的离心作用。

预备姿势：两脚分立，稍宽于肩，两手自然下垂。

动作：①两臂向两侧平举，掌心向下，同时向左转腰90°，面朝左方。②右手虎口触左肩，眼视左侧，左手背贴于腰部。③、④同①、②，但方向相反。

练功次数：做2～4个八拍。

得气感：颈、肩、肘、腕及腰部都有酸胀舒适感。

适用范围：漏肩风、网球肘、腰背部酸痛等。

6. 第六套　防治内脏功能紊乱的练功法

（1）第一节　摩面揉谷

本动作分两部分，一是摩面，二是揉谷。其作用是通过自我按摩头、面及手部有关经穴，以疏通经络，调和气血，起到止痛、安神、聪耳、明目的的作用。要求：一是穴位要正确；二是思想要集中，运气得当。

预备姿势：两脚分立，稍宽于肩。

动作：

第一部分：摩面动作分两段。

第一段动作：①两中指从地仓穴往上经迎香、鼻通至睛明穴。②揉数次，经攒竹、印堂，横过阳白至太阳穴。③揉数次。④掌贴面部，用食指经耳门、听宫、听会穴后还原。

第二段动作：①两中指经地仓穴往上经迎香、鼻通、睛明、攒竹、印堂至发际，经上星、百会穴，同时拇指从太阳穴，经率谷至风池穴。②揉数次。③其他四指移下与拇指并拢，经风池穴两手向前移，翻转耳郭，达其后面的降压沟。④揉数次，还原。

第二部分：揉谷。①左手掌面紧贴于上腹部，目视前方，舌抵上腭，用右手拇指峰横推左手睡眠穴。②同上，方向相反。（睡眠穴的位置：第二掌骨桡侧缘中、远端1/3交界处。此系新穴，其作用超过合谷。但功法命名上仍用合谷，取针灸歌诀"头面取合谷"之意，故揉谷可知其作用。）

练功次数：第一、二部分各做1～2个八拍。

得气感：推揉睡眠穴时，局部有酸胀感；按摩头面，头面部有温暖、舒适感。

适用范围：神经衰弱、失眠、头晕、心悸、流涎、迎风流泪等。

（2）第二节　按摩胸腹

本节按摩的主要穴位有任脉的中脘、气海、关元等穴，而任脉为阴经之海，总任一身之阴经，故通过按摩胸腹可以疏通腹部诸阴经，提高肝、胆、胃、脾、肾诸脏腑的功能，起到调理脾胃、疏肝益肾的作用。要求是：按摩时手掌要紧贴胸腹部，用力适中，双目正视前方，思想集中，肌肉放松，身体不要摇摆。

预备姿势：两脚分立，稍宽于肩。两手相叠于上腹部（左手掌跟紧压右手背）。

动作：两手在上腹部先做小圈的顺时针环形按摩8次，然后由上腹部移到下腹部，经过腋前缘季肋部、剑突处做大圈顺时针环行按摩8次。继之做相反方向由大圈到小圈环形按摩，各8次。

得气感：腹部温暖，胸部舒畅，有时会引起嗳气、排气，则更觉畅通舒适。

适用范围：胃肠功能紊乱、食欲不振、慢性腹泻、胃痛、便秘、妇女腹痛等。

（3）第三节　梳头转腰

本节的作用是通过抓梳头部有关经穴，疏通头部经络，促进气血运行，具有醒脑的功效。要求把手紧贴头部，运用内劲，缓慢连贯，全神贯注，呼吸均匀、自然。

预备姿势：两脚开立，稍宽于肩，两手自然下垂。

动作：①右掌紧贴头部，四指从前发际沿督脉梳到风池穴，左臂屈肘，手背贴腰部。②上体向左转90°，头转180°，右手四指横梳风池穴数次。③从风池穴向前至率谷穴揉数次。④至太阳穴再揉数次，还原。⑤～⑧同①～④，方向相反。

练功次数：做2～4个八拍。

得气感：头部有舒适感。

适应范围：头晕脑涨、眼花、失眠、心悸等。

（4）第四节　托掌提膝

本节动作由于使胸腹肌得到牵伸，增大横膈活动幅度，故有提高心肺功能、改善气血运行、调理三焦的作用。要求托掌时手臂要直，站立要稳，身体正直，呼吸自然。

预备姿势：两脚并立，两手握拳置于腰部。

动作：①重心移至左脚，左臂上举并翻掌上托至最高处，拇指向内，虎口张开，掌跟朝前，仰头，目视手背。同时右拳变掌下按，指尖向前，屈髋提右膝（尽量上提）。②还原成预备姿势。③、④同①、②，但方向相反。

练功次数：做2～4个八拍。

得气感：肩、臂、臀、腿部有酸胀感，胸腹部有舒畅感。

适用范围：眩晕、神疲、气短、多汗、食欲不振、脘腹胀痛、大便溏泻、腰脊四肢筋骨酸痛等。

（5）第五节　转腰俯仰

本节动作利用转腰俯仰，锻炼腹部及腰部肌肉，起调理脾胃、固肾强腰的作用。要求转体时要站稳，躯干不可歪斜，在转体俯仰时，呼吸要自然，既平又匀，前后俯仰的幅度要大，两腿要直。

预备姿势：两脚分立，稍宽于肩，两手握拳于腰际。

动作：①两手翻掌上托，虎口相对、张开，仰头目视手背。②两臂经体侧下落，两手托腰，大拇指向前，四指在后。③上体向左后转，目视左后方。④上体向右转，目视右后方。⑤还原成动作②。⑥上体前俯，使上体与地面平行。⑦上体后仰，仰到最大限度。

⑧还原成预备姿势。

练功次数：做 2～4 个八拍。

得气感：颈、肩、腰、腿部有酸胀感。

适用范围：肾气虚弱、疲乏、头晕、眼花、耳鸣等。

（6）第六节　展臂舒胸

本节主要是扩胸运动，通过展臂提踵，起到提高心肺功能、消除疲劳的作用。要求两臂经体前上举时，两臂要直，同时须提踵，呼吸缓慢、均匀自然，配合得当。

预备姿势：两脚开立，稍宽于肩，两手自然下垂。

动作：①两臂经体前交叉前上举，抬头提脚跟，同时吸气。②两臂下落经体前交叉还原成预备姿势，脚跟落地，同时呼气。

练功次数：做 2～4 个八拍。

得气感：胸部舒畅。

适用范围：呼吸不畅，胸闷、气急、气管炎等呼吸系统或循环系统疾患。

第四节　现代医疗体育

现代医疗体育，简称"体疗"，是根据疾病的特点，采取各种体育锻炼方法预防和治疗疾病。古希腊医师希波克拉底，最早应用体操治病；古罗马医师盖仑指出了运动治疗对身心健康的影响和注意点。医疗体育在我国历史悠久，上述广为流传的各种健身运动，不仅有保健作用，也是治疗疾病的良法，不过治疗的方法各不相同，着眼点在于强身治本。中华人民共和国成立后，我国医疗体育有了新发展，在方法上除继承具有民族特色的拳、功、操等外，也把西方的功能锻炼、器械治疗等吸收过来。

一、运动处方

运动处方是由医生按健康情况及心血管系统功能状态，为准备从事体育运动的人用处方的方式规定适当的运动内容、运动强度及运动量。其主要对象为中老年健康人和有某些慢性病，如高血压、缺血性心脏病、高脂血症、肥胖、糖尿病等的患者以及处于某些急性疾病康复期的患者。

在制定运动处方时，必须进行体格检查，了解健康情况，还必须作心血管运动试验，然后根据医学检查及运动试验结果，结合性别、年龄及个体特点拟出运动处方。

运动处方的关键是"定量化"。只有按照恰如其分的运动量进行锻炼，才能收到预期的疗效。而运动量大小的选择，取决于锻炼的目的和锻炼者的心肺功能。一般来说，运动量的大小，是由运动强度、运动持续的时间和运动的密度决定的，其中运动强度是主要因素。对于中老年人和慢性病患者进行医疗体育锻炼时，宜选用运动强度小、密度小和运动时间不长所决定的中小运动量。在广大群众中进行医疗体育锻炼时，最简单实用的方法是计算心率。因为机体耗氧率与心率是成正比的，通过控制运动时的心率，可达到控制一定运动量的目的。

"运动处方"的主要内容如下。

1. 锻炼目的

医疗体育是有针对性地选择相应锻炼内容，达到增强体质、防治疾病的目的。因此，

"运动处方"必须有明确的锻炼目的。

2. 运动种类

其选择应服从于锻炼目的和病情，但形式要多样化，以提高锻炼兴趣为原则。常用的医疗体育可分为以下几类。

力量性锻炼项目：包括有助力、抗阻的主动的肢体运动，用于训练肌肉力量的器械治疗，如实心球、哑铃、拉力、腹肌锻炼等。

耐力性锻炼项目：步行、健身跑、自行车、游泳等。这些项目都是属于周期性、节律性、反复进行的运动。

放松性锻炼项目：如太极拳、保健按摩或放松体操等。这些运动，对于放松神经、肌肉效果较好。尤其是对治疗中老年人的各种慢性病、增强体质、延缓衰老，均有良好作用。

一般健身性锻炼项目：如广播操、八段锦、易筋经、健身操等。

医疗体操和矫正体操：降压舒心操、练功十八法、呼吸操、减肥体操、老人体操等。

3. 运动量

宜从小、中运动量开始（运动后心率比运动前增加 30%～50%），在运动量未掌握好以前，宁小勿大。

4. 运动次数和持续时间

每天一般宜 1～2 次，根据身体条件选择适宜的时间进行锻炼。如参加慢跑，从每周 2～3 次，逐渐加到每周 5～6 次。每次锻炼时间以 20～30min 为宜。

5. 注意事项

这是指参加医疗体育锻炼者必须明了"体疗自我医务监督"的常识。如冠心病患者在体疗中应注意：第一，学会以运动前、后心率的变化控制自身的运动量，严格掌握适应证和禁忌证；第二，随身携带扩张冠状动脉的急救药，以确保安全；第三，活动时不要迎风进行，体疗后宜洗温水浴。第四，定期复查，随时调整运动量。

附：常用"运动处方"格式。

运动处方

日期：1981 年 7 月 10 日

住院号：××××

姓名：××；性别：男；年龄：50 岁；身高：170cm；体重：80kg；脉搏：68 次/分；血压：170/100mmHg。

临床诊断：1. 高血压；2. 肥胖（超重 15kg）。

体疗时间：1991 年 7 月 10 日—8 月 10 日。

一、医疗体育锻炼目的

1. 巩固降压；

2. 减轻体重（本月 3kg）。

二、运动量

静息时心率：60 次/分；运动后即时心率：90～100 次/分。

中运动量：运动后心率比运动前增加 40% 左右。

三、运动种类及锻炼时间

1. 慢跑：每早一次，每次 2500m，用时 30min。

2. 太极拳：每天早晨、下午各一次，每次连打三套。

四、注意事项

1. 按原发性高血压体疗注意事项交嘱。

2. 配合饮食节制：主粮每天 300~400g，低糖、低胆固醇饮食。

医生： （签名）

二、治疗原理及适应证

1. 治疗原理

医疗体育尽管不是药物，也不是补品，但确实能够治病，其原因在于：

① 有些疾病主要是由于缺乏体力活动而引起的，如时常坐着工作，很少运动的人易引起习惯性便秘；长期从事紧张脑力活动又不参加运动的，易患神经衰弱。治疗上述疾病的重要方法，就是积极进行必要的体育活动。

② 有些疾病的主要问题是心、肺功能差，如慢性血液循环功能不全、肺气肿等，这些疾病可通过医疗体育逐渐地提高心、肺代偿功能，减轻症状。

③ 不少慢性病，往往是由于休息太多，运动极少，从而给身体造成了不良影响。这是因为休息太多，体内各种生理功能就会变弱，如呼吸表浅、心脏收缩乏力、肌肉张力下降、胃肠蠕动减缓、消化能力低下等。而进行医疗体育，则有助于加强体力主要器官的生理功能活动，诸如加强血液循环和呼吸、改善胃肠功能、增加食欲等。

④ 进行医疗体育，有助于改善器官功能和新陈代谢，使身体更好地吸收药物，并使药物充分发挥作用，从而起到辅助治疗的作用。

⑤ 一些疾病的主要问题是运动障碍，如关节强直、肌肉瘫痪等，这些障碍用运动来辅助治疗，可促使运动功能恢复。

⑥ 医疗体育是一种自然疗法，只要锻炼方法适当，不会产生副作用。

2. 适应证

医疗体育确实有其独特的治疗价值，对许多病来说，应用医疗体育，能够更迅速、更圆满地收到治疗效果，有利于健康的恢复。医疗体育主要适用于下列病症：

① 瘫痪。如脑血管意外、神经系统炎症、创伤等疾病引起的瘫痪，通过医疗体育可促进瘫痪肢体的恢复。

② 姿势异常。如脊柱侧弯、扁平足等，若畸形不严重，可通过医疗体育获得不同程度矫正。

③ 一些慢性病。如肺结核、肺气肿、慢性气管炎、支气管哮喘、习惯性便秘、痔、脱肛、胃下垂、高血压病、子宫脱垂等，通过医疗体育改善内脏器官的功能，增进身体与疾病斗争的能力；或者减轻症状。

④ 关节运动障碍。医疗体育是解除这种障碍的有效手段。

三、常见病症的体育疗法

1. 肺结核病

医疗体育方式包括保健体操、太极拳、散步和简单的球类运动等，运动量分为强、中、弱三组。各项活动可分散在上下午进行，时间：弱组 20min，中组 30min，强组为 60min。只要气候条件许可，尽可能在户外新鲜空气中进行运动，运动时尽可能少消耗体力，因为肺结核病本来就是一种慢性消耗性疾病。在进行运动时，呼吸应较自然、均匀，不要闭气用力。若运动后心跳过速（脉搏每分钟 110 次以上）、大量出汗、有软弱感和不适感，表明应减少运动量。

2. 慢性支气管炎和肺气肿

医疗体育的方法有平静腹式呼吸练习、进行专门的呼吸运动和全身活动相结合的医疗体操、医疗步行、耐寒锻炼和防感冒按摩。我国用医疗体育防治慢性支气管炎、肺气肿的有效率平均在 85％左右。许多长期坚持体疗的患者，感冒发作次数减少，肺活量增大，肺功能改善，横膈呼吸活动幅度增加，活动能力改善，气急、胸闷等症状减轻。

3. 糖尿病

医疗体育的方法有医疗步行和慢跑（步行速度为 70～90m/min，慢跑速度每小时 5～7km）、太极拳或医疗体操。若体质较好，可做游泳、划船和适量的球类运动等。但糖尿病患者一定要避免大强度的剧烈运动，否则可使血糖增高。还应定期检查血糖和尿糖，随时观察机体对运动的反应，以便及时掌握和调整运动量。

4. 肥胖病

对无心血管系统合并症的肥胖者主要采用快速步行（120 步/分）、慢速跑步（135～145 步/分）、自行车和游泳等有氧训练，一般采取中等强度的运动。此外，还可采用医疗体操、特别是肌肉力量的训练，如哑铃运动、卧位各种腹背肌运动，固定自行车运动以及医疗球和其他各种球类运动等。对体质弱或合并有冠心病或高血压的肥胖者，一般广泛采用呼吸运动、医疗体操和由慢速到中速的医疗步行。

5. 偏瘫

其医疗体育的方法有：①姿势治疗。使患者保持正确卧床姿势，多采仰卧位和侧卧位。②被动运动。在患者清醒后开始进行患肢各关节被动运动，每日 3 次以上，直至主动运动恢复。③主动运动。注意选择准备姿势以避免引力和摩擦力的作用。也可用健肢或绳索滑车装置帮助作助力运动。④站立和行走训练。用斜板训练站立，继而扶固定物体训练站立。能独立行走后，要进行上下楼梯练习、爬坡，在不平地面上行走和越过障碍物行走等训练。在整个体疗过程中，都要注意安全，在练习站立和行走时要有人保护，不宜作加重心血管系统负担的屏气使劲练习。

6. 神经衰弱

适用于此病的医疗体育方法较多，目前较广泛的有太极拳、八段锦、广播体操、医疗体操、运动量较小的球类活动、较长距离的散步（3km 左右）、自我按摩等。也可在户外作适当的体力劳动。但在安排运动项目时，运动量不宜大，不应引起疲劳或过度紧张。对以兴奋症状为主的患者，应采用平稳、缓慢、柔和的运动，不引起强烈的兴奋。而对以衰弱症状为主的患者，则应采用情绪性较高、节律较快、活动性较大的运动。

7. 冠心病

患者最宜进行步行、慢跑、自行车、爬山等锻炼，最好用医疗步行，也可把急行和普通步行交替进行。慢跑适宜于病情较轻、有锻炼基础的患者，距离从 100 米开始，渐增至 1000m 左右。速度约为一分钟跑 100m。体弱者可用间歇跑。最好用自行车测功计进行锻炼，每周锻炼 2～3 次，每次 15min 左右。体力较好，可进行爬山锻炼，慢速行进。

8. 高血压

患者最适宜参加太极拳、医疗体操、散步和旅行、游泳等运动；轻症高血压患者，也可谨慎地进行慢跑和爬山的锻炼。上述各项运动可结合进行，一般每天活动 2～3 次，每次 15～30min，例如早上打太极拳、步行，下午做医疗体操或其他活动，晚上做按摩。但在做操时不要鼓劲憋气，不要做举重、搬重等紧张用力的运动，头部不要下垂低于心脏水平。

9. 动脉粥样硬化

在方式方法上同高血压病的医疗体育大致相似（许多高血压患者同时有动脉粥样硬化症状），但是，如果动脉粥样硬化的症状比较明显，医疗体育的分量要更轻些，方式方法再简单些，只适宜于进行散步、简化太极拳、医疗体操和保健按摩，且每天医疗体育的活动总量不超过 40min。

10. 慢性肝炎

只要肝功能正常或接近正常，自觉症状不明显，就可以参加医疗体育，以改善全身健康状况，促进疾病痊愈。其医疗体育方式有按摩、太极拳和其他医疗运动，如乒乓球、羽毛球等。肝炎患者每次运动时间都不要过长，不要强调运动量，应该在疲劳出现之前结束运动，因为肝炎患者的耐力较差，而且易发生低血糖，容易疲劳。每天医疗体育运动的总量，不要超过半小时，可分配在上下午各进行一次。

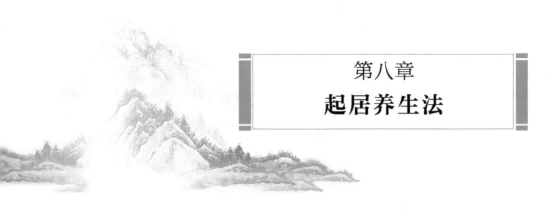

第八章
起居养生法

第一节　衣着服饰

《黄帝内经·素问·四气调神大论》指出："夏三月……使气得泄……冬三月……去寒就温，无泄皮肤，使气亟夺。此冬气之应，养藏之道也。"强调夏天要使体内阳气能够向外宣通升发；冬季则要避免严寒，保持温暖，不要使皮肤开泄出汗，而致闭藏的阳气受到影响。春温、夏热、秋凉、冬寒四时气候，除人体本身的调节功能之外，衣着也起着极为重要的辅助作用。

现代医学研究证明，寒冷可导致交感和副交感神经功能失调，反馈性地引起毛细血管的舒缩反射，毛细血管阻力增大，对冠心病、脑血管病、高血压等循环系统疾病患者有可能加重病情。寒冷使血液的理化性质发生改变，如血沉加快，血凝时间缩短，血液黏性增大，这是形成血栓和发生心肌梗死的主要诱发因素之一。寒冷使机体免疫功能下降，内分泌功能失调，常诱发慢性气管炎、支气管哮喘，以及其他呼吸道疾患。寒冷使大脑皮质功能紊乱，迷走神经兴奋，引起胃液分泌增多，胃黏膜屏障抗腐蚀功能减退，而发生胃、十二指肠溃疡等。应当及时加减衣服，保暖御寒。

衣着服饰对人体健康的影响，与衣服的宽紧、厚薄、质地、颜色等密切相关。

一、服装的宽紧

服装宜宽不宜紧。无论男女老幼，衣服总以宽大有利于身体。过紧的衣服可阻碍血液循环，也不利于体表水分的蒸发。诸如领口过紧，会压迫颈动脉，妨碍血液流至大脑，引起眩晕、头昏、视力减退；女性胸罩过紧，易引起乳腺发育不良、产后少乳、乳痈等乳房疾病；紧腰衣裙因长期紧勒着上腹部，使胃肠功能逐渐减退而引起胃口不好、消化不良、贫血、消瘦、便秘等；牛仔裤及短裤裆的紧身裤，会使阴部空气不得通畅，汗液不能及时蒸发，细菌容易繁殖而引起阴道炎、外阴湿疹、尿道感染等；青少年男子穿过紧短裤，刺激阴茎头，往往引起遗精；育龄期男子穿过短过紧裤裆的裤子，致使阴囊上提，影响睾丸温度调节而致精子质量下降，导致生育能力下降。

二、服装的更换

更换衣服要适时。衣服要适应四季气候的变化，"春穿纱，夏着绸，秋天有呢绒，冬装是棉毛"的传统选衣观念，意在不同的气候季节，穿着相应适宜的厚薄衣服，以保持人体表面的舒适与温度。衣服的添减不一定是一热就脱，一冷就加。常言"春捂秋冻，不得染病"，"春不忙减衣，秋不忙加冠"，这是根据春秋季节气候多变的特点总结出来的预防春寒致病的经验。人体要适应"冷"和"热"的环境，需要一个过程和适当的节奏。在气候由寒向热转化时，由于人体还习惯于寒冷的防御，周身的毛孔因衣着厚暖呈松弛扩张状态，如活动出汗增热，忽然减衣敞怀，受风着凉，人体就会经受不住忽寒忽热的变化，机体抵抗力下降，病菌乘虚而入引起疾病。所以在寒冷的季节，温热时不要突然减衣，需逐渐递减；在温热的季节，遇寒时也不要过于保暖，宜适当增加，以适应人体对寒热感应的转移。

三、内衣的用料和颜色

内衣是指穿于内层的贴身衣服，应讲究料和色。其衣料以质地柔软、吸水性好的棉织品为佳。化纤品透气性、吸水性差，若作内衣，其湿气透散受阻，出汗稍多，衣服和皮肤角质层都将湿透，从而造成体内热量的不断损失，很容易导致感冒，诱发耳、鼻、喉、尿道和皮肤的疾病，并且由于散热不佳，而自我感觉闷热不适。同时，化纤品容易过敏，作内衣时更易发生，对支气管哮喘、过敏体质者很不利。因此，化纤品衣料不能作内衣。特别是冬天不宜穿化纤内衣，在寒冷的冬天，人的皮肤处于收敛含蓄状态，大部分血液集中到皮肤深层和肌肉组织里，汗腺分泌相对减少，皮肤比较干燥，如果穿着化纤衬衣进行活动，就会与干燥的皮肤及毛衣等衣物相互摩擦而产生大量的静电荷，这些静电极易引起人的不适感，使人产生烦躁不安和失眠等症状。对精神分裂症和重度神经衰弱者更是一种潜在的威胁。

内衣的颜色以浅淡为宜。衣物的染料也会引起过敏，诱发皮疹、皮炎等皮肤疾病。

四、鞋跟的高度和鞋的大小

鞋跟的高度需适中。成年人鞋跟高度一般以 2～3cm 为宜。适当的鞋跟使脚跟微微抬起，全身分布在脚上的重量就会均衡，从而使骨骼、脊椎保持正常的生理状态，还使肌肉韧带保持正常工作。穿平底没有鞋跟的鞋时，支持运动系统负荷量的分布遭到破坏，对步态姿势及内脏状况不利。若鞋跟过高，会使脚趾挤向鞋头，引起脚趾的损伤而造成炎症，并且高跟使小腿部肌肉、韧带处于紧张收缩状态，膝关节僵硬，容易扭伤脚颈。青少年女性长期穿高跟鞋，易导致骨盆畸形，影响受孕、分娩。而且，到中老年时，易引起顽固性腰腿疼痛。

鞋的大小，更为重要。穿小鞋不仅感觉难受，还会妨碍脚部的血液循环，使脚发胀。冬天穿小鞋，因脚部血流量少，缺乏热量，容易冻伤；夏天穿小鞋，因脚内过紧而汗气不得散发，易繁殖霉菌，产生脚癣（脚气病）。小儿穿小鞋，使跖骨、跗骨借韧带向上弯时受到阻碍，容易形成扁平足，并且还会使脚趾生长畸形或长鸡眼。但鞋太大，不跟脚，行动不便，容易扭伤足部。穿鞋也需大小适宜，一般以布鞋大半号、皮鞋大一号为宜。

五、戴帽的学问

戴帽首先具有保温作用。头部血管密集，耗氧量大，热量散发也多。中医认为"头为诸阳之会"，乃全身阳气会集之处。在寒冷时戴帽，可使头脑减少不必要的耗氧耗热，既有益于脑部的营养，又有利于全身的保暖。其次具有保护作用。戴帽后，头发和头皮可防止尘埃及其他异物的污染和刺激，并可减轻外来撞击对头脑的损伤。

在选择帽子时，不要选用过重的帽子，过重的帽子压在头上既影响透气排汗，又易使颈部肌肉疲劳；也不宜选择过紧的帽子，帽子过紧使头皮部血液循环不畅，易引起头痛，并且影响头发的呼吸而使头发营养不良。帽子的厚薄、材料则需根据气候来挑选。

六、外衣的颜色

外衣的颜色与人的心情有关，而心情的好坏，直接影响人体的健康。人们在选择各种衣料时，往往容易忽视衣着颜色对自己心情的调节和陶冶。

红色是一种刺激性较强的色彩，容易使人激动，产生热感，不适宜于性格暴躁、多动易怒的人穿着。

绿色是一种令人感到稳重、安适的颜色，使人心情平静、乐观，对大多数人均适宜。

蓝色具有宁静和镇定的特点，令人产生遐想，对脑力工作者有利，但对多思善虑、性格内向者不宜。

紫色表现出一种多愁善感、焦虑不安的倾向，怀有这种心情的人，不宜穿紫色的衣服。

白色是一种洁净、朴素的色彩，它对人的心情无明显影响，给人一种心地宽广的感觉。

黑色是一种代表气馁、压抑情感的色彩，使人产生谨慎的心理，对浮躁不稳的人有利。

在年龄、性别允许的范围内，结合自己的心情选择衣服的颜色是较为科学的，并且还可通过不同颜色的搭配来消除某种单一颜色的不利影响。

第二节　睡眠

睡眠对人来说，相当重要。在人类生命的过程中，大约有1/3的时间是在床上度过的。睡眠与健康是"终生伴侣"。祖国医学历来重视睡眠科学，认为"眠食二者为养生之要务"，"能眠者，能食，能长生"。众所周知，人可以七天不进食，只要饮水，尚可维持生命，但如果真正七天七夜不睡觉便有生命的危险。经久不眠，必然导致衰竭。

长期睡眠不足对健康也有很大的损害。在所有的休息方式中，睡眠是最理想、最完整的休息。在日常生活中当睡眠不足时，第二天就显得疲惫不堪、无精打采，感到头晕脑涨，工作效率低，但若经过一次良好的睡眠后，这些情况随之消失。经过睡眠可以重新积聚起能量，把一天活动所消耗的能量补偿回来，为次日活动储备新的能量。科学研究证明，良好的睡眠能消除全身疲劳，使脑神经、内分泌、体内物质代谢、心血管活动、消化功能、呼吸功能等能得到休整，促使身体各部组织生长发育和自我修补，增强免疫功能，提高对疾病的抵抗力，所以有"睡眠是天然的补药"的谚语。

一、睡眠的生理意义

睡眠对生命是必不可缺少的，人不能没有睡眠。睡眠被称为人和动物的救星，睡眠的生理意义主要有以下几点。

（1）睡眠能促进人体生长发育

睡眠与儿童生长发育密切相关，婴幼儿在出生后相当长的时间内，大脑继续发育，这个过程离不开睡眠；睡眠期促使人体生长发育的生长激素可以连续数小时维持在较高水平。儿童的生长速度在睡时要比醒时快3倍，"能睡的孩子长得快"，应保证儿童充足的睡眠，以保证其生长发育。

（2）睡眠能消除疲劳、恢复体力

睡眠是消除身体疲劳的主要方式。疲劳通常与各种劳动（体力、脑力）的强度、速度及持续的时间有关，速度越快、强度越大，疲劳出现越早，持续时间越长，越容易疲劳。疲劳是机体生理功能将接近最高限度的信号，非常需要适当休息，而最好的休息方式是睡眠。"积劳成疾"反映了生活经验和医学上的事实。睡眠时，机体一方面把体内蓄积的代谢废物继续分解排泄，另一方面又使自身获得充分的休息。在睡眠时，人体各种生理活动普遍减低，主要表现在：

① 骨骼肌舒张，紧张度普遍降低，甚至消失，身体不能维持自主姿势。运动神经的反射，随同肌肉紧张度的降低一起减弱。

② 心跳每分钟减慢 10～30 次，血压降低 10～20mmHg；随着睡眠加深，血压还可降低更多。

③ 呼吸次数减少，吸气明显延长。在睡眠浅时，呼吸运动有节律，而睡眠深沉时，常可显示呼吸无规律及周期性变化。肺的通气量可减少 25％。

④ 唾液分泌明显减少，胃液分泌轻度增加或无变化；胃运动持续进行还可能增加；胃排空及消化时间一般与清醒时相同。

⑤ 尿分泌减少，但尿的浓度增加；泪液分泌减少，汗液分泌增加。

⑥ 深睡时，基础代谢率可降低 10％～20％。体温略有降低，清晨 2～4 时最低。脑组织能量需要量减少，体内糖原合成增加。睡眠时人体的合成代谢占优势。

（3）睡眠能保护脑力，使精神充沛

睡眠时人体处于相对静止状态，人体大多数功能降低，合成代谢大于分解代谢，有利于营养供给，弥补损耗，储存能量，解除疲劳。睡眠不足者，表现为烦躁、激动或精神萎靡，注意力涣散，记忆力减退等；长期缺少睡眠则会导致幻觉。而睡眠充足者，精力充沛，思维敏捷，办事效率高。在睡眠状态下大脑耗氧量大大减少，有利于脑细胞能量储存，睡眠能保护大脑皮质的神经细胞，维护皮质组织功能，有利于防止遭受严重的损伤，保护大脑，提高脑力。

（4）增强免疫力，康复机体

人体在正常情况下，能对侵入的各种抗原物质产生抗体，并通过免疫反应而将其清除，保护人体健康。睡眠能增强机体产生抗体的能力，从而增强机体的抵抗力。睡眠还可以使各组织器官自我康复加快。为帮助患者度过最痛苦的时期，现代医学常把睡眠作为一种治疗手段，以利于疾病的康复。

（5）延缓衰老，促进长寿

研究资料表明，健康长寿的老年人均有一个良好而正常的睡眠。人的生命好似一个燃烧的火焰，而有规律燃烧则生命持久；若忽高忽低燃烧则使时间缩短，使人早夭。良好的睡眠能延缓衰老，保证生命的长久。

二、睡眠的时间

为了保障健康，人们应该有足够的睡眠时间。但由于人们的年龄、体质、性别、性格的差异，其睡眠时间也不相同。

1. 年龄

婴儿的睡眠时间最长，一昼夜约需 20h。1～2 岁约 16h，2～4 岁约 14h，4～7 岁约

12h，7～12 岁约 9～11h，16～20 岁约 8～9h；成年人只要 7～8h 就够；60 岁以上老年人应相应延长睡眠时间，60～70 岁老人每天应睡 9h，70～90 岁的老人每天应睡 10h，90 岁以上的老人每天应睡 10～12h，不宜少于 10h。以上不同年龄所需的睡眠时间也不是绝对的，如患病或病愈不久，睡眠时间就需要长一些。睡眠质量高的比长时间浅睡效果好。

不同年龄，其身体发育不同。婴幼儿、青少年时期，身体发育还未成熟，睡眠时间就要长一点；老年人由于血气虚弱、营气衰少而卫气内伐，故有少寐现象，但并不等于生理睡眠需要减少，相反需要增加必要的休息，尤以午睡为重要。

2. 职业

睡眠时间的变化与人们的职业有着一定的关系。长期从事农业生产劳动，或上正常班的职工，其作息方式是"百灵鸟式"；而脑力劳动者以及长期上夜班的职工，其作息方式是"猫头鹰式"。

美国斯坦福大学医学院的睡眠研究中心发现，这种觉醒-睡眠节律的差异，跟人体日常体温的周期性变化有关。"百灵鸟式"的节律，每当傍晚，体温处于波动的低值，即在正常体温幅度的下限，次日早晨逐渐升高，中午达到上限峰值，下午开始下降。"猫头鹰式"的节律，则傍晚体温升高，逐渐达到峰值，深夜后始见下降，翌晨仍在下限，直到午后才逐渐上升。这种节律的差异，是由于神经-体液调节的差异造成的，也与长期的工作和生活方式及习惯有关。

3. 体质

睡眠时间的要求因个体体质不同而有差异。生活实践证明，胖人一般入睡快，睡眠时间也长，瘦人一般入睡慢，睡眠时间也少。著名的"发明之王"爱迪生只睡 4～5 个小时就够，仍然精力饱满，一生做了两千多项发明，而科学大师爱因斯坦每天要睡 10 个小时以上才够，其原因和每个人的不同体质有密切关系。

睡眠时间还与环境、四时季节的变化有关。如地区海拔增高，睡眠时间可减少；冬季，一般睡眠多些，夏季则睡眠少。

睡眠时间过多，非但无益，反而有害。因为睡眠过久可使大脑睡眠中枢负担过重，其程度和思维过度造成思维中枢负担过重一样，使大脑昏昏沉沉，影响大脑正常工作所需的兴奋水平。中医学认为，"久卧伤气"，因为久卧可造成气血流通不畅，机体新陈代谢水平低下，体内各器官的生理功能得不到充分发挥而导致肌肉萎缩，脑力衰退，或痰湿内生等症。

三、睡眠的质量

睡眠的好坏，还取决于睡眠的质量。所谓睡眠的质量，包括睡眠的深度和快波睡眠占整夜睡眠的比例。

正常的睡眠要求慢波睡眠的中睡和深睡，即 3 期、4 期的时间长些，因为这两期睡眠最有利于全身功能的恢复，使人体获得充分的休息。快波睡眠，其所占的比例对睡眠质量至关重要。一般认为，快波睡眠占总睡眠时间的百分比，在新生儿为 50%、婴儿为 40%、儿童为 18.5%～25%，青少年为 20%、成年为 18.9%～22%、老年为 15%。

若达不到睡眠"深度"和"比例"这两项要求，即使睡眠时间足够，也会反复醒来，乱梦纷纭，醒后仍不解乏、呵欠不断，精神不振，注意力不集中，工作能力下降。好的睡眠，既取决于睡眠的时间，也取决于睡眠的质量。

四、睡眠的用具和环境

1. 床铺

床铺是睡眠的主要工具，从健康保健角度出发，床铺的设计和制作不能单纯追求其华丽别致，而应重点考虑其实用价值，考虑它是否符合人体生理特点，是否有益于睡眠。

睡眠时身体的最佳位置应该是最能使脊椎下部得到放松的位置，这样可以使不断处于紧张状态的骨盆和尾骨得到休息。如果身体不能处于这样的位置，就会对脊椎产生某种"压迫性"反射运动。导致睡眠者在床上辗转反侧，睡眠质量受到影响。

如果睡软床，不管采取哪种姿势，身体中段总要下陷，躯干构成弧形，使脊柱周围韧带和椎间关系负荷过重，增加腰椎生理弯度，长期会引起腰痛；特别是原有腰椎间盘突出、增生性脊柱炎等骨关节病的患者，久睡软床会使症状加重。睡软床也常使陷入床垫的肌肉不得放松，胸腹腔内脏也易受压迫，得不到充分的休息。

如果睡硬床无论是对睡眠还是对人体健康都不利，因为坚硬的床面不能适应人体曲线的需要，会对肌肉和脊椎造成负担，引起各种各样的不适。

理想的床铺应该是软硬适中，能适应人体曲线的需要，保持脊椎的正直和正常的生理弧度，这样才能对睡眠和健康都有益处。

床铺除软硬度要适合外，还要注意其高度。床铺的高度一般以 40～50cm 为好，即略高过就寝者膝盖为好。若床铺太高，睡眠时会产生紧张感，担心睡着后摔下，使睡觉不踏实；若床铺太低，床位通风不良，易潮湿。

床铺宜稍宽大。其长度比就寝者长 20～30cm，宽度比就寝者宽 30～40cm，睡觉时可自由伸缩活动，筋骨舒展，有利气身流通，消除疲劳。

2. 枕头

枕头并非越高越好。因为枕头太高，会使颈部纵轴与躯干纵轴产生一定的角度，不但影响睡眠，还可能产生落枕。头部保持稍高的位置可防止头部充血，胸部也因而抬高，使呼吸顺畅，下半身血液回流减慢，减轻心脏负担，有利于睡眠。枕头过低使头部充血，易造成眼睑和颜面浮肿。一般来说，枕头高度以 8～15cm 为宜，即稍低于从肩膀到同侧颈部的距离。

枕头的硬度以适中为宜。过硬的枕头，与头的接触面积减少，压强增大，头皮不舒服。反过来，枕头太软，难以保持一定的高度，或颈肌易疲劳，或影响呼吸通畅，不利于睡眠，并且头陷其间，影响血循环，产生头皮麻痹。

枕头还应有一定的弹性，但弹性不宜过强。过强则头部不断受到外加的弹力作用，产生肌肉的疲劳和损伤。而且弹性过大的枕头，一般总是中央高、四边低，头在枕上不稳，翻身易滑落，如"弹簧枕""气枕"等。

枕头还需一定长度，古人主张枕头稍长为宜，枕头稍长可使人睡觉时自由辗转反侧，而保持睡眠姿势舒展，气血通畅。

内容物是枕头的重要组成部分，它既关系到睡眠，又关系到脑的健康。稻草、蒲绒、木棉、散泡沫胶做枕芯软硬适宜，可根据条件选用。用香草、野菊花，或用泡过的茶叶晒干后做枕芯，清香扑鼻，有助于舒适入眠。荞麦皮的枕芯软硬适中，弹性适度，冬暖夏凉，也是比较合适的枕芯。木棉枕和泡沫胶枕不易散热，冬天很暖和，但在夏季，以及对高血压、肝火旺或发热患者均不适宜。夏天用散热较好的绿豆做枕芯，非但可以散热，同时还能治头痛，且有明目作用。为防治某些慢性病，还可用特制"药枕"，如高血压患者，用绿豆、晚蚕沙充枕芯，有清热、明目、治头痛的功效，夏天散热性能也较好，其他如菊花、决明子、油柑子叶作枕芯对高血压患者也颇适宜。药枕可作为防病健身的手段。明代大医家李时珍在《本草纲目》中有一则"明目枕"的记载说："苦荞皮、黑豆皮、绿豆皮、决明子、菊花同作枕，至老明目。"《延年秘录》记载的"菊花枕"、《遵生八笺》记载的"磁石枕"等，可清脑明目、安神定志。药枕有良好的防病保健作用，民间有"睡眠伴药枕、闻香能治病"的说法。

药枕的保健作用在于枕内中药材的有效物质不断挥发，中药微粒子借头温和头皮上毛窍孔吸收作用透入体内，通过经络疏通气血，调和阴阳；另一途径为通过鼻腔吸入，经过肺的气血交换进入体内，此谓"闻香治病"的道理。药枕一般适用于慢性疾病恢复期以及部分外感疾病急性期，不适于创伤、急症、传染病等。

"落枕"是一种常见的颈项软组织扭伤性疾病。当人们在起床后发现颈项歪斜、脖子疼痛、旋转不利等现象时，就是"落枕"。发生落枕的原因主要是睡觉姿势不当，枕头过高过硬，或受凉等。长时间的仰视、低头，运动员的前后滚翻动作，扛抬重物时，由于颈部肌肉发生反射性收缩，紧张度增高，使局部血液循环减少，加上机械性的压迫和扭伤，也会发生落枕现象。预防落枕，重要的是要有正确的睡觉姿势，一般以右侧卧位为好。枕头的软硬、高低适度。

发生落枕后，睡觉时头要偏向患侧，局部按摩、热敷以促进血循环。重者可配合服用舒筋活络、解痉止痛的药物，局部可敷伤湿止痛膏等，针刺治疗也有效。

3. 被子及其他卧具

在睡眠时，肩颈部分为空气的通路，在特别寒冷环境中睡觉时应注意肩颈部分的覆盖。

被褥中的棉絮，大多数情况下是棉花或合成纤维棉絮，合成纤维棉絮比棉花轻且富有弹性，但吸湿性差，可使寝床内感到闷热。合成纤维棉絮比棉花弹性大，如果用弹性过大的合成纤维棉絮做褥子，头部和腰部易下沉而影响睡眠。褥子的柔软度与睡眠的好坏有密切关系。睡过于柔软和富有弹性的褥子，对人的睡眠并无好处。

被褥可因人的皮肤出汗和无汗性蒸发，而变得潮湿，因此被褥应经常在日光下晾晒，使其经常保持干燥，经过日光晾晒的被褥可使含气量增加，提高保温力；合成纤维类棉絮在日光下易变质，应避免在直接日光下曝晒，最好晾在通风的地方使其干燥。

床单宜清洁平坦，不要有皱褶，被里或被套宜柔软，可选用棉质、丝质，不宜用尼龙、的确良等化纤品，尽量减少和避免对皮肤的刺激，以助于入眠。准备柔软宽大的睡衣，使皮肤血流通畅，减少刺激。

4. 睡眠环境

睡眠环境是影响睡眠的重要因素，喧闹嘈杂的环境很难使人入睡。强光、噪声、震动等各种刺激，更是干扰睡眠的因素，而幽静、清洁、舒适的环境，使人心情愉快，有助于睡眠。

（1）减少噪声

噪声可以引起许多疾病，如高血压、心动过速、神经衰弱，亦能产生睡眠障碍，怕吵的人睡觉时应关上门窗。设置窗帘控制日照、通风和调节光线，也能阻挡和吸收噪声。室内最好选用木质家具，木材纤维具有多孔特性，能吸收噪声。家具安放不宜过少或过多，过少声音可在室内共鸣回旋，产生回响；过多显得拥挤不便，东碰西撞，增加响声。

（2）开窗睡觉

开窗可以使室外的新鲜空气与室内的污浊空气进行充分的交换，以创造良好的空气环境。新鲜空气是自然的滋补剂，它可以提供充分的氧气，因而刺激机体消化功能，促进营养物质的吸收，改善新陈代谢功能，又可加强神经系统的作用，增强对疾病的抵抗力。睡眠中的大脑正需要大量氧气进行生理活动，这时提供更多的新鲜空气，能充分迎合它的需要，而发挥睡眠的最大效能。冬天，应开气窗或侧窗，并盖好被褥，不让冷风直接吹到身上。

（3）室温适宜

温度适宜是睡眠的重要条件。过冷、过热或潮湿，都会引起大脑皮质的兴奋，妨碍大脑皮质抑制的扩散，而影响睡眠。一般认为卧室温度以保持 18～20℃ 为宜。

（4）室内光线幽暗。睡觉时，切不要明灯高烛，因为光线太强，易使人兴奋，影响入睡。开灯睡觉既浪费，又对身体健康有害。

五、睡眠的姿势、方位和习惯

1. 睡眠姿势

俗话说："立如松，坐如钟，卧如弓。"不论在什么时候，人都应保持一个优良的姿势。

孔子在《论语》里说"寝不尸""睡不厌屈，觉不厌伸"，意指睡眠以侧曲为好。《千金要方·道林养性》说"屈膝侧卧，益人气力，胜正偃卧"，也是主张以侧卧为宜。右侧卧位，肢体自然屈曲，使全身肌肉筋骨放松，又能使体内脏腑保持自然位置，利于消除疲劳和保持气道，血络通畅。

若是左侧卧，心脏易受压，影响心脏的血液循环，尤其对脾胃虚弱者来说，饭后左侧卧，会感到不舒服，影响消化功能。

若是仰睡和俯睡时，身体与两腿都只能固定在伸直位置，一则难以变动，二则屈肌群被紧拉着，肌肉就不可能完全放松，这样就达不到充分休息的目的。同时，仰睡时两手会不自觉地放到胸部上面，既易压迫心、肺影响其功能，又易做噩梦或梦魇。由于面孔朝上，一旦熟睡后，容易因舌根下坠或口水流入气管而造成打呼或呛咳。俯睡时，胸腹部受压更甚，口鼻也易被枕头捂住，为避免捂住，势必长时间把头转向一边，又会引起颈肌扭伤。对婴儿来说，由于其自制能力差，一般不会主动翻身，小孩头面部骨骼发育还不完善，俯卧时间时长会造成头面部和口腔的骨骼变化，甚至会造成窒息死亡。

对心脏功能欠佳者，左侧卧易使心脏受压，影响心脏的血液循环。对脾胃虚弱者，饭后左侧卧，影响胃肠的消化功能。对于正常胎位的孕妇，不可经常仰卧位，尤其是中晚期妊娠者，因为此时子宫常常右旋倾斜并压迫下腔静脉，使回心血量减少，大脑的血液和氧供应也会随之减少，从而可出现一些证候，如胸闷、头晕、虚汗、呼吸困难、恶心呕吐、血压下降等，医学称为"仰卧位低血压综合征"。

2. 睡眠方位

所谓睡眠的方位，即睡眠的卧向。一年四季气候有不同的变化，室内的风向、日照、温度等都有相应的改变，卧向亦应改变。我国古代养生家根据天人相应、五行相生理论，提出以下几种主张。

（1）按季节定寝卧方向

一年四季应有四个卧向，应四时所旺之气而卧，顺乎自然。如春气旺于东，在春天时，头应向东；夏气旺于南，在夏天时，头应向南；秋气旺于西，在秋天时，头应向西；冬气旺于北，在冬天，头应向北。从"天人相应"的整体观来看寝卧方向。

（2）寝卧东西向

如《老老恒言》引《保生心鉴》云："凡卧，春夏首宜东，秋冬首向西。"《千金要方·道林养性》说："凡人卧，春夏向东，秋冬向西。"意思是，在春夏季节时，头向东，脚朝西；冬秋二季头向西，脚朝东。为什么要这样提呢？其理论依据是《黄帝内经》中"春夏养阳，秋冬养阴"，春夏属阳，阳气上升、旺盛，而东方属阳主升，头向东以应升发之气而养阳；秋冬二季属阴，阳气收敛、潜藏，而西方属阴主降，头向西以应潜藏之气而养阴。

（3）寝卧恒定东向

寝卧恒定东向，可不因四时而变更，其理由是东方主春，主升发之气，四季头朝东卧，是顺应生发之气的意思。

3. 睡眠习惯

（1）别作"开夜车"

"开夜车"是社会上一种极为普遍的现象，上至年逾古稀的老人，下至小学高年级的儿童，"开夜车"是一种不科学的生活方式。

经常开夜车的人觉得整夜做梦，结果招致全身疲劳、注意力涣散、情绪不稳定、焦虑不安，尤以清晨最为突出。

长期熬夜还会影响青少年的发育，因为在慢波睡眠期间脑垂体分泌的各种激素量增多，尤其是生长激素的分泌在慢波睡眠的中睡、深睡期达到高峰。生长激素不但有助于青少年的生长发育，也能促使全身细胞（当然包括脑细胞）消除疲劳。长期熬夜不但有害于青少年的发育，而且由于身体疲劳，会使注意力不集中，甚至引起神经衰弱，学习成绩必定下降。

（2）睡前应刷牙

睡眠时口腔保持静止，最适合细菌的繁殖。如果睡前不刷牙，白天的食物残屑附着于牙齿表面，特别是堆积在牙缝里，容易发生龋齿或牙周炎。

（3）睡前要洗脚

上床前用温水洗脚，古称"浴足"，不仅可去足垢，冬日使足部温暖，而且能引血气下行，使心宁神安而入睡。温水濯足，还有助于冻疮、脱疽等足部冷疾的预防和治疗。

（4）睡前饮食要科学

饱食之后不可立即寝卧，睡眠时消化功能减弱，饱食会加重消化系统负担，使睡眠不深。晚上饮水过多，夜尿过频，也会影响睡眠。

睡前不要大量喝茶或喝咖啡，因为茶叶和咖啡中都含具有兴奋中枢神经作用的生物碱——咖啡因，咖啡因又极易透入脑内，增强大脑皮质的兴奋过程，引起失眠。咖啡因还有利尿作用，睡前喝咖啡或茶，引起膀胱膨胀或导致噩梦而干扰睡眠。

（5）睡前情绪应平稳

古人曾把睡眠经验总结为"睡眠十忌"，其中第三条是忌睡前恼怒，第五条是忌睡卧言语。

睡眠之前必须保持思想安静、情绪平和，切忌忧虑、恼怒。因为怒则气血上涌，情绪激动，烦躁不安，神不守舍，难于成寐。非但恼怒，任何情绪的过极变化，都会引起气机失调，导致失眠。宋代《蔡季通睡诀》里指出："先睡心，后睡眼。"所谓先睡心，即指睡前一定要情绪平稳，不要再兴奋、激动。睡前高度用脑的娱乐应有所节制，例如下象棋、下围棋、打麻将、打扑克之类的娱乐，时间太久或通宵达旦，就会使人头昏眼花，难以入睡。尤其是有高血压、动脉粥样硬化的中老年人，长时间集中精力在牌桌和棋盘上争斗，可能因此而诱发心绞痛、血压升高，甚至发生中风。躺在床上看书的习惯，既容易引起和加重近视眼，又可导致失眠。经常在床上看书，尤其是青少年，往往由于不良的光线和看书的姿势，很容易引起近视眼。

（6）不要蒙头睡觉

睡觉时蒙头，呼吸受到妨碍，身体内的二氧化碳不能被顺利呼出，人体需要的氧气不能被大量地吸进，人体便会出现氧气不足现象，造成头晕、胸闷等不适。

（7）不要和衣而卧

穿着衣服睡时，往往压迫浅表的血管，阻碍血液流通，使人反而感到更冷。若脱去衣服只盖被子睡，血流较通畅，比穿着衣服睡暖和得多。睡衣宜宽大、无领无扣，不使颈胸腰腹受束。

（8）要按时作息

这是最重要的睡眠习惯。按时作息，定时上床，按时起床，形成固定的睡眠节奏，自然入睡，按时觉醒，调整、保持良好的生物钟。养生保健要采取全面措施和"补短措施"。

一是顺应生物钟，减少生物钟磨损，保证生物钟"准点"。生物钟"准点"是长期健康的基础。

二是保养生物钟，生物钟难免错点，不能等到出了问题时才注意，而要经常保养，进行健康充电。

三是"维修"生物钟，生物钟"错点"已表现出来，但还不严重，还未出现疾病，此时需要维修，以免继续发展。

顺应生物钟、保养生物钟、维修生物钟称为"康寿三诀"。

六、午睡

祖国医学提倡"子午觉"。子，指夜间11点至1点时；午，中午11点至1点为午时。因为子午之时，阴阳交接，体内气血阴阳极不平衡，必欲静卧，以候气复。午睡对于人来说是有益的。

午觉必须讲方法。

首先，不要饭后即睡。此时胃里装满的食物，消化功能正处于运动状态，若立即午睡，会影响胃的消化。

其次，时间上应以不超过一个小时为宜。若时间太长，便由浅睡眠进入深睡眠阶段，此时大脑的各中枢神经的抑制过程加深，脑组织中许多毛细血管暂时关闭，流入脑组织的血液相对减少，体内代谢过程逐渐减慢，若此时醒来，就会感到周身不舒服而更加困倦。还有，不要强迫睡午觉，只有需要睡时才去睡。午睡时一定要根据自己的情况科学地进行。

七、做梦

现代科学研究结果表明，梦是人类在睡眠过程中出现的一种极为普遍的生理现象。当人们睡熟以后，大脑皮质某些部位仍有一定的兴奋活动能力，一旦来自身体内外的条件信息输入大脑皮质，与皮质中储存的信息发生某些联系而产生连锁反应，就形成了梦。

医学工作者在健康人熟睡的时候，通过作脑电波测试，发现正常人每晚都要做梦。一个人大约每晚做梦 3～6 次，可持续 2 小时。心理学家研究证明，快波睡眠时，梦的内容生动离奇，知觉性强，视知觉尤其突出；慢波睡眠时，梦的内容平淡，概念性强，生动性弱。梦境常与现实生活有着各种联系。和本人的愿望、想象、回忆、忧虑、思念等精神活动有关，"日有所思、夜有所梦"。

据梦理专家研究认为，引起梦境产生的因素有两类：一是外源性致梦因素，与做梦者本身当时所在的外界环境的变化有关。如睡时头部、胸部衣服过重，则多梦怪物压身，先是呼喊不得，终至呼喊出声而惊醒；屈膝睡眠，则多梦滑行跌落；卧室内香水味过浓，则可梦到游于蜂蝶争艳的花丛之中；一阵铃声把你从梦中惊醒，在你醒来之前，总是先梦见一架电话机铃响，或有人在按门铃等。二是内源性致梦因素，即做梦者本身的生理功能的变异所致。

祖国医学很重视某些梦对疾病的诊断意义，如《内经素问·脉要精微论》里说："阴盛则梦涉大水恐惧，阳盛则梦大火燔灼，阴阳俱盛则梦相杀毁伤；上盛则梦飞，下盛则梦坠；甚饱则梦予，甚饥则梦取；肝气盛则梦怒，肺气盛则梦哭；短虫多则梦聚众，长虫多则梦相击毁伤。"这些论述是描写人体内部的某些刺激与梦的关系，说明梦对自己身体状态和疾病特点有时会有一定的反应。当然，仅仅根据做梦的情况来诊断疾病是不够的。在每一个具体场合，都需要由医生作仔细检查。作梦能在某种疾病的外部证候尚不明显的时候，就预先告知人们这种正在酝酿着的病变，及时及早发现疾病，防患于未然。

八、睡眠障碍的防治

（一）失眠

中医称为"不寐"，是指睡眠时间不足或质量差，表现为晚上难以入睡，白天则头昏脑涨，精神萎靡，食欲不振，易发脾气，紧张不安，注意力不集中，工作效率极低等，给人的精神和体力带来很大的损害。

失眠是最常见、最普通的睡眠阻碍形式，几乎每个人都经历过失眠的痛苦。

失眠的机制是大脑皮质兴奋和抑制过程的平衡失调，高级神经活动的正常规律遭到破坏。当大脑皮质内抑制过程强度减弱，或兴奋过程转化为抑制过程的能力不足，造成到了睡眠时间，该抑制而不能很好地抑制，或发生兴奋相对亢进，或扩散的范围不够广泛，就难于进入睡眠状态，或睡眠不深沉，时间短促，容易觉醒。

1. 失眠的种类

根据睡眠过程中发生失眠的不同时候，现代医学常将失眠分为起始失眠、间断失眠和终点失眠 3 种。

① 起始失眠，又叫难睡性失眠。这种人上床后经久难以入睡，翻来覆去、浮想联翩，甚至烦躁不安，时而倾听表声，时而默诵数字，但都无济于事。少者 20min，多者 1～2h 都不能入睡。

② 间断失眠，又叫浅睡性失眠。这种人睡得很浅，稍有声响就匆匆醒转，形成间断性失眠。即使睡着，也是梦境连绵，且常被噩梦惊醒。醒后感到全身疲惫无力，如同未睡一般。

③ 终点失眠，又叫早醒失眠。这种人入睡并不困难，但持续时间不长，后半夜醒来后即不能再次入睡。这是高年龄的必然现象，也常于血管硬化症、高血压病及精神忧郁症等疾病患者中出现。

2. 失眠的原因

中医学认为，人的正常睡眠，总由心神所主。阳入于阴，心神安宁则为入睡状态，阴虚而不能潜阳，心神不宁当寐不寐。造成不寐的原因很多，张景岳概括为二：一为邪气之扰，二为营气不足。邪气主要指火、热、痰、瘀、食等；营气则指阴血。老年阴血亏虚，以后一种原因引起的不寐更多见。《医碥·不得卧》说："高年人阴虚阳孤不寐"，《罗氏会约医镜·不寐》也说："老年阴衰，是难眠而短。"说明阴血之虚是老年人不寐的主要原因。现经临床验证，引起失眠的原机是：

① 心脾血虚。多由劳心过度所致。劳心过度则心脾受伤，心伤则血少无以奉神，神不守舍；脾伤则食少纳呆，化源不足，不能养心。所以心脾不足造成的血虚可致不寐。

② 心肾不交。老年身体虚弱或久病，致使肾精耗损，水亏不能上济心火，心火上炎扰心神而成不寐。若五志化火亦可使心火内炽而不下交于肾，火热扰心也不成寐。

③ 心虚胆怯：心气素虚或失血伤神之人，遇事善惊易恐；若胆气不足，忧虑失却果断，亦可影响心神而使之不宁。凡此都可造成睡眠不安或不寐。

④ 胃气不和：脾胃虚弱则升降失常，饮食难化，若有宿食停滞或肠中燥屎停留，则更影响脾胃运化功能。以上胃气不和都可致不寐。

现代医学认为，心理、身体、环境、起居等诸多因素皆可影响到睡眠，而引起失眠。

（1）心理因素

如情绪激动、精神紧张、思虑过多、强烈的精神创伤等。此外，不良个性如多愁善感、胸怀狭隘、暴躁易怒、刚愎任性等，都易导致失眠。有人偶尔少睡一两小时，或一两个晚上没有睡好，就情绪紧张，生怕损害了健康，临睡时心里焦急，常常提醒自己"今晚不要再失眠了"，迫切希望快点入睡，不时地看表……这种紧张情绪严重地干扰了睡眠，造成恶性循环，长此以往，倒真正成"失眠症"。此外，精神科患者，80％是因心理原因而造成失眠。

（2）身体因素

身体内部的生理刺激和病理影响，都会影响正常的睡眠。如胃肠饥饿、过饱腹胀、膀胱胀满、大便秘结等可使大脑兴奋；身体疾病的不良刺激，各种疼痛皆可干扰睡眠；呼吸系统的疾病，如咳嗽、气喘、鼻塞、呼吸困难，亦可干扰睡眠；某些皮肤病，如湿疹、药疹、荨麻疹等，奇痒难忍，均能使睡眠不得安宁等。

（3）环境因素

不良的卧室环境也可引起失眠，如噪声过大、光线强烈、冷热失常、气味刺激、床铺不适、蚊蝇叮咬以及环境的突然改变（如换床、到亲友家作客等）等，会因一时无法适应而导致失眠。

（4）起居失常

生活不规律，劳逸失度，工作任务紧时就长期开夜车，造成晨昏颠倒，破坏了睡眠觉醒节律，使大脑的兴奋和抑制功能紊乱，这亦是造成失眠的常见因素。

（5）不良的生活习惯

睡前看小说过久，喝浓茶，躺在床上等待睡意，看影视剧，长时间打扑克、下象棋、聊天等，都是失眠的重要因素。

（6）药物影响

慢性失眠，通常是长期服用镇静剂、安眠药所引起的。如长期惯用安眠药者突然停药，往往会产生入睡困难，睡眠浅而易醒，噩梦连绵。又如苯丙胺、丙咪嗪可使快波睡眠的潜伏期延长和持续时间缩短，造成总睡眠时间减少。此外，利血平、甲基多巴、泼尼松、麻黄素，也都能引起失眠。

3. 失眠的防治

防治失眠不能单纯依赖药物，必须根据以上所述的各种引起失眠的原因，采取针对性的综合措施。尤其是对于小儿的睡眠不安，更应当以寻找影响睡眠的原因为主。

偶然出现的、短期的失眠，不要着急或害怕，而对长期的、持久的失眠，则应作全面分析。若系心理因素、环境因素或个体因素引起的，自己应首先去除这些因素的影响，无效时或由于躯体因素引起时，再去找医生。

对待失眠，首先要有正确的态度，即泰然处之，千万不能焦虑，因为焦虑使入睡更为困难。越着急就越睡不着，越怕睡不着就越难入睡。

在出现睡意时，宜立即上床，不可坐失良机；若上床15～20min后仍不能安然入睡，那就毅然起床做事或学习，直至睡意再来为止。

有些食物不仅有一定的营养价值，而且有很好的安眠镇静之功效。如小米，对因肠胃不和引起的睡眠不稳有良效，可用小米25g，制半夏5g，水煎服；又如莲子有养心安神作用，经常睡不稳的人，可晚餐食莲子粥；牛奶中含有一种使人产生睡意的氨基酸，叫色氨酸，250g的牛奶里，色氨酸的含量就能达到安睡目的，睡前一小时服用，下半夜可能睡得更安稳。但经常服牛奶催眠者，晚饭应少吃，以免发胖。

紧张是入睡的大敌，颈部肌肉最容易紧张，又最不容易放松，人在思虑过度时感到颈背僵硬就是这种道理。可躺下后取仰卧，然后将头部从正位向左侧缓缓扭动，直至脖子发痛，再慢慢向右侧扭转，在摆动的同时，默数摆动次数，由1数至50，再由50倒数到1。摆角要越来越小，越来越轻，睡意就能很快来临。

（1）物理治疗

闭目打哈欠或者采用睡前静卧等方法来调整觉醒—睡眠节律，能帮助入眠。

闭目呵欠法：取平坐或侧卧体位，双目轻闭，下颌部后缩，张大口，用鼻深吸气、呼气自然，不必用意去作。数分钟后即有睡意。

睡前静卧法：各种卧势均可，闭目养神，肌肉放松，排除杂念，培养睡意。

失眠者亦可躺在床上进行穴位按摩，如按揉双侧内关穴、神门穴、足三里及三阴交穴，左右交替搓揉涌泉穴等都有助于睡眠。

如果晚上未睡好，第二天也要按时起床，切勿赖在床上"补睡"，因为白天即使睡着，也会破坏原来的觉醒—睡眠节律。

（2）药物治疗

中医学认为不寐多为阴血不足之虚证，治疗以养心血，益脾气、滋肝肾为主。但正虚则邪气留滞，治当标本兼顾，在补益的基础上兼以清火、化痰、化滞、活瘀。

若症为多梦易惊醒，醒后难以再入睡，并兼有心悸、健忘、不欲饮食者，当为心脾血虚之失眠，采用补益心脾、养血安神法治疗，当用归脾汤，药有党参、黄芪、白术、茯神、炒枣仁、桂圆肉、木香、甘草、当归、远志、生姜、大枣。

若症为心烦不寐，腰膝酸软，或有遗精者，脉细数，多为肾阴亏损而心火上亢之失眠症，应滋阴降心火安神，当用朱砂安神丸，药有黄连、朱砂、生地黄、当归、炙甘草。

若症以多梦而惊醒、胆怯、遇事易惊恐为主者，舌淡，苔白，脉弦细，治以益气镇惊、安神定志，可用安神定志丸，药有茯苓、茯神、远志、人参、石菖蒲、龙齿。

若症以不寐又兼有饮食不化的症状，舌苔黄腻，脉弦滑，当属胃气不和之失眠，可健脾和胃，化滞消食，用保和丸，药有山楂、茯神、茯苓、半夏、陈皮、连翘、莱菔子。

安眠药虽然广泛用来治疗失眠，但由于其种类繁多，而失眠的原因又多种多样，因此，必须对症下药才有效果。

安眠药是一种中枢神经的抑制剂，不同种类的安眠药在中枢神经的不同部位上产生抑制作用。安眠药虽能抑制中枢神经或调节神经介质的分泌，但往往干扰睡眠的正常模式，大多增加慢波睡眠、减少快波睡眠，与正常生理睡眠不同，并且易形成依赖性，产生耐药性，具有一定不良作用，一定要在医生指导下选用，不要滥用。

（二）嗜睡

嗜睡是与失眠症状相反的一种病态表现，其特点是睡意很浓，经常不自主地入睡，甚至不分时间与场合，中医称此为多寐。认为基本病机是阳虚阴盛、痰湿困滞而致。一般可将嗜睡分为两型：一为脾虚痰湿型，一为心肾阳虚型。

脾虚痰湿型多表现为痰湿困遏，清阳不升，头目昏沉，四肢倦怠而嗜卧，这是由于脾湿水停、卫气不行的原因。

而心肾阳虚型多表现为神疲欲寐，闭眼即睡，呼之即醒或朦胧迷糊，似睡非睡。此是因为心肾阳虚、下元不暖、心神不足、卫气薄弱造成的嗜睡。

现代医学认为，嗜睡与代谢、内分泌疾病有关，如甲状腺功能低下、单纯性肥胖等。此外，中枢神经系统失调也可产生嗜睡，如自主神经失调等。

对于脾虚湿盛之嗜睡症，当以健脾利湿，可常服参苓白术散，药用党参、茯苓、白术、黄芪、陈皮、赤小豆、薏苡仁、冬瓜皮、生姜皮等；心肾阳虚之嗜睡症，可用肾气丸，药用泽泻、车前子、附子、肉桂、干姜、茯苓等。

因嗜睡以神情低沉为特点，故可用以情制情之法，如常听一些乐曲，参加一些文娱体育活动，使之振奋、激动、欢快，从而提高心神的亢奋性。在饮食上，应多进健脾、补肾、益心、壮阳的膳食，如山药粥、苡仁粥、羊骨粥、韭菜粥、龙眼粥、动物脑脊髓等。

要求嗜睡者养成规律的作息习惯也很重要，不到时间坚决不可以入睡。有时还要帮助嗜睡者建立劳动、娱乐、交际的社会习性。通过上述综合疗法，大多数嗜睡者都可取得较好的疗效。

（三）磨牙

睡着了磨牙，多发生于儿童，成人较少见。磨牙以及儿童在睡眠中发生床上翻身、手脚和身体跳动、睡眠中哭喊、与人对话等现象，统称为睡眠不安。

医生们发现，绝大多数磨牙症患者都存在着不同程度的牙颌畸形，上下牙齿咬合关系不正常；少数患者有精神创伤或情绪不稳定。当医生为患者去除牙颌畸形，或患者情绪好转时，夜间磨牙现象就会减轻或消失。

磨牙症多见于小学生，因为小学生的牙齿恰好处于乳恒牙交替阶段，上下牙齿的咬合关系呈现暂时异常状态。随着年龄的增长，磨牙症发病率逐渐下降，当恒牙全部替换乳牙以后，大多数磨牙症会不治自愈，如无特殊不适，无需治疗。

（四）打呼

打呼又叫打鼾。鼾声来自咽喉腔，是气流震动软腭、悬雍垂（即"小舌头"）发出的声音。

打鼾有各种原因，有的由于睡觉姿势不对，习惯用嘴呼吸；而有的是因患气管炎、鼻炎、感冒等致使呼吸道不通畅；还有的人喜欢仰着睡，睡熟后，头面部肌肉松弛，口张开，舌根凸起或枕头过高、过低，都会挤压咽喉腔，使咽喉腔狭窄，气流通过受阻……一般情况下，由于老年人肌肉比较松弛，多有呼吸道病症，打鼾的多；而肥胖者体态臃肿，睡眠姿势很难保持正确，打鼾的比瘦人要多。

研究表明，若是严重打鼾，可以导致高血压、心力衰竭，甚至脑损害。若打鼾者呼吸受阻，在熟睡状态中，常试图通过胸廓和膈肌的大力运动来恢复呼吸，容易引起肺部气压发生异常变化，影响胸腔、心脏和肺的血液循环，出现血压急速上升和心律不规则情况，血液氧含量的降低，又可进一步影响心脏的功能。

越来越多的迹象表明，如长期、每夜多次发生阻塞性呼吸暂停情况，可使大脑缺氧，最终导致大脑功能损害。

第三节　二便与养生

大小便是人体排出新陈代谢废物的主要方式。二便正常与否，与人体健康的关系非常密切。中医诊断学问诊中的十问歌，将问二便列为第四问，很多疾病常影响二便，而二便的正常与否又可直接影响人体的健康。在治疗原则的"急则治其标"中，把"大小不利"列在必需首先紧急处理的地位。养成良好的二便卫生习惯，保持二便通畅正常，是保证健康长寿不可缺少的重要环节，为历代养生家所重视。

一、大便要通畅

在正常的情况下，人们每天的食物经过消化吸收以后，其残渣变为大便由肛门排出体外，从而维持人体正常的新陈代谢。如果大便在肠中停留时间过长，秘结不下或解而不畅，一般认为两天以上不解大便，即为便秘。大便秘结可导致浊气上逆而产生头昏、头胀、头痛、耳鸣、目昏；胃火上炎，可致咽喉疼痛、口臭、牙龈肿痛；气滞血瘀、血热偏重则可引起痈疽疮疖；胃肠结滞可致消化不良，腹胀食少；肛门瘀血可致脱肛、痔、肛裂，甚至发生肠梗阻、阑尾炎。长期便秘还可诱发胆结石、冠心病、脑血管意外、肠癌等。大便秘结，产生"留毒"，以致肠胃不清、气血逆乱、功能失调，招致早衰，轻则生病，重则丧生。从临床治疗来看，高血压、动脉粥样硬化、中风、冠心病、心肌梗死、老年慢性支气管炎、肺气肿等疾病患者，都要保持大便通畅。老年人保持大便通畅是维持健康长寿的重要条件。我国古代养生家对大便是否通畅极为重视。汉朝王充在《论衡》中说："欲得长生，肠中常清，欲得不死，肠中无滓。"《吕氏春秋·达郁篇》说："用其新，弃其陈……精气日新，邪气尽去，及其天年。"说明古人已认识到，大便通畅，及时排出浊物，才能获得健康长寿而"及其天年"。俗话说："大便一通，百病轻松。"大便畅通与抗病防老有极其密切的关系。

国内外研究衰老的现代理论中有种观点，认为衰老是由于生物体在自身的新陈代谢过程中，不断产生有损于机体的毒素，逐渐使机体发生慢性中毒而引起的。食物残渣久滞肠道，并由肠道细菌发酵腐败，产生诸多有害气体和毒物，例如吲哚、硫化氢、氮、二氧化碳、甲烷、酚、氨等，这些物质被肠壁吸收，进入血液，可造成人体自身中毒。自身中毒学说与中医所倡导的通便抗病防衰老的观点，其精神是一致的。

保持大便通畅的方法主要有以下几种。

1. 调节饮食

大便是食物经过消化吸收后剩余的残渣，因此饮食与大便通畅的关系就十分密切。随着人们生活水平的不断提高，肉蛋类食物、精制食品越来越多，这些食品不利于肠道的蠕动，更易造成便秘。要保持大便通畅，首先要科学地调节饮食，使饮食多样化。以五谷杂粮为主食，蔬菜、水果为副食，肉蛋类为补充食品，做到饮食平衡。蔬菜水果中有大量的纤维素，能刺激肠壁使其蠕动加快，多食蔬菜水果有利于通便。少食辛热、油腻之品。用调节饮食保持大便通畅的方法，是最根本的方法，简单易行，安全无毒，效果显著。唐代孙思邈说："凡欲治疗，先以食疗，既食疗不愈，后乃用药尔。"

2. 养成良好的大便习惯

人体的各种生理活动都是有节律的，保持和维护其节律性，就能使其正常活动，若打乱其节律，就易造成疾病。生活起居要有规律，养成定时进餐，按时排便，有便不强忍的良好习惯。孙思邈在《千金要方·道林养性》中说："忍大便不出，成气痔。"《老老恒言·便器》亦说："忍愈久，便愈难，便时必至努力，反足伤气。"即认为强忍大便易损伤人体正气，引起痔等疾病。便时用力强挣，亦不可取。《千金要方·道林养性》说："大便不用呼气及强努，令人腰痛目涩，宜任之佳。"便时用力强挣，易扰乱大肠气机，使气血紊乱，导致他病。对患有高血压、脑动脉粥样硬化等病的老人，更为重要，因为强挣努责，腹压升高，血压升高，可诱发中风。因痔静脉充血，还容易形成痔等疾病。

3. 按摩通便

按摩腹部可以疏畅气血，增强消化吸收功能，加强大小肠的蠕动，促进新陈代谢，畅通大便，对防治便秘有良效。一般多在晚上睡觉后和早晨起床前进行，其他空余时间亦可。具体做法是：先将两手掌互相摩擦至热，把左手掌放在右手背上，右手掌放在上腹部心窝处，先由左向右旋转按摩 15 次；然后再由右向左旋转 15 次。依上法在肚脐部，左右各旋转按摩 15 次；再在下腹部依上法，左右旋转按摩 15 次，做完上、中、下腹部的按摩后，再从心窝部向下直推至耻骨联合处，计 20 次左右。按摩时需排空小便；全身肌肉放松，排除杂念；手法要轻柔，不可过于用力。过饥过饱时不宜做。若按摩时腹中鸣响、嗳气、出虚恭、腹内有热感等，均是按摩所产生的自然效应，不必担心。古人认为"谷道宜常提"，每天将肛门收缩上提数十次，既能锻炼肛门括约肌和运动直肠不生便秘，亦是预防痔的妙法。

二、小便要清利洁净

小便是进入人体的水液经过新陈代谢后夹杂着溶于其中的代谢废物，从尿道排出体外，也是人体维持生理平衡的极重要一环。小便通利与否，可直接关系人体的功能活动。古人十分重视小便养生。苏东坡在《养生杂记》中说："要长生，小便清；要长活，小便洁。"《老老恒言·便器》云："小便唯取通利。"保持小便清利洁净，表明人体水液和物质代谢正常，有益于健康。

1. 调摄饮食

《老老恒言·便器》中说："或问通调之道如何？愚谓食少化速，则清浊易分，一也；薄滋味，无黏腻，则渗泄不滞，二也；食久然后饮，胃空虚则水不归脾，气达膀胱，三也；且饮必待渴，乘微燥以清化源，则水以济火，下输倍捷，四也。"认为要保持小便清利洁净，必需适当调节饮食，做到少食、素食，食久后饮，饮必待渴，可使清浊易分，渗泄不滞，水气迅速达于膀胱，自能达到目的。

2. 及时排尿

小便要及时排出，不能强忍不解，否则会损伤肾和膀胱的功能，引起疾病。《千金要方·道林养生》中说："忍尿不便，膝冷成痹。"《老老恒言·便器》说："欲溺即溺，不可忍。"久忍小便可发生膝冷，甚至可成五淋之症，使排便时淋漓不尽或尿时疼痛。

3. 便时勿努

小便时不宜强力弩气下行，若过度屏气，可损伤肾气，亦可造成疾病。《千金要方·道林养性》说："小便勿弩，令两足膝冷。"《老老恒言·便器》说："小便时亦不可努力，愈努力则愈数而少，肾气窒塞，或致癃闭。"便时过努可引起足膝发冷，小便频数而量少不利，甚则小便点滴不通而成癃闭之症。

4. 注意便势

在不同的生理状况下，采取不同的小便姿势也应注意。《千金要方·道林养性》说："凡人饥欲坐（指蹲式）小便，若饱则立小便。"《老老恒言·便器》亦说："饱则立小便，饥则坐小便。"因为"饱欲其通利，饥欲其收摄也"。认为饱时肾气充足，使其气通利可随意站立而解；饥饿时体力相对不足，宜收摄其气，采取蹲式排尿。夜间小便时要仰面睁目，不要低首闭目，否则易发生晕厥。

现代医学中有"排尿性晕厥"症，即在排尿时由于血管舒张和收缩障碍，造成大脑一时供血不足而致的突然晕倒症。其发生的原因甚多，但与排尿时过急、过度用力，以及体位的突然改变是有关系的，古人提出的这些小便保健措施有其科学性。

第九章
四时养生法

《黄帝内经·灵枢·本神》里所说："故智者之养生也，必顺四时而适寒暑……如是，则僻邪不至，长生久视。"视，活的意思；长生久视，是延长生命、不易衰老的意思。"僻邪不至"，邪，指不正之气，僻邪不至，是说病邪不能侵袭。而病邪不能侵袭的关键又在于"顺四时而适寒暑"，这是中医养生学里极其重要的原则，也是长寿的法宝。

第一节　四时养生的理论与原则

明代大医学家张景岳说："春应肝而养生，夏应心而养长，长夏应脾而养化，秋应肺而养收，冬应肾而养藏。"说明人体五脏的生理活动，必须适应四时阴阳的变化，才能与外界环境保持协调平衡。

一、人以天地之气生

《黄帝内经·素问·宝命全形论》里说："人以天地之气生，四时之法成。"意即人禀受天地精气生长，依据四时阴阳进退消长的规律而成形。《黄帝内经·素问·六节藏象论》里云："天食人以五气，地食人以五味。"意思是天供给人们寒、暑、燥、湿、风五气，地供给人们以五味。这些都说明人体要依靠天地之气提供的物质条件才能获得生存，发育成长。

自然界是一个统一的整体。《黄帝内经·素问·阴阳应象大论》里指出："天地者，万物之上下也。""天有四时五行，以生长收藏，以生寒暑燥湿风。人有五脏化五气，以生喜怒悲忧恐"，即说天地上覆下载万物，天地万物不是孤立存在的，是互相影响、相互作用、相互联系、相互依存的。天地之间有四时、五行的变化，影响天地间万物，形成了生、长、收、藏的规律，产生各种不同的气候，人体五脏也有不同的变化，产生喜怒悲忧恐五种情志。

"四时"可指一日的朝、昼、夕、夜，一般指一年的春、夏、秋、冬四个季节，如《礼记·孔子闲居》："天有四时，春秋冬夏。"四季气候各有特点：春温春生，夏热夏长，秋凉秋收，冬寒冬藏。四个季节是不可分割的整体，是连续变化的过程。没有生长，就无所谓收藏，也就没有第二年的再生长。有了寒热温凉、生长收藏的消长进退变化，才有了生命的正常发育和成长。《黄帝内经·素问·四气调神大论》里说："四时阴阳者，万物之根本也。"四时阴阳之气的消长进退，是万物生长收藏之本。"四时阴阳"，是指一年四季寒热温凉的变化，由一年中阴、阳气消长形成，故称"四时阴阳"，因为四时阴阳消长的变化，所以有春生、夏长、秋收、冬藏的生物发展生长的规律，四时阴阳是万物的根本。"六气"，一指自然气候变化的六种现象。如《左传·昭公元年》注云："天有六气，降生五味，发为五色，征为五声，淫生六疾。六气曰阴阳风雨晦明也。"中医学中六气是指风、寒、暑、湿、燥、火六种证候，或指人体内的精、气、津、液、血、脉，以其本为气所化。自然界的气候可以互相调节，以利万物的生长发育，并使整个自然界气候形成一个有机的整体。人与自然界是不可分割的整体。自然界的复杂变化，会影响到人体的各个方面。《黄帝内经·素问·阴阳应象大论》里说："东方生风，风生木、木生酸、酸生肝……；南方生热、热生火、火生苦、苦生心……；中央生湿、湿生土、土生甘、甘生脾……；西方生燥、燥生金、金生辛、辛生肺……；北方生寒、寒生水、水生咸、咸生肾……"，这里的东、南、中、西、北是五方，风、热、湿、燥、寒是谓五气；木、火、土、金、水是谓五行，酸、苦、甘、辛、咸是谓五味；肝、心、脾、肺、肾是谓五脏。中医认为，人与自然界应相互协调、统一，代表人体的五脏为主体，适应自然界的五方、五气变化的五个功能活动系统。人体器官、系统与自然界的五方、五气、五行等密切联系起来，形成人与自然密切联系的功能活动系统。

二、四时对人体的影响

人与自然界的协调、统一，在生理方面不仅要从人的整体活动中去认识、研究各脏器的功能活动；还要考虑人与自然不可分割的关系；在病理方面要从整体上分析、研究局部的病变，还应考虑到自然变化对疾病的影响；在诊断方面不要孤立地看病情，应考虑到患者整体及患者与自然的关系；在治疗上，必须从局部推测整体，从整体调整局部的病变。

1. 四时对人体精神活动的影响

《黄帝内经·素问·四气调神大论》里专门讨论四时气候变化对人体精神活动影响，如"春三月，此谓发陈。……，以使志生""夏三月，此谓蕃秀。……，使志无怒，使气得泄""秋三月，此谓荣平。……使志安宁，收敛神气""冬三月，此谓闭藏。……使志若伏若匿"。意思是春天的三月，是草木发芽、枝叶舒展的季节，要使情志宣发舒畅开来。夏天的三个月，是万物繁盛壮美的季节，要使情绪平和不躁，使气色焕发光彩，使体内的阳气自然得到宣散，就像把愉快的心情表现于外一样。秋天的三个月，是万物果实饱满，已经成熟的季节，要使情志安定平静，用以缓冲深秋的肃杀之气对人的影响；收敛此前向外宣散的神气，以使人体能适应秋气并达到相互平衡；不要让情志向外越泄，用以使肺气保持清肃。冬天的三个月，是万物生机闭藏的季节。使情志就像军队埋伏，就像鱼鸟深藏。清代高士宗《素问直解》：说"四气调神者，随春夏秋冬四时之气，调肝心脾肺肾五脏之神志也。"明代吴昆《素问吴注》："言顺于四时之气，调摄精神，亦上医治未病也。"人类的精神活动，是人体内在脏气活动的主宰，内在脏气与外在环境间取得统一协调，才能保证身体健康。

2. 四时对人体气血活动的影响

《黄帝内经·素问·八正神明论》里说："天温日明，则人血淖液，而卫气浮，故血易泻，气易行；天寒日阴，则人血凝泣，而卫气沉。"意思是说，当气候温和，天气晴朗时，人的血液流行滑润，卫气外浮于表，因而血易外泄，气易运行；气候寒冷，天气阴暗时，人的血液凝涩不行，卫气沉伏于里。

中医认为，气血行于经脉之中，气候对气血运行的变化会进一步引起脉象的变化，如夏天气温高，人体经常出汗，使脉管易于扩张；气压低，则外界阻力减弱，会形成中医所说的洪脉。冬季则相反，冬天气温低，人体经常处于紧束状态，脉亦呈现紧象；气压高，则血液流向体表时，受到外界的阻力增大，脉沉，形成深沉有力的冬脉。

《黄帝内经·素问·脉要精微论》说："万物之外，六合之内，天地之变，阴阳之应，彼春之暖，为夏之暑，彼秋之忿，为冬之怒。四变之动，脉与之上下，以春应中规，夏应中矩，秋应中衡，冬应中权。"意思是说，在万物之外，宇宙之内，天地间的一切变化，都是与阴阳的变化规律相应的，例如从春天的温暖，发展为夏天的暑热；从秋天的清风劲急，演变为冬天的寒风怒号，四时气候这种变化，反映了自然界阴阳变化的规律，人的脉象也随着四时而相应地上下沉浮。所以春季的脉象，如规画的弧线那样圆滑；夏季的脉象，如同用矩画的有棱有角的正方形那样，充盛和明显；秋季的脉象，如同秤杆那样，轻轻飘浮；冬季的脉象，如同秤砣那样，沉下而不浮动。脉象的变化也应与四季阴阳、冷暖的变化相适应。若气候的变化超出了人体适应的范围，则会使气血的运行发生障碍。

3. 四时对五脏的影响

《黄帝内经·素问·金匮真言论》提出"五脏应四时，各有收受"。即人体五脏和自然界四时、阴阳变化相适应外，各自之间还有相互影响。

四时阴阳、冷暖气候的变化，对五脏的影响非常明显。比如夏季是人体新陈代谢最活跃的时期，室外活动特别多，而且活动量也相对增大，使得体内的能量消耗很多，血液循环加快，出汗亦多。再加上夏天昼长夜短、天气特别炎热，故睡眠时间也较其他季节少一些。在夏季心脏的负担特别重，如果不注意加强对心脏功能的保健，很容易使其受到损害。

4. 四时对人体水液代谢的影响

《黄帝内经·灵枢·五癃津液别》里说："天暑衣厚则腠理开，故汗出……天寒则腠理闭，气湿不行，水下留于膀胱，则为溺与气。"意即，在炎暑之时，穿的衣服过厚，则腠理开张，气血容易趋向于表，故而出汗；天气寒冷时腠理闭密，气湿不能从汗窍排泄，向下流于膀胱，就变为小便与气。说明身体随着四时、温度的变化调节血液及水分，以维持和调节人与自然的统一。

5. 四时对人体疾病的影响

《黄帝内经·素问·至真要大论》里说："夫百病之生也，皆生于风寒暑湿燥火，以之化之变也。"意思是说，许多疾病的发生，都由于风、寒、暑、湿、燥、火等自然界六淫气候的变幻和转化所致。古人将"风寒暑湿燥火"总称为"六气"，中医也称为"六邪"。"六邪"致病皆由外而入，多与季节气候有关，如春季易伤肝，多风病；夏季易伤心，多暑病；秋季易伤肺，多燥病；冬季易伤肾，多寒病。

六淫邪气致病具有以下特点：一是六淫邪气多从皮毛或口鼻侵入人体，都从外部感受而发病，故把六淫列入外因中，并将六淫引起的疾病统称外感病。二是外感病的发生往往呈季节性，与时令关系比较密切，故又称"时病"。三是六淫致病，病初常有发热，故又有"外感热病"之称。四是由于时令不同，不同的气候变化将影响不同的脏腑。如《黄帝内经·素问·咳论》里说："乘秋则肺先受邪，乘春则肝先受之，乘夏则心先受之，乘至阴则脾先受之，乘冬则肾先受之。"当秋天的时候，肺先受邪气；春天的时候，肝先受邪气；夏天的时候，心先受邪气；长夏的时候，脾先受邪气；冬天的时候，肾先受邪气。五是风寒暑湿燥火在致病过程中，在一定条件下，可以互相影响，互相转化，刘河间曾倡"六气皆能化火"之说。

三、四时之法成

"四时之法成"，是说人类生存要适应四时、阴阳的变化规律才能发育成长。否则，人体生理节律就会受到干扰，抗病能力和适应能力就会降低，会导致内脏功能失调而发生病变。

《黄帝内经·素问·四气调神大论》里说："逆春气，则少阳不生，肝气内变；逆夏气，则太阳不长，心气内洞；逆秋气，则太阴不收，肺气焦满；逆冬气，则少阴不藏，肾气独沉。"大意是：违背了春天的时令规律，体内的少阳之气不能焕发生机，肝气就会因此内郁而引起病变；违逆了夏天的时令规律，太阳之气不能旺盛滋长，心气就会因此内空而出现虚寒病变；到了秋天，若违逆了秋天的时令规律，太阴之气不能收敛，肺气就会因此枯萎而导致肺部胀满；到了冬天，违逆了冬天的时令规律，少阴之气不能起到闭藏的作用，肾气就会因此失常而发生泻泄。这段话告诫人们，若破坏了五脏适应四时阴阳逆变的正常规律，不可避免地要导致人体内外环境的平衡失调而发生病变，甚至危及生命。"适者生存"是生物界不可逾越的客观规律。

无论是中医学，还是现代科学，都认为自然界四时气候的变化对人体的生命活动产生极大影响，人们必须顺时养生。顺时养生是按一年四季气候阴阳变化的规律和特点调节人体，从而达到健康长寿的一种方法。正如张景岳所说："六气者，即化生精气之六神也，生气通天惟赖于此。"六气充盛，生气不竭是却病延年的重要保证。四时养生必须遵循以下原则。

1. "虚邪贼风，避之有时"

中医学认为，自然界的六淫邪气——风寒暑湿燥火是人体致病的重要因素，人们养生保健就必须重视对六淫邪气的抗御。《黄帝内经·素问·四气调神大论》里说："是故圣人不治已病治未病，不治已乱治未乱，此之谓也。夫病已成而后药之，乱已成而后治之，譬犹渴而穿井，斗而铸锥，不亦晚乎？"意思是说圣人不是在生病之后才去治疗，而是在还没有生病的时候就进行预防；不是在身体的功能紊乱之后才去调理，而是在身体的功能还没有紊乱的时候就进行预防，说的就是这些道理。疾病已经生成然后才去用药治疗，身体的功能紊乱之后才去进行调理，打一个比方，就像是口渴了然后才去掘井、战斗已经开始了然后才去铸造武器一样，不是太晚了吗？

2. "春夏养阳，秋冬养阴"

《黄帝内经·素问·四气调神大论》指出："夫四时阴阳者，万物之根本也。所以圣人春夏养阳，秋冬养阴，以从其根……"这是四时调摄的宗旨。四季的阴阳变化，是万物生发、滋长、收敛、闭藏的根本。懂得养生的圣人在春夏二季摄养阳气、在秋冬二季保养阴精的原因，就是为了适应养生的根本规律。顺时养生就应该重视充养、保护体内阳气，使之充沛，并不断使之旺盛起来。

高士宗在《素问直解》里说："春夏养阳，使少阳之气生，太阳之气长；秋冬养阴，使太阴之气收，少阴之气藏。"意即春夏之时，自然界阳气升发，万物生机盎然，人体内的阳气也应该顺应自然而向上向外抒发，养生者应该注意充养，保护体内阳气，使之充沛，不断旺盛起来，不要做损害体内阳气的事，如过度劳累、熬夜和不重视防寒保暖等；

而在秋冬之时，万物敛藏，养生就应顺应自然界的收藏之势，收藏体内阴精，防止过劳、纵欲等损耗精气，使精气内聚，以润养五脏，抗病延年。春夏养阳、秋冬养阴的目的在于顺应四时，养护阴阳，以供人体生生不息之用。

张景岳则在《类经》里解释说："阴根于阳，阳根于阴，阴以阳生，阳以阴长。所以圣人春夏养阳，以为秋冬之地；秋冬则养阴，以为春夏之地，皆所以从其根也。今人有春夏不能养阳者，每因风凉生冷，伤其阳气，以致秋冬多患疟泻，此阴胜之为病也。有秋冬不能养阴者，每因纵欲过度，伤此阴气，以致春夏多患火症，此阳盛之为病也。"春夏养阳、秋冬养阴可以概括为三种含义：一是适应四时的养生方法，生长属阳，收藏属阴，春夏养生长之气，即为养阳，秋冬养收藏之气，即为养阴；二是养阳指养心、肝二阳脏，养阴指养肺肾二阴脏；三是养阳要顺从阳气生长的特点，使阳气发泄，而养阴要顺从阴气收藏的特点，不要使阴气发泄。

3. "五脏应五时"

中医以四时配五行而为五季，即春属木，夏属火，长夏属土，秋属金，冬属水。《黄帝内经·素问·金匮真言论》中说："东风生于春，病在肝，俞在颈项；南风生于夏，病在心，俞在胸胁；西风生于秋，病在肺，俞在肩背；北风生于冬，病在肾，俞在腰股；中央为土，病在脾，俞在脊。故春气者，病在头；夏气者，病在脏；秋气者，病在肩背；冬气者，病在四肢。"是说东风生于春季，病多发生在肝，肝的经气输注于颈项。南风生于夏季，病多发生于心，心的经气输注于胸胁。西风生于秋季，病多发生在肺，肺的经气输注于肩背。北风生于冬季，病多发生在肾，肾的经气输注于腰股。长夏季节和中央的方位属于土，病多发生在脾，脾的经气输注于脊。所以春季邪气伤人，多病在头部；夏季邪气伤人，多病在心；秋季邪气伤人，多病在肩背；冬季邪气伤人，多病在四肢。也就是是说春天肝脏功能旺盛，夏天心脏功能旺盛，长夏脾脏功能旺盛，秋天肺脏功能旺盛，冬天肾脏功能旺盛。

在养生方面不同的季节应有侧重：春季的特点是万物复苏、阳气生发，其应肝，春天要注意养肝；夏季炎热，出汗特别多，"汗为心之液"，夏天要注意养心；长夏要注意养脾；秋季干燥，燥邪最易伤肺，秋天要注意养肺；冬季寒冷最易伤阳，而肾为阳气之根，冬天要注意养肾。脾胃乃后天之本，为气血生化之源，所以一年四季都要重视调养脾胃，以保证营养的供给。

4. 季节变换注意养生

换季，不仅指春、夏、秋、冬四个大季节的转换，即使是小的节气变换时也要注意养生。

《黄帝内经·素问·四气调神大论》中说："春三月，……，夜卧早起，广步于庭；夏三月，……，夜卧早起，无厌于日；秋三月，……，早卧早起，与鸡俱兴；冬三月，……，早卧晚起，必待日光。"春天人应当晚睡早起，多到室外散步，散步时解开头发，伸展伸展腰体；夏天人应当晚睡早起，不要对天长炎热感到厌倦；秋天人应当早睡早起，跟群鸡同时作息；冬天要早睡晚起，一定需等到日光出现再起床。应该根据季节的变化，调整作息时间，预防疾病。

四、四季进补养生

一般而言，春季渐暖，阳气生发，宜平补，不宜过多进食过于温燥与容易上火的食品；夏季天气酷热，心火旺而肺金、肾水虚衰，要注意补养肺肾之阴。汗出较多，宜清补。宜多进食一些平性、凉性的蔬菜、水果之类，可选用枸杞子、生地黄、百合、桑葚以及具有清热解毒、清心火作用的药材，如菊花、薄荷、金银花、连翘、荷叶等，清热消暑。饮食宜清淡，但不宜过于寒凉。夏季湿邪较重，加上夏日脾胃功能低下，人们经常感觉胃口不好，容易腹泻，出现舌苔白腻等症状，应常服健脾利湿之物。一般多选择健脾芳香化湿及淡渗利湿之品，如藿香、莲子、佩兰等。另外可冬病夏治。所谓冬病夏治，即夏天人体和外界阳气盛，用内服中药配合针灸等外治方法来治疗一些冬天好发的疾病。如用鲜芝麻花常搓易冻伤处，可预防冬季冻疮；用药膏贴在穴位上，可治疗冬季哮喘和鼻炎。秋季渐凉，气候干燥，阴液易亏损，宜平补或润补。宜适当多进食平性、凉性、温性，特别是有滋阴养血润燥作用的食品，如梨、藕、胡萝卜、银耳等。冬季天气寒冷，代谢缓慢，食欲旺盛，精气闭藏，是进补和养精蓄锐的最佳季节。所以有"冬季进补，开春打虎"之说。冬季一般宜温补、宜大补，除一般的蔬果、药食外，可适当进食些能大补气血，以及血肉有情之品如人参、鹿茸、羊肉之类。

在一年四季的饮食调养方面，宜多品种、多变化，注意荤素、粗细粮、主副食的合理搭配，宜低脂、低盐、低糖，宜适当多吃时令新鲜蔬菜、水果，特别是含维生素、微量元素和矿物质丰富的食品，反季节的蔬菜、水果宜少吃或不吃。烹调方法宜多选蒸煮煨炖，少用煎炒烹炸。尤宜少吃煎炸、熏烤、盐腌制品。三餐要合理，并宜适当节食，这对保证营养的均衡是极为重要的。

第二节　春季养生法

春天，是指从立春之日起，到立夏之日止，包括立春、雨水、惊蛰、春分、清明、谷雨六个节气。

春为四时之首，万象更新之始。《黄帝内经·素问·四气调神大论》里说："春三月，此谓发陈。天地俱生，万物以荣。"意思是，当春归大地之时，冰雪已经消融，自然界阳气开始升发，万物复苏，柳丝吐绿，世界上的万事万物都出现欣欣向荣的景象。此时人体之阳气也顺应自然，向上向外疏发。春季养生必须根据春令之气升发舒畅的特点，注意保养体内的阳气，使之不断充沛，逐渐旺盛起来，凡有耗伤阳气及阻碍阳气的情况皆应避免，并应具体贯彻到春季养生在饮食、运动、起居、防病、精神等各个方面。

《黄帝内经·素问·上古天真论》里明确指出"虚邪贼风，避之有时"，意思是，对于能使人致病的风邪要能够及时躲避它，在春季尤其重要。因为春天是风气主令，虽然风邪一年四季皆有，但主要以春季为主。风邪既可单独作为致病因子，也常与其他邪气兼夹为病。风病之病种较多，而病变复杂。《黄帝内经·素问·风论》里说："风者，百病之长也。"说明了在众多引起疾病的外感因素中，风邪是主要致病因素。中医学认为，风邪侵袭人体后，可产生下述病理变化。

一是伤人上部。如伤风感冒中常见头疼、鼻塞、多涕、咽喉痒痛等症状；风水症，起初也多以眼睑水肿为多见，这是风邪与水液相搏，而风性向上的缘故。伤风感冒之所以多见头疼、恶风、畏寒等症状，是肺部受侵、风邪在表的见证。风邪常从外表侵入人体，故肺与皮毛首当其冲而最先罹患。尤其是当贼风（指从孔隙透入的，不易察觉而可能致病的风）避之无时，或汗出当风时，腠理开，风邪乘虚而入，常可导致肺气不宣、卫气不固、营卫不和，而见发热、恶风、咳嗽、汗出等症状。

二是病变范围广。中医认为，风邪善行数变，变化无定，往往上下窜扰，故病变范围较广，在表可稽留于皮毛或肌肉腠理之间，或游走于经脉之中；逆于上，可直达巅顶；犯于下，可侵及腰膝、胫腓等处。来去迅速、变化多端的冲击，在临床上也不乏见。例如皮肤风疹，其来势急剧，甚至数分钟内即可遍及全身，其痒难忍。但有时去也迅速，说退就退，而退后常不留任何痕迹。至于"风痹""行痹"等症，常见游走性的大关节红肿热痛；有些典型病例可见病损由肩至肘，肩肘渐退而膝踝又起。

三是"风胜则动"。古人见到空气流动而成风，推论风邪致病，其证以动为特征，即所谓"风胜则动"，病症表现摇动性或游走多变的特点。故凡见肢体运动异常，如游走性的关节肌肉疼痛、四肢抽搐、痉挛、颤抖、蠕动、口眼㖞斜、卒然昏仆，甚至角弓反张、颈项强直等症往往责之于风而列为风病。破伤风之抽搐及面神经瘫痪所致之口眼歪斜等可为代表。

四是兼杂为病。所谓兼杂为病，是指风邪常与其他邪气相兼合并侵犯人体。如在长夏之季，风邪常与湿邪侵袭脾土，可见消化不良、腹胀、腹泻等脾胃受损的症状。若与热合为风热；与寒合为风寒；或风寒湿三气杂至侵袭人体，风热外感、风寒外感、风湿痹痛等即为显例。中医认为风还可与体内之病理产物如痰相结合而成风痰，风痰上犯又可引起种种病症。

风邪致病必须予以重视，春季养生的关键是要防风。气流的变化可影响人的呼吸、能量消耗、新陈代谢和精神状态。适度气流使空气清洁、新鲜，对健康有益，而反常的气流则有害于人体健康。由于大风的作用，加剧了空气与皮肤的热量交换，使体内的热量过多散失，造成人的抗病能力下降。而过度寒冷可使体表皮肤血管收缩，可直接诱发某些风湿性疾病的发作，如雷诺综合征、硬皮病等。在户外工作和活动时，若受强冷的大风吹袭时间过长，容易引起"歪嘴疯"（面神经麻痹病）的发生。

春季养生应注意以下几个方面：

一、精神调养

在精神调养方面，着眼于一个"生"字。

1. 戒怒

《黄帝内经·素问·四气调神大论》明确指出："生而勿杀，予而勿夺，赏而勿罚。""以使志生。"这里的以使志生，就是说人们在春天要让自己的意志生发，而不要使情绪抑郁，应做到心胸开阔、乐观愉快，一定要让情志生机盎然。具体地说，在思想上要开朗、豁达，使情志生发出来，切不可扼杀，只能助其畅达，而不能剥夺，只能赏心怡情，绝不可抑制摧残。

精神愉快才能使志生，而要精神愉快，必须遇事戒怒。"怒"是历代养生家最忌讳的一种情绪，它是情志致病的魁首，对人体健康危害极大。因为怒不仅伤肝脏，还伤心、伤胃、伤脑等，从而导致各种疾病。

首先，学会用意识控制，用理智的力量来控制自己的怒气，不使用粗鲁的语言，不采取粗暴的行动。

其次，运用疏泄法，即把积聚、抑郁在心中的不良情绪，通过正当的途径和渠道宣达、发泄出去，以尽快恢复心理平衡。冲动是魔鬼，非但无益，反而会带来新的烦恼，引起更严重的不良情绪。

再次，采用转移法，即通过一定的方法和措施改变人的思想焦点，或改变其周围环境，使其与不良刺激因素脱离接触，从而从情感纠葛中解脱出来，或转移到另外的事物上去。

2. 培养开朗的性格

乐观的情绪与开朗的性格是密切相关的。国外有人调查 80 岁以上老人的长寿秘诀，结果发现其中 96％的寿星都是性格开朗的，极富于人生乐趣。但开朗性格的培养要有一个长时期的过程，科学家认为，儿童时期是性格培养的关键时期，俗话说"秧好一半禾"，而处于生长、发育阶段的儿童正好比处在从播种到出秧的一段时期，这个阶段的性格培养对一生有重要影响。

3. 协调好人际关系

良好的人际关系就会引起愉快的情绪反应，产生安全感、舒适感和满意感，心情自然恬静舒畅；如果人际关系紧张，则会引起不愉快的情绪反应，使人不安、不适、不满，心情必然抑郁烦躁。协调好人际关系首先要严格要求自己，既要看到自己的优点和长处，也要看到自己的缺点和短处。对自己的评价越客观，对自己的要求越严格，人际关系就越容易协调。其次，对与自己经常相处的人，也要充分了解，从而避免因互不了解而产生不协调。

4. 保持精神愉快

要保持精神愉快，就要培养"知足常乐"的思想，不过分追求名利和享受，如《黄帝内经》里所倡导的"高下不相慕""美其食，任其服，乐其俗"，意思是，不论社会地位的高低，都不要去倾慕，无论吃什么都感到很满足，穿什么也不挑剔，不管社会风气如何，都能够处得好。要体会"比上不足，比下有余"的道理，"知足者常乐"，时常感到生活和心理上的满足。

5. 安排好日常生活

元代邹铉续写的《寿亲养老新书》里载有十乐：读书义理、学法帖字、澄心静坐、益友清谈，小酌半醺、浇花种竹、听琴玩鹤、焚香煎茶、登城观山、寓意弈棋。清代画家高桐轩也有"十乐"，即耕耘之乐、把帚之乐、教子之乐、知足之乐、安居之乐、畅谈之乐、漫步之乐、沐浴之乐、高卧之乐、曝背之乐。

6. 培养幽默感

幽默的直接效果是产生笑意。而笑是人的健康妙药，它能促进肌肉和五脏六腑舒适，能调节人的情绪，能促进血液循环、筋骨舒展、呼吸通畅、气血平和。人在发笑时，大脑皮质可以得到比睡眠时还高三倍的休息。俗话说"笑一笑，十年少"。

二、饮食调养

春天，在饮食方面，首先要遵守《黄帝内经》里提出的"春夏养阳"的原则，在饮食方面，宜适当多吃些能温补阳气的食物。李时珍《本草纲目》引《风土记》里主张"以葱、蒜、韭、蓼、蒿、芥等辛嫩之菜，杂和而食"，除蓼、蒿等野菜现已较少食用外，葱、蒜、韭是养阳的佳蔬良药。

第二，春季饮食调养宜多食甜，少食酸。

唐代药王孙思邈说："春日宜省酸，增甘，以养脾气。"意思是当春天来临之时，人们要少吃点酸味的食品，而要多吃些甜味的饮食，这样做的好处是能补益人体的脾胃之气。

中医学认为，脾胃是后天之本，人体气血化生之源，脾胃之气健壮，可延年益寿。但春为肝气当令，肝的功能偏亢，根据中医五行理论，肝属木、脾属土，木土相克，即肝旺可伤及脾，影响脾的消化吸收功能。五味入五脏，如酸味入肝，甘味入脾，咸味入肾等。若多吃酸味食品，能加强肝的功能，使本来就偏亢的肝气更旺，这样就会大大伤害脾胃之气。鉴于此，在春天，要少吃酸味的食物，以防肝气旺；而甜味的食品入脾，能补益脾气，故要多吃一点。春季应多吃大枣、锅巴、山药等食物。

第三，春天饮食调养要多吃新鲜蔬菜。

经过冬季之后，人体较普遍地会出现多种维生素、无机盐及微量元素摄取严重不足的情况，如春季常见人们发生口腔炎、口角炎、舌炎、夜盲症和某些皮肤病等现象，都与新鲜蔬菜吃得少所造成的营养失调有关。春季到来，人们一定要多吃点新鲜蔬菜，比如菠菜。菠菜是春天蔬菜的主要品种之一，又叫波斯菜，从尼泊尔传入我国。菠菜柔嫩味美，营养丰富，蔬药兼优。菠菜有养血、止血、润燥之功，李时珍《本草纲目》里说，菠菜"通血脉，开胸膈，下气调中，止渴润燥，根尤良"。菠菜对衄血、便血、坏血病、消渴、大便涩滞、高血压、肠结核、痔疮等病有一定疗效，并能促进胰腺分泌，帮助消化。

尽管菠菜药蔬俱佳，但不宜过量，因为菠菜含有草酸，草酸进入人体后，与其他食物中含的钙质结合，形成一种难溶解的草酸钙，不利于人体对钙质正常吸收。

另外春季可供食用的时令蔬菜还有荠菜、莴笋、芹菜、油菜、香椿芽等，尽可能多吃些。

三、起居保健

1. 美容方面

春天，人们不仅应该从健康的角度加以注意，美容方面的问题也不容忽视，原因是当天气变暖和以后，人们的室外活动开始增多，经常受阳光的照射，使得尚未适应阳光照射的皮肤在紫外线的作用下产生了各种变化，例如，特异性或接触性皮炎、荨麻疹、脓疱、雀斑等，色素沉着也易加重而不易褪去。

（1）要会洗脸

洗脸时要用双手从下颏开始，轻轻地向上和向外慢慢地洗，不要用力。应早、午、晚各一次，既可发挥乳化膜生理作用，又可及时去除陈旧的皮脂等污垢物；最好用冷温水交替洗面，既可祛除颜面油垢，又能加强皮肤血液循环，使皮肤细腻净嫩；软水含矿物质较少，对皮肤有软化作用，洗面宜用软水，不宜用硬水。

（2）要会使用化妆品

每个人的皮肤性质不同，使用的化妆品亦应有差异。一般皮肤分油性、中性和干性三种，而一般的化妆品也是按霜型、脂型和蜜型分的。其中霜型适用于油性皮肤和春、夏、秋季，不宜用于干性皮肤和冬季使用；但脂型化妆品则相反。蜜型以夏季使用最好，会使皮肤滑润、滋爽。在洗完脸后，先用棉花蘸些爽肤水，轻轻擦在脸上，待爽肤水干了再搽化妆品，方法和洗脸方法一样。

（3）要改掉影响美容的一些不良习惯

如皱眉、眯眼、撇嘴，这些表情动作经常化，可导致皮肤产生横竖似鱼尾状的皱纹，且难以消失。咬笔杆、啃指甲、咬下唇的习惯，这样既不卫生更不文明，还可使上颌门牙突出，下颌牙齿后退，影响牙齿的发育和整齐美观。长期用口呼吸，可使口腔上颌变得又高又窄，亦有损容貌。俯卧睡觉把脸贴在枕头上，会使面部受压，妨碍面部的血液循环，醒后面部臃肿，眼皮浮肿下垂，面色难看。久用一侧牙齿咀嚼食物可使脸形不对称，经常嚼食物的那侧脸变得宽大，不用的那侧脸相对较窄。喜咸影响容颜美，多吃盐易生皱纹。

为避免皮肤老化，春天尽可能不要长时间在阳光下曝晒，户外活动应先涂上防晒油、润肤剂，并注意补充水分。天气太冷或有强风时则要围上纱巾保护，尤其是干性皮肤者，缺少天然油脂，易失去水分，易受到外界因素的侵害，故更应注意保护。春天风沙大，易使面部皮肤含水量降低，会出现干燥、紧缩、显现出皱纹及局部脱皮的现象。水是美容佳品，春天一定要多喝些水。

2. 作息方面

《黄帝内经》指出，春天宜"夜卧早起，广步于庭，被发缓形，以使志生"，意谓春天人们应当夜睡早点起，以适应自然界的生发之气。起床后宜披散着头发、舒展着形体，在庭院里信步漫行，这样就能达到使思想意识、情志、精神生发不息。

3. 衣着方面

在衣着方面总的要求是：一要宽松舒展，二要柔软保暖，还要做到衣服不可顿减。《寿亲养老新书》里明确指出，"春季天气渐暖，衣服宜渐减，不可顿减，使人受寒。"《摄生消息论》中也强调说："不可顿去棉衣，老人气弱，骨疏体怯，风寒易伤腠理。时备夹衣，遇暖易之一重，渐减一重，不可暴去。""稍冷莫强忍，即便加服。"而且特别叮嘱体弱之人要注意背部保暖。在《千金要方》中，主张春时衣着宜"下厚上薄"，既养阳又收阳。清代曹庭栋在其《养生随笔》中亦赞同此观点，原文曰："春冰未泮，下体宁过于暖，上体无妨略减，所以养阳之生气。"

4. 家庭绿化方面

家庭居室绿色是春季养生的一个重要方面。绿化有益于人的健康长寿，我国民间也素有"树木花草栽庭院，空气新鲜人舒展"的说法。若能常在静谧、芬芳、优美的绿色环境中生活，人体皮肤温度可降低 $1\sim2.2℃$，脉搏每分钟减少 $4\sim8$ 次，且血流缓慢、呼吸均匀、心情舒畅，对于心脑血管病、高血压、神经衰弱以及呼吸道疾病有良好的辅助治疗作用。绿色植物还可吸收滞留在空气中的大量尘粒，从而使空气得以净化。尤其是绿色植物可过滤吸收放射性物质，消除生活环境中的噪声，改善和调节人体生理功能。植物的青绿色不仅能吸收阳光中对眼睛有害的紫外线，还由于色调柔和而舒适，有益于眸明眼亮和消除疲劳，并使嗅觉、听觉以及思维活动的灵敏性得到改善。

家庭绿化主要是盆栽花卉，对于耐寒能力强的落叶花卉，像月季、紫薇、石榴等宜在早春萌芽前换土；对于喜暖畏寒的常绿花卉，像一品红、白兰花、茉莉、米兰等宜在清明至谷雨换土；早春开花的花卉，如梅花、蜡梅、迎春等宜在花谢后换土。

四、运动保健

1. 春季运动项目

（1）春季多旅游

因为在寒冷的冬季，身体衣着厚重，体温调节中枢和内脏器官的功能亦有不同程度下降，肌肉和韧带长时间不活动，更是萎缩不展，收缩无力，极需外出踏青赏景，既锻炼身体，又陶冶情操。春天的郊野，空气清新，枝条叶绿，芳草茵翠，鲜花斗艳，百鸟争鸣，置身于优美的大自然怀抱，令人陶醉，故自古以来，人们最喜踏青春游。

（2）春季宜多散步

春暖花开之际，散步是一种值得推广的养生保健方法。可很快消除疲劳，由于腹部肌肉收缩，呼吸均匀乃至加深，利用血液循环，增加胃肠消化功能。春季气候宜人，万物生发，更有助于健康。散步要不拘形式，量力而行，切勿过度劳累。

（3）晨起提倡伸懒腰

因为经过一夜睡眠后，人体松软懈怠，气血周流缓慢，方醒之时，总觉懒散无力，此时若四肢舒展，伸腰展腹，全身肌肉用力，并配以深吸深呼，有吐故纳新、行气活血、通畅经络关节、振奋精神的作用，可解乏、醒神、增气力、活肢节。中医学认为，"人卧血归于肝"，"人动则血流于诸经"，经过伸懒腰，血液循环加快，全身肌肉关节得到活动，睡意皆无，头脑清楚，同时，激发肝脏功能，符合春季应该养肝之道。

（4）多做户外活动

春游、散步，皆属于户外活动的范畴，其他户外活动如钓鱼、赏花、散步、郊游、打太极拳等。春天空气中的负离子较丰富，对骨骼的生长发育，对预防儿童的佝偻病和中老年人的骨质疏松症都十分有益。

2. 春季运动时注意事项

春季雾多，风沙也大，锻炼时肢体裸露部分不宜过大，以防受潮寒诱发关节疼痛；不要在尘土飘飞的地方锻炼，并要学会鼻吸口呼，不要呛风。

运动前要做好准备活动，先抡臂、踢踢腿、转转腰，身体的肌肉、关节充分活动后，再做剧烈运动。

锻炼身体要全面，既要选做四肢伸展的动作，又要顾全背腹和胸腰部的屈伸动作。在锻炼中或锻炼后，不要在草地上随处躺卧，这样易引起风湿性腰痛或关节炎。锻炼时的最高心率可控制在 130～150 次/分（中等强度）。

注意脱穿衣服，预防感冒。如果出汗，要随时擦干，不要穿着湿衣服、吹冷风，以免着凉引起疾病。

在初春时晨练不要太早。早春二月，清晨气温低，太早外出锻炼易受"风邪"的侵害，轻者患伤风感冒，重者引发关节疼痛、胃痛、面神经麻痹、心绞痛等疾病。

第三节　夏季养生法

夏天，常指阴历 4～6 月，即从立夏之日起，到立秋之日止。期间包括立夏、小满、芒种、夏至、小暑、大暑六个节气。

《黄帝内经》在描述夏天的节气特点时，这样写道："夏三月，此谓蕃秀，天地气交，万物华实。"意思是说，在夏天的三个月，天气下降，地气上腾，天地阴阳之气上下交合，各种植物开花结果，长势旺盛，是万物繁荣、秀丽的季节。

夏季是一年里阳气最盛的季节，气候炎热而生机旺盛，对于人来说，是新陈代谢旺盛的时期，人体阳气外发，伏阴在内，气血运行亦相应地旺盛起来，并且活跃于机体表面。为适应炎热的气候，皮肤毛孔开泄，而使汗液排出，通过出汗，以调节体温，适应暑热的气候。明代汪绮石在《理虚元鉴》里指出"夏防暑热，又防因暑取凉，长夏防湿"，指明夏季养生的基本原则：在盛夏防暑邪；在长夏防湿邪；同时又要注意保护人体阳气，防止因避暑而过分贪凉，伤害体内的阳气，即《黄帝内经》里所指出的"春夏养阳"，在炎热的夏天，仍然要注意保护体内的阳气。

暑为夏季的主气，为火热之气所化，独发于夏季。中医认为，暑为阳邪，其性升散，容易耗气伤津。暑邪侵入人体，常见腠理开而多汗，汗出过多导致体液减少，为伤津的关键。津伤后，即见口渴引饮、唇干口燥、大便干结、尿黄、心烦意乱等症。如果不及时救治，开泄太过，则伤津可以进一步发展，超过生理代偿的限度必然将耗伤元气，此时可出现身倦乏力、短气懒言等一系列阳气外越的症状，甚至突然昏倒，不省人事而导致死亡。

湿为长夏之主气，长夏指夏季最后一个月份，即7月7日至8月6日。农历六月，此时气候最为潮湿，乃因多阴雨而潮湿，空气中湿度大，大气压偏低，由脾所主。《黄帝内经·素问·六节藏象论》王冰注云："长夏者，六月也。土生于火，长在夏中，既长而旺，故云长夏也"。《中医大辞典》云："长夏，农历六月。《黄帝内经·素问·藏气法时论》：'脾主长夏'。"在我国不少地方，炎热多雨。湿病多见于此季节。此季空气中湿度最大，加之或因外伤暴露，或因汗出沾衣，或因涉水淋雨，或因居处潮湿，以至感受湿邪而发病者最多。

中医认为，湿为阴邪，好伤人体阳气。因其性重浊黏滞，故易阻遏气机，病多缠绵难愈，这是湿邪的病理特征。湿邪亦好伤脾阳，因为脾性喜燥而恶湿，一旦脾阳为湿邪所遏，则可能导致脾气不能正常运化而气机不畅，临床可见脘腹胀满、食欲不振、大便稀溏、四肢不温。尤其是脾气升降失合后，水液随之滞留，常见水肿形成，目下呈卧蚕状。

中医还认为，湿邪重浊，故外感湿邪后多有身重倦困、头重如裹等症状。又因湿邪黏滞，病损往往难愈，若其侵犯肌肤筋骨，每每既重且酸，固定一处，故有"著痹"之称。湿邪为病，病程较长，如湿温病，常有如油入面、难分难解的临床特征。风湿夹杂，侵犯肌肤，关节所形成的风湿痹症则往往反复发作。内湿病常见其病理性产物多呈秽浊不洁之物，如皮肤病变之渗出物，湿热带下之分泌物，质黏而腥臭。常称湿为"有形之邪"，其性秽浊。

湿邪伤人多从下部开始。临床所见之下肢溃疡、湿性脚气、带下等症往往都与湿邪有关。

夏季养生应注意以下几个方面。

一、精神调养

《黄帝内经·素问·四气调神大论》指出："使志勿怒，使华英成秀，使气得泄，若所爱在外，此夏气之应，养生之道也。"意思是说，在夏天要使精神像含苞待放的花一样秀美，并切忌发怒，使机体的气机宣畅，通泄自如，情绪外向，呈现出对外界事物有浓厚的兴趣，这是适应夏季的养生之道。

在精神调养上，中医学认为"冬季要藏""春季要生"，而夏季则要放，即精神要充沛、饱满、情绪外向，因为只有神气充足则人体的机能旺盛而协调，若神气涣散则人体的一切机能遭到破坏。古有歌云："避暑有要法，不在泉石间，宁心无一事，便到清凉山。"

《黄帝内经·素问·五运行大论》里指出"南方生热，热生火"，而火热主夏，内应于心。心主血，藏神，为君主之官。七情过极皆可伤心，致使心神不安，如《黄帝内经·灵枢·口问》里所说"悲哀愁忧则心动，心动五脏六腑皆摇"，说明不正常的情志皆可损伤心的功能；若心的功能受到影响，可影响人体的一切机能活动，夏季养神极为重要。

若在长夏，天气以湿热为主，表现为气温高、无风，早晚温度变化不明显，易使人感到心胸憋闷，人们会产生焦躁和厌烦情绪，易诱发精神疾病。

夏季精神养生的前提，是要保证"心主血脉"的正常进行。《黄帝内经》里说"心之合脉也……多食咸，则脉凝泣而变色"，又说"味过于咸……心气抑"，饮食过咸会给心脏带来不利影响。现代营养学认为，心肌的发育和血脉运行都需要消耗优质蛋白质，要及时补充；而脂肪食品食用过多，可出现"脂肪心"，又易引起动脉粥样硬化。在饮食中最好选用一些能降血脂的食物，如大豆、蘑菇、花生、生姜、大蒜、洋葱、茶叶、酸牛奶、甲鱼、海藻、玉米油、山楂等。低盐饮食对预防心血管病大有好处，钠盐食用过多，会增加心脏负担，又易引起高血压等。

体重太重也会加重心脏负担，应注意减肥。可通过体育运动和饮食减肥。特别是经常参加运动锻炼，还可以增强冠状动脉的血流量，对心脏大有益处。

二、饮食调养

人们必须重视夏天的饮食调养，当人在炎热的环境中劳动时，体温调节、水盐代谢以及循环、消化、神经、内分泌和泌尿系统发生显著的变化，最终导致人体代谢增强、营养素消耗增加。另外，天热大量出汗，又导致许多营养素从汗液流失。夏天人们的食欲减低和消化吸收不良又限制了营养素的正常摄取，均有可能导致机体营养素代谢的紊乱，甚至引起相应的营养缺乏症或其他疾病。

夏天饮食调养的具体方法如下。

1. 要补充足够的蛋白质

高温条件下，人体组织蛋白分解增加，尿中肌酐和汗氮排出增多，引起负氮平衡。蛋白质的摄取量应在平常的基础上增加 10%～15%，每天的供给量须达 100g 左右，并注意补充赖氨酸。蛋白质以鱼、肉、蛋、奶和豆类中的蛋白质为好。

2. 要补充维生素

因为热环境下维生素代谢增加，汗液排出水溶性维生素增多，尤其是维生素 C。补充适量的维生素 B_1、维生素 B_2、维生素 C 乃至维生素 A、维生素 E 等，对提高耐热能力和体力有一定的作用。

在新鲜蔬菜及夏熟水果中，如西红柿、西瓜、杨梅、甜瓜、桃、李等含维生素 C 尤为丰富，B 族维生素在粮谷类、豆类、动物肝脏、瘦肉、蛋类中含量较多，夏季可适当补充，亦可适口服些酵母片。

3. 要补充水和无机盐

当机体大量出汗或体温过高时，体内水分不足，还会流失大量的钠、钾。而缺钠可引起严重缺水，要补充水分和无机盐。水分的补充最好是少量、多次，可使机体排汗减慢，减少人体水分蒸发量。钠的补充，要视出汗多少而定。严重缺钾时可补充氯化钾，另外可食用含钾高的食物，如水果、蔬菜、豆类或豆制品、海带、蛋类等。

汗液中除含钠、钾外，还含有钙、镁、铁、铜、锌，还有硫、磷、锰、铬等，若不及时补充，同样能引起机体水盐代谢和酸碱平衡的紊乱，影响耐热能力，极易诱发中暑。夏天一定要补充水和无机盐。

4. 多吃清热利湿的食物

夏季饮食调养，还必须多吃一些能够清热利湿的食物，其中清热的食物宜在盛夏时吃，而利湿的食物，应在长夏时吃，因为"长夏多湿"。西瓜、苦瓜、桃、乌梅、草莓、西红柿、黄瓜等都是营养丰富、清热利湿的食物。

5. 饮食宜清淡

夏季炎热的刺激，使神经中枢处于紧张状态，内分泌腺的活动水平也有改变，引起消化能力减低，胃口不开，不欲饮食。因此夏季饮食应清淡少油、易消化，不宜肥甘厚味，也不宜吃热性的食物，如羊肉、狗肉等。

6. 饮食宜温忌凉

夏季饮食一般以温为宜，在早、晚餐时喝粥大有好处，既能生津止渴，清凉解暑，又能补养身体。夏季切忌贪凉而暴吃冷饮。民间谚语说"天时虽热，不可贪凉；瓜果虽美，不可多食"，否则会引起疾病，使人胃胀难受，以致腹痛、腹泻。喝饮料不能替代饮水。以冷饮解渴常难以达到目的，传统的中药保健饮品可适当饮用。解暑还是茶水好，温热的茶水是夏季较理想的饮料。

三、起居保健

1. 夏季作息

一般来说，宜晚些入睡，早点起床，以顺应自然界阳盛阴虚的变化。《黄帝内经·素问·四气调神大论》里说："夏三月……夜卧早起，无厌于日。"意思是，在夏季人们每天要早点起床，以顺应阳气的充盈与盛实；要晚些入睡，以顺应阴气的不足。夏季多阳光，不要厌恶日长天热，仍要适当活动，以适应夏季的养长之气。

夏季由于晚睡早起，睡眠相对不足，需要午休做适当的补偿，尤其是老年人。由于白天气温较高，汗出又多，体力消耗较大，再加上正午时分，烈日当空，此时人体血管扩张，使血液大量集中于体表，从而引起体内血液分配不太平衡，脑部供血量减少，因而时常感到精神不振，有昏昏欲睡之感，午睡之后，疲劳消除，精神焕发。午睡的时间不宜太长，最好在一小时以内。午睡时需注意饭后不要立即躺卧，应稍事活动一下，以利饮食消化。不要在有穿堂风经过的地方睡，亦不要伏在桌子上睡，以免压迫胸部，影响呼吸。午睡时最好脱掉外衣，并在腹部盖点毛巾被，以免胃腹部受寒。

2. 夏季的着装

着装首先要考虑的是服装的舒适性，然后才是款式、花色、美观。夏季服装以轻、薄、柔软为好，衣料的透气性、吸热性越好，越能有效地帮助人体散热，使人穿着舒适而凉爽。

夏装的大小、肥瘦、覆盖体表面积的大小，与散热也有一定关系。"露""透"的夏装，有利于散热，夏装以短衫、短裙、短裤为好。衣料颜色不同，吸收和反射的强度也不同。颜色越深，吸热越强，颜色越浅，反射性越强，吸热性越差，夏天宜穿浅色服装，以反射辐射热。

3. 夏季戴帽

夏季烈日炎炎，强烈的阳光照射会对人体产生一系列不良影响。阳光里的紫外线有两种成分，即紫外线 A 和紫外线 B，前者能使皮肤晒黑，后者是损害性射线，可导致白内障、晒伤皮肤、引发皮癌。因此，应选择合适的遮阳帽防止阳光暴晒；戴变色镜或墨镜，防止过量的紫外线照射对眼睛造成的损害。

4. 夏天不宜用凉水冲脚

医学研究证实，人的脚部是血管分支的最远端末梢部位；脚的脂肪层较薄，保温性差；脚底皮肤温度是全身温度最低的部位，极易受凉。若夏天经常用凉水冲脚，使脚进一步受凉遇寒，然后通过血管传导而引起周身一系列的复杂病理反应，最终导致各种疾病。脚底的汗腺较为发达，突然用凉水冲脚，会使毛孔骤然关闭阻塞，时间长后会引起排汗功能迟钝。脚上的感觉神经末梢受凉水刺激后，正常运转的血管组织剧烈收缩，日久会导致舒张功能失调、诱发肢端动脉痉挛、红斑性肢痛、关节炎和风湿病等。

四、运动保健

夏天由于气温高、湿度大，给体育健身增加了困难，如何健身，是个不太好解决的难题。宋代的大养生家陈直曾在《寿亲养老新书》里有较详细的论述，"午睡初足，旋汲山泉，拾松枝，煮苦茗啜之，随意读周易、国风……陶、杜诗、韩、苏文数篇。从容步山径、抚松竹，与麛鹿共偃息于长林丰草间。坐弄流泉，漱齿濯足"。晚饭后，则"弄笔窗间，随大小作数十字，展所藏法帖、墨迹、画卷纵观之……出步溪边，邂逅园翁溪友，问桑麻，说秔稻，量晴校雨，探节数时，相与剧谈一饷。归而倚杖柴门之下，则夕阳在山，紫绿万状，变幻顷刻，悦可入目"。陈直提出众多夏季健身措施，如属于小劳的汲山泉、拾松枝；属于夏季旅游的步山径、抚松竹；属于戏水活动的弄流泉、漱齿濯足等。除健身外，夏季养生的读书习字、品茶吟诗、益友清淡和观景纳凉等，亦很有益于身体健康。

1. 适合于夏季养生的运动

（1）旅游

夏日旅游的主要目的是消夏避暑，旅游的目的地应是海滨和山区。

首先是二者的气温相对较低。海滨气候又称海洋气候，海洋由它固有的特性，形成与陆地上显著不同的气候，夏日里内陆已是烈日炎炎，但海滨却凉风习习。山地气候的特点是气温较低，但昼夜温差大。气温的高低与海拔高度成反比。海拔高度每上升100m，气温约下降0.5～0.6℃，山上的气温一般都比山下低，夏季更是如此。而且山上、山下两地相对高度差越多，气温差异越大。

其次是海滨与山区的环境宜人。白天日出后，有凉风从海上吹向陆地，送来清新的空气，尤其炎夏暑日，清凉的海风拂面而来，使人顿觉爽快，倦意全消；夜晚来临时，风向也随着转成从陆地吹向水面，送走污浊的空气。在海滨空气中，碘、氯化钠、氯化镁和臭氧含量通常较高。其中碘含量是大陆空气含碘量的40倍，不仅能补充人体生理需要，还有杀菌作用。宽广松软的沙滩，为人们进行日光浴和海水浴提供了天然场所。海滨气候可协调机体各组织器官的功能，对许多慢性疾患，如神经衰弱、支气管炎、哮喘、风湿病、结核病、心血管系统疾患及各种皮肤病都有一定防治作用。夏季旅游最好去海滨休息，非常有益于身心健康。

去山地旅游也有不少好处，山地环境对人体健康较为有利的高度范围是中、低山区，即海拔高度在500～2000m的区域，对人体健康的促进作用，主要表现在山地气候的疗养效应和山地环境中的某些长寿因素两方面。山区峰峦和山涧起伏，绿树成荫，山花烂漫，草木散发出的芳香性挥发性物质有一定杀菌作用。清泉汇成壮观的瀑布、飞溅的水滴周围阴离子富集，空气格外清新，呼吸这样的空气，可稳定情绪，预防哮喘发作，还能改善肺的换气功能。山上气温、气压较低、风速较大、太阳辐射，尤其紫外线含量充沛，有助于钙、磷代谢和机体免疫力的提高。山区壮阔的自然景观、宁静透明的天际或变幻无穷的云海，都令人心旷神怡。人们可充分利用山地的自然条件作短期疗养、避暑、爬山、游览和散步，使心血管系统功能得到锻炼。

（2）游泳

夏季参加体育锻炼，最好的项目莫过于游泳。骄阳似火，热风扑面，还是游泳最舒服，既锻炼身体，又可祛暑消夏。

游泳对人们的好处很多。首先，游泳能提高人的呼吸系统的功能。其次，游泳能提高心血管系统功能。再次，游泳能使大脑皮质的兴奋性增高，指挥功能增强。游泳会感到精神振奋，疲劳消失，周身轻快。尤其对中老年人来说，常参加游泳，可使脂肪类物质较好地代谢，避免脂肪在大网膜和皮下堆积形成肥胖。

游泳的好处很多，但不是任何人都适合游泳。有些慢性病患者，应充分了解健康状况，在医生的建议下安排活动。其他注意事项详见第七章运动养生法有关内容。

2. 夏季运动注意事项

俗话说："冬练三九，夏练三伏。"这说明夏天的运动锻炼对健康起着重要作用。夏天常参加锻炼比不坚持锻炼的人其心脏功能、肺活量、消化功能都好，而且发病率也较低。但夏天天气炎热，对人体消耗较大，故夏季参加体育活动必须讲究方法，只有合理安排才能收到较好的健身效果。

首先，应多吃些碱性食品，防止酸碱平衡失调。夏季体育活动后，常常汗流浃背，致使体内大量的盐及钾离子也随汗水丢失，而钾离子丢失过多，则可出现肌肉乏力、周身酸楚、心律不齐、嗜睡和精神不振等现象。由于体育活动消耗大量体力，致使体内新陈代谢的中间产物——丙酮酸、乳酸等蓄积过多，此时血中的碱贮备下降，易引发血液的酸碱平衡失调，为了维持正常的酸碱度，必须增加血液的碱储备，而碱性食品以水果为主，水果中的西瓜、菠萝、杏、桃、李子、哈密瓜等均富含钾盐。

其次，最好在清晨或傍晚天气凉爽时进行室外运动锻炼，清晨起来应到公园、湖边、庭院等空气较为新鲜的地方活动，项目有广播操、太极拳、健身舞、广场舞等。

再次，运动量要适度，不要过度疲劳；在剧烈运动后会感到口渴，但不宜过量、过快进食冷餐或冷饮，以防肠血管急骤收缩，引起消化功能紊乱而出现腹痛、腹胀、腹泻。可适当喝些白开水，最好洗个热水澡，既可消除疲劳，又使人感到格外舒服。

第四节　秋季养生法

秋天，是从立秋之日起，到立冬之日止，期间经过处暑、白露、秋分、寒露、霜降六个节气，并以中秋（农历八月十五日）作为气候转化的分界。

《管子》指出："秋者阴气始下，故万物收。"阴气始下，是说在秋天由于阳气渐收，而阴气逐渐生长起来；万物收，是指万物成熟，到了收获之时。秋季的气候特点是由热转寒，即"阳消阴长"的过渡阶段。人体的生理活动，随"夏长"到"秋收"，而相应改变。秋季养生不能离开"收养"的原则，秋天养生要把保养体内的阴气作为首要任务。正如《黄帝内经》里说："秋冬养阴。"在秋冬养收气、养藏气，以适应自然界阴气渐生而旺的规律，为来年阳气生发打基础，不应耗精而伤阴气。

秋季保养体内阴气的关键是防燥护阴。中医学认为，燥为秋季的主气，称为"秋燥"。其气清肃，其性干燥。每值久晴未雨、气候干燥之际，常易发生燥邪为患。由于肺可呼吸，肺合皮毛，肺与大肠相表里，故当空气中湿度下降时，肺、大肠与皮毛首当其冲，这是燥邪致病的病理特征。

燥邪伤人，易伤人体津液，所谓"燥胜则干"，津液既耗，必现"燥象"，常见口干、唇干、鼻干、咽干、舌干少津、大便干结、皮肤干甚至皲裂等症。肺为娇脏，性喜润而恶燥，燥邪犯肺，最易伤其阴液。肺失津润，功能必然受到影响，因而宣降失可，轻则干咳少痰、痰黏难咳，重则肺络受伤而出血，见痰中带血。肺中津亏后，因无液以下济于大肠，因而使大便干结难解。

秋令燥气又有温凉之分，一般认为早秋气温尚高，故为温燥；晚秋气温下降，故为凉燥，无论温凉，总是以皮肤干燥、体液缺乏为其特征。但二者在临床上还是有区别的，温燥伤人，常表现为不恶寒或微恶寒，发热较明显，脉呈细数；而凉燥伤人，则常不发热或微发热，反之，恶寒较明显，脉多不数。

秋天养生主要是防止燥邪对人的伤害，养护好体内的阴气，从精神、起居、饮食、运动、药物等具体问题上，做好保养。

一、精神调养

宋代大养生家陈直说："秋时凄风惨雨，老人多动伤感，若颜色不乐，便须多方诱说，使役其心神，则忘其秋思。"所谓凄风惨雨，是形容在秋风扫落叶之后，当人们身临草枯叶落、花木凋零的深夜之时，此时霜降已至，自然界的秋风、秋雨常令人出现秋愁。尤其是对于老年人来说，常易在他们心中引起萧条、凄凉、垂暮之感，勾起忧郁的心绪。医学研究证明，在人的大脑中，有个松果体的腺体，分泌一种"褪黑激素"。这种激素能诱人入睡，还可使人消沉抑郁，而阳光则使褪黑激素分泌量减少。秋凉以后，常常是阴沉沉天气，阳光少而且弱，松果体分泌的"褪黑激素"相对增多。"褪黑激素"还有调节人体内其他激素（如甲状腺素、肾上腺素）的作用，使甲状腺素、肾上腺素受到抑制，生理浓度相对降低。而甲状腺素和肾上腺素等又是唤起细胞工作的激素，如相对减少，就使细胞"瘫痪懒散"，人们也因此而情绪低沉，多愁善感。

秋天的"秋风秋雨"易引起人们情绪低落。克服方法有：其一是要让阳光围绕着你，在工作场所，要争取阳光照明充分；第二，当情绪不好时，最好的方法是转移一下注意力，去参加体育锻炼，如打太极拳、散步等，或参加适当的体力劳动，用肌肉的紧张去消除精神的紧张，运动能改善不良情绪，使人精神愉快。还可去旅游，去游山玩水，因为临水使人开朗，游山使人幽静。还可采取琴棋书画易情法，正如吴师机在《理瀹骈文》里说："七情之病也，看书解闷，听曲消愁，有胜于服药者矣。"当处于"秋风秋雨秋愁时"，可以听听音乐，欣赏戏剧，或观赏幽默的相声，苦闷的情绪也随之而消。

根据中医学"天人相应"的理论，《黄帝内经·素问·四气调神大论》里说："使志安宁，以缓秋刑；收敛神气，使秋气平；无外其志，使肺气清，此秋气之应，养收之道也。"意思是说，在秋天里，人们一定要保持精神上的安宁，只有这样才能减缓肃杀之气对人体的影响；还要注意不断地收敛神气，以适应秋季容平的特征，并不使神志外驰，以保肺之清肃之气，这就是顺应秋季季节特点，在精神上养收的方法。秋天精神调养的原则即要做到清静养神，而要达到这一点，办法是尽量排除杂念，以达到心境宁静状态。

俗话说"常人不可无欲，又复不可无争"，但不可欲望太高，超越现实。老子在《道德经》中指出"见素抱朴、少私寡欲"，这是"恬淡虚无"的要旨，也是保持思想清静的具体措施。私心、嗜欲出于心，私心太重、嗜欲不止，则会扰动神气，破坏神气的清静，故《黄帝内经·素问·上古天真论》亦提倡"志闲而少欲，心安而不惧"，因为减少私心、降低嗜欲，则减轻不必要的思想负担，有助于神气的清静。宋朝和尚佛印写了一首《酒色财气》诗云："酒色财气四道墙，人人都在里边藏，若能跳出墙外去，不是神仙也寿长。"说明人们不要计较钱财的得失，应静心寡欲。

在现实生活里，应把精力用在事业上，不要"争名在朝，争利于市"，把名利看轻些，多做好事，多做贡献。倘若私心太重，欲望太高，就会产生忧愁、悲伤、苦恼。故思虑太多，便可伤神致病。

二、饮食调养

秋季，在饮食调养方面，首先要按照《黄帝内经》提出的"秋冬养阴"的原则，要多吃些滋阴润燥的饮食，以防秋燥伤阴。

可选择银耳、甘蔗、燕窝、梨、芝麻、鳖肉、藕、菠菜、乌骨鸡、猪肺、豆浆、饴糖、鸭蛋、蜂蜜等，还有龟肉、橄榄等食物，还可食用参麦团鱼、蜂蜜蒸百合、橄榄酸梅汤、沙参藕粉等药膳。

另外，秋季饮食还要少辛增酸。少辛，就要少吃一些辛味的食物，因为肺属金，通气于秋，肺气盛于秋。少吃辛味，是以防肺气太盛；中医认为，金克木，即肺气太盛可损伤肝的功能，故在秋天要"增酸"，以增加肝脏的功能，抵御过盛肺气之侵入。秋天要少吃一些葱、姜、蒜、韭、椒等辛味之品，要多吃一些酸味的水果和蔬菜。可选择苹果、石榴、葡萄、芒果、阳桃、柚子、柠檬、山楂等水果，甘蔗粥、黄精粥、玉竹粥、生地粥等药膳粥。

三、起居保健

秋天的气候变化太大，早秋以热、湿为主；中秋前后较长一段时间又以燥为主；深秋、晚秋，却又以凉、寒为主。人们在睡眠、穿衣、护肤、居住等起居的各个方面，都要提高警惕，注意养生。

1. 衣服保健

夏去秋来，凉风习习，虽凉还不至于寒，人们还能耐受，多进行一点适应性锻炼。"秋冻"是含有积极意义的健身办法，所谓"秋冻"，通俗地说就是"秋不忙添衣"，有意识地让机体"冻一冻"，就避免多穿衣服产生的身热汗出、汗液蒸发、阴津伤耗、阳气外泄，顺应了秋天阴精内蓄、阳气内守的养生需要。"秋冻"还要因人、因天气变化而异。若是老人、小孩，由于其生理功能差，抵抗力弱，深秋时就要注意保暖；若是气温骤然下降，出现雨雪，一定要多加衣服。

"秋冻"也是养生原则，即在秋天无论做什么事情，都应注意一个"冻"字，切勿搞得大汗淋漓，保证阴精的内敛，不使阳气外耗。

秋天，由于天气多变，有寒热之异，温燥、凉燥之别，故衣服的增减要适时。"饮食以调，时慎脱着""避色如避难，冷暖随时换"，指的就是要随时注意根据气候加减衣服。秋季有时天气变化无常，即使在同一地区也会有"一天有四季、十里不同天"的情况，要保持体温恒定，就应多预备几件秋装，如夹衣、春秋衫、绒衣、薄毛衣等。

2. 护肤保健

秋季，随着天气的变冷，血液循环变慢，皮肤干燥，容易出现细碎的皱纹，尤其是在眼睛周围。秋季更要注意对皮肤的护理。

3. 睡眠保健

在睡眠方面，《黄帝内经·素问·四气调神大论》里提出，秋天应"早卧早起，与鸡俱兴"，意思是秋天气候转凉，要早一点睡觉，以顺应阴精的收藏；又要早一些起床，以顺应阳气的舒长。睡眠时卧的方向上，古人提出"秋冬向西"的观点，如《千金要方·道林养性》里说"凡人卧，春夏向东，秋冬向西"，《老老恒言》引《保生心鉴》说"凡卧，春夏首宜向东，秋冬首向西"。原因是春夏属阳，头宜朝东卧；秋冬属阴，头宜朝西卧，以合"春夏养阳，秋冬养阴"的原则。

四、运动保健

金秋时节，天高气爽，是运动锻炼的好时期。但因人体的生理活动也随自然环境的变化处于"收"的阶段，阴精阳气都处在收敛内养的状态，故运动养生也要顺应这一原则，即不要做运动量太大的项目，尤其是老年人、儿童和体质虚弱者，以防汗液流失，阳气伤耗。以下介绍几种适宜秋天运动的保健项目。

1. 减肥功

尽管一年四季皆可减肥，但还是以秋天减肥效果最好。因为现代医学研究证明，肥胖会随着季节的变化而改变。夏季，由于天气炎热，出汗多，能量的消耗较大，脂肪细胞代谢也较快，因而肥胖程度有所减轻。秋天，随着天气逐渐转凉，脂肪细胞开始逐渐积聚，以防止热量扩散，加之脂肪细胞的组织结构较好，并具有极强的化学活性，在夏季虽然可以萎缩，到秋天便又会重新活跃起来，如果这时不加以抑制，人体就开始趋于肥胖，但这时也正是我们减肥的最好时节。

减肥有很多功法，以下介绍六式减肥功，此功法可改善腹部血液循环，消除腹部多余脂肪从而达到减肥目的，并可使腹肌得到锻炼。

第1式：腹式呼吸法

① 姿势：仰卧位，两手分别放在胸、腹部，做缓慢呼吸动作。

② 作用：增强腹肌。

③ 时间：每次练 3～5min。

第2式：双腿直上抬法

① 姿势：仰卧位，双腿伸直抬高，再放下，反复进行，呼吸自然，意守丹田。

② 作用：增强腹部及髋部肌力。

③ 时间：每次练 3～5min。

第3式：仰卧起坐法

① 姿势：仰卧位，做起坐练习，可两臂后屈，两手抱枕部，做起坐运动；还可以做仰卧直角坐，手触脚尖，意守丹田。

② 作用：增强腹部肌肉力量。

③ 时间：每次练 3～5min。

第4式：屈双膝挺腰法

① 姿势：仰卧法，两臂屈肘或伸直，足跟靠近臀部，以两脚掌、肘关节或肩头部为支点，做挺腰动作，同时吸气并提肛收腹，放松时则呼气，练功时意守命门。

② 作用：有培补肾气、增强腹部与腰背部肌力的作用。

③ 时间：每次练 3～5min。

第5式：压腹练功法

① 姿势：仰卧位，用双手抱双脚压腹部。

② 作用：增强腹肌，伸展腰肌。

③ 时间：每次练 3～5min。

第6式：蹬自行车练功法

① 姿势：仰卧位，两腿悬空，膝关节屈曲做蹬自行车运动；呼吸随自然，意守丹田。

② 作用：增强腰肌、腹肌及骨盆底肌。

③ 时间：每次练 3～5min。

2. 登高

长期以来，我国有着重阳节登高的传统。研究民间风俗的学者认为，重阳登高，其实是古人在丰收以后，趁秋高气爽，外出郊游。对"登高"一说也另有解释，即高者并不一定是高山，也可以是高台。

秋日旅游，或"凭高舒啸"，或"临水赋诗"，或"登楼咏月"或"萧骚野趣，爽朗襟期，较之他时，似更闲雅"。

秋高气爽，山巅之间披红挂绿，景色宜人。利用这个大好时光，与亲朋为伴，登山畅游，既有雅趣，又可健身，且尽情饱览名山秀水、观赏大自然的绮丽景色，无疑也是一种乐趣。登山旅游应注意卫生保健，有以下 10 个要点。

① 在登山前最好做一次全面身体检查，尤其是中老年人、慢性病患者，以了解自身健康状况。若有严重高血压、心脏病、肺结核等疾病的人不要登山，以免发生意外。

② 先了解好游览路线，计划好休息和进餐地点，最好有熟悉道路的人带领，防止盲目地在山中乱闯，造成既多走路，又浪费时间。

③ 对山上的气候特点应有所了解，争取在登山前一天得到准确可靠的天气预报。带好必需的衣物以备早晚御寒，防止感冒。登山以布底鞋、胶底鞋为宜。

④ 休息时不要坐在潮湿的地上和风口处，出汗时可稍松衣扣，不要脱衣摘帽，以防伤风受寒。进餐时应在背风处，先休息一会再进饮食。

⑤ 登山时思想要沉着，动作要缓慢，尤其是老年人和体弱的人更要注意这一点。每走半小时，最好休息 10min，避免过度疲劳。

⑥ 旅游登山，不是为了竞争，只是为了游乐。旅游攀登，要不计速度，只求逍遥。或沿石阶扶梯，或寻林荫小道，缓缓而行，观风景，览古迹，边游边谈，妙趣横生。

⑦ 要尽量少带行李，轻装前进；对于老年人来说，应带手杖，这样既省体力，又有利于安全。行路要稳，时刻留神脚下。在爬山时要注意力集中，并注意脚下石头是否活动，以免蹬翻踏空。在陡坡行走时，最好采取"之"字形路线攀登，这样可减低坡度。

⑧ 山中遇到雷雨，不要到山顶、高树下躲避，以防雷击伤人，也不要在山沟低洼处，以防山洪伤人。最好在山腰洞穴中避雨。

⑨ 下山不要走得太快，更不能奔跑，否则会使膝盖和腿部肌肉感受过重的张力，而使膝关节受伤或肌肉拉伤。

⑩ 在登山时，还要时时预防急性腰腿扭伤，因此，在每次休息时，都要按摩腰腿部肌肉，防止肌肉僵硬。按摩方法很简单，即用两手轻轻按揉或捏拉腰背部、大腿及小腿的各处肌肉。

登山旅游保健的要点主要是以上 10 条，若能切实做到，将保证人们愉快、安全地登山。

3. 起落呼吸操

此操是一种简单易行而疗效显著的医疗体操，既适用气管炎等疾病的防治，又具有一定的健身作用。具体的作法如下。

准备姿势：全身放松，自然站立，两脚开立如肩宽，两肩自然下垂，意念集中于做动作，呼吸自然。

两肩微屈，两手手指自然张开，经前方上举至头上方，同时吸气（两臂一开始上举到头上方时，吸气也告完成）。

接着两腿下蹲，上体要保持正直，两臂同时由上方随下蹲沿头、胸前方落到脚侧，成自然下垂姿势（下蹲、两臂下落和呼气三者要同时开始，同时完成）。

然后，两腿起立，两臂同时经前方举至头上方，同时吸气。

以上一起一蹲为一次，可做 10～20 次，依个人情况而定；次数过多，过分换气，可能引起头晕；做完动作后，感到清爽，算是适度。

上述动作做一个时期熟练后，可在蹲立时做左右转体动作，即在起立、臂上举和呼气的同时，上体左转或右转，面向左方或右方。

起落呼吸操是全身运动和呼吸相结合的动作，要求做到缓慢柔和，呼吸细长均匀。本操有助于增强肺的功能和气体代谢，加快血液循环，尤适宜于秋天锻炼。

4. 健鼻功

《黄帝内经·灵枢·脉度》里说："肺气通于鼻，肺气和，则鼻能知香臭矣。"意思是，肺是呼吸的通道，鼻的通气和嗅觉功能，主要依靠肺气的作用，肺气和，呼吸通利，鼻的通气和嗅觉才能灵敏。若肺气不足，鼻的功能减退时，即见嗅觉不灵，清涕自出。肺与鼻关系密切，其原因是二者同与人体最重要的功能——呼吸功能有关，即肺能职司呼吸，而鼻又是呼吸之气的出入通道。如果鼻的通气功能受到影响，则将严重影响肺脏的作用。因此，在秋季宜多做些健鼻功。

《诸病源候论》里说："东向坐，不息三通，手捻鼻两孔，治鼻中患。交脚箕坐，治鼻中患，通脚痛疮，去其涕唾，令鼻道通，得闻香臭。久行不已，彻闻十方。"原文的意思是说，在向东坐定时，屏气连做三次，再用手捻鼻两孔，可治鼻中疾患。交脚箕坐，可治鼻中疾患也可通治脚上痛疮，还可祛除涕唾，使鼻道通畅，能分辨香臭。长做此功，嗅觉可以闻达周围远处。

《诸病源候论》里又说："踞坐，合两膝，张两足，不息五通，治鼻疮。"意思是说，踞坐，合拢两膝，张开两脚，吸气后屏气，连做 5 次，可治疗鼻疮。

秋天常做健鼻功，有助于肺的呼吸功能正常。经常按摩鼻部也有好处，方法是用两手拇指外侧相互摩擦，在有热感后，用手拇指外侧沿鼻梁、鼻翼两侧上下按摩 30 次左右，接着，按摩鼻翼两侧的"迎香穴"15～20 次（迎香穴在鼻翼外缘中点旁开 0.5 寸，当鼻唇沟中）。每天摩鼻 3～4 次，可大大加强鼻的耐寒能力，亦能治疗伤风，鼻塞不通。若能坚持于每天清早或傍晚时，用冷水浴鼻效果会更好一些。具体做法是：将鼻浸在冷水里，闭气不息，少顷，抬头换气后，再浸入水中，如此反复 10 次左右。

第五节 冬季养生法

冬季是从立冬日开始，经过小雪、大雪、冬至、小寒、大寒共六个节气，到立春的前一天为止。

冬天三个月草木凋零，冷冻虫伏，是自然界万物闭藏的季节，人体的阳气也要潜藏于内。冬季养生的基本原则是要顺应体内阳气的潜藏，以敛阴护阳为根本。由于阳气的闭藏，人体新陈代谢水平相应较低，要依靠生命的原动力"肾"来发挥作用，以保证生命活动适应自然界变化。中医学认为，人体能量和热量的总来源在于肾，就是人们常说的"火力"。"火力"旺，反映肾脏功能强，生命力也强；反之，生命力弱。冬季时节，肾脏功能正常，则可调节机体适应严冬的变化，否则将会使新陈代谢失调而发病。

保证肾气旺的关键是要防止冬季严寒气候的侵袭。中医学把能使人致病的寒冷气候，称为寒邪，寒邪是以空气温度较低或气温骤降为特点的。寒为冬季之主气，其他季节也有。平时，如汗出当风、淋雨涉水、多嗜生冷及从事某些特殊工种者（如冷藏工人等）亦常能感受寒邪而罹患寒病。

中医认为，寒为阴邪常伤人阳气。何谓阳气？《黄帝内经·素问·生气通天论》里说："阳气者，若天与日，失其所，则折寿而不彰。"意思是阳气就好像天上的太阳一样，给大自然以光明和温暖，如果失去了它，万物便不得生存。人体若没有阳气，体内就失去了新陈代谢的活力，不能供给能量和热量，生命就要停止。一些年老体弱的人，在冬季往往容易感觉手足不温、畏寒喜暖，常称之为"火力不足"，即中医学所说的"阳气虚"。

人身之阳气盛衰，往往标志着人体生理功能活跃的程度，但威胁人体阳气的莫过于寒邪。寒邪伤阳后，人体阳气虚弱，体内生理功能受到抑制，就会产生一派寒象，常见的情况有以下几种。

恶寒：恶寒即怕冷，由于寒邪伤于肌表后，体内阳气之一的卫气与外寒相搏，而见腠理闭塞，致使卫气受到遏制而不得宣泄，就产生恶寒；同时亦可见到发热的症状，这是卫气郁结的缘故。

脘腹冷痛：外来寒邪经体表侵袭后，直入肠胃所致，寒邪损伤人体脾胃的阳气，故胃脘部疼痛，同时还可出现呕吐清水，下利清谷，甚至四肢厥冷等症状。

脉象异常：寒邪袭人所致脉象异常，主要是脉紧、脉迟、脉沉，原因是寒邪侵入经脉后，影响脉内的气血运行。寒邪留滞人体后，还能见到人体肌肉、皮肤、筋脉拘挛之象。

疼痛：寒邪侵袭人体后最常见的症状之一就是疼痛，如寒邪侵袭肝脏经脉，阻碍肝经气血运行，引起气血凝滞，则见睾丸肿胀疼痛，即"寒疝"；若寒邪客于四肢，则形成痹证，西医所说的风湿性关节炎即属此类。《黄帝内经》里在探讨疼痛病的病机时，曾明确指出"血虚则痛"，但血虚形成的原因很多，重要的一点就是寒邪入侵血脉后，造成血流不畅，由于血流不畅，血液的供应发生障碍，故产生疼痛。

寒邪伤人在临床症状上还有一个特点，即排出物、分泌物往往澄澈清冷，如鼻流清涕、咳吐清痰、呕吐清水、小便清长、下利清谷等。倘若外感寒邪后郁久不解，则这些分泌物将转清为黄为赤，已属由寒化热的征象。

冬季养生很重要的一点是养肾防寒。从精神、起居、运动、饮食、药物、防病诸方面，都要贯彻这一原则。

一、精神调养

严寒的冬季，朔风凛冽，阳气潜藏，阴气盛极，草木凋零，自然界的蛰虫伏藏，用冬眠状态养精蓄锐，以便为来春生机勃发作好准备。人体的阴阳消长代谢也处于相对缓慢的水平，成形胜于化气，因此，冬季养生，要着眼于"藏"。具体到人体的精神活动，又如何藏呢？《黄帝内经·素问·四气调神大论》里指出："冬三月，此谓闭藏……使志若伏若匿，若有私意，若已有得。"意思是说，冬天的三个月，是阳气潜伏、万物蛰藏的时节，人们在冬季要保持精神安定宁静，要想办法控制自己的精神活动，最好能做到含而不露，好像把个人的隐私秘而不宣，又如得到渴望之珍品那样满足。其中心思想是：在冬季人们要把神藏于内，不要暴露于外，这正和夏日里调养精神的方法——"使华英成秀"截然相反。

中医学强调"神藏于内"，有积极意义，尤其是在竞争激烈的今天，更有其重要价值。

"精神内守，病安从来""躁则消之，静则神藏"，不仅冬季要做到精神安静，神要藏于内，即使春、夏、秋三季也需要神藏，只是程度不同而已。

要使"神藏于内"，首先要加强道德修养，少私寡欲。儒家创始人孔子早就提出"仁者寿""大德必得其寿"。从生理上讲，道德高尚、光明磊落、性格豁达、心理宁静，有利于神志安定，气血调和，人体生理功能正常而有规律地进行，精神饱满，形体健壮，这说明养德可以养气、养神。少私，是指减少私心杂念；寡欲，是降低对名利和物质的嗜欲。如若私心太重，嗜欲不止，欲望太高太多，达不到目的，就会产生忧郁、幻想、失望、悲伤、苦闷等不良情绪，从而扰乱清静之神，使心神处于无休止的混乱之中，导致人体气机紊乱而发病。《黄帝内经·素问·举痛论》里所说："怒则气上，喜则气缓，悲则气消，恐则气下，寒则气收，思则气结，惊则气乱。"这里的气上、气下、气结、气缓、气乱、气消，均为人体气机失常，而气机失常将导致人体生命活动受损，倘若能减少私心、欲望，从实际情况出发，节制对私欲和名利的奢望，则可减轻不必要的思想负担，使人变得心地坦然，心情舒畅，从而促进身心健康。华佗传授吴晋作《太上老君养生诀》里指出："且夫善摄生者，要当先除六害，然后可以保性命，延驻百年，何者是也？一者薄名利，二者禁声色，三者廉货财，四者损滋味，五者除佞妄，六者去妒嫉。"六害不除，万物扰心，神岂能清静？

其次，要能调摄不良情绪。人总会遇到不顺心的事、不高兴的事，甚至是悲欢、愤怒、兴高采烈。要学会调摄情绪，宠辱不惊。如遇事节怒，宠辱不惊，都是节制法在调摄情绪中的运用。亦可采取疏泄法，就是把积聚、抑郁在心中的不良情绪，通过适当的方式宣达，发泄出去，以尽快恢复心理平衡。

冬季精神调养除要做到"神藏"外，还要防止季节性情感失调症。此症是指一些人在冬季发生情绪抑郁、懒散嗜睡、昏昏沉沉等现象，并且年复一年地出现，这种情况多见于青年，尤其是女性。

季节性情感失调症是由于寒冷使机体的新陈代谢和生理功能处于抑制和降低状态，体内调节物质代谢的环磷酸腺苷、环磷酸鸟苷的含量减少，核糖核酸和脱氧核糖核酸的合成代谢减慢，脑垂体、肾上腺皮质功能亦受到明显的抑制，使得血液循环变慢、脑部供血不足，自主性神经功能发生紊乱，因而出现了精神萎靡、注意力不集中等一系列证候。

预防方法一是延长光照时间，因为冬季光照时间短，是情绪抑郁的重要原因。研究发现，当黑夜来临时，人体大脑松果体的褪黑激素分泌增强，它能影响人的情绪，而光照可抑制此激素分泌。

方法二是加强体育锻炼，通过体育锻炼能调整机体的自主神经功能，使过度兴奋的交感神经得以抑制，减轻因自主神经功能失调而引起的紧张、激怒、焦虑、抑郁等状态。

方法三是多吃富含维生素 C 的新鲜蔬菜和水果，以及富含维生素 B_1、维生素 B_2 的豆类、乳类、花生、动物内脏等。若维生素 C 和 B 族维生素缺乏，可影响大脑的功能和人的情绪。

二、饮食调养

严冬季节，寒气逼人，人体的生理活动需要更多的热能来维持。中医学认为，冬季应是人体阳气潜藏的时候，人体的生理活动因冬季气候特点的影响而有所收敛，并将一定能量贮存于体内，以为来年的"春生夏长"做好准备。又要有足够的能量来维持冬季热能的更多支出，提高机体的抗病能力。

现代营养学研究证实，在低温条件下，人体热能消耗有明显增加，主要是由基础代谢增高、出现寒战及其他不随意运动、防寒服装负担及其限制活动所引起的能量代谢率上升所致，这些都已得到生化代谢方面的证明，如甲状腺功能增强，去甲肾上腺素与肾上腺素分泌增加而提高氧的摄取量等。热能消耗增高的幅度则常因实际曝寒情况而有较大出入。冬季膳食的营养特点应该是：增加热量，保证充足的与其曝寒和劳动强度相适应的热能。产热营养素的适宜比例，蛋白质、脂肪和碳水化合物以分别占13%～15%、25%～35%和60%～70%为宜。蛋白质供应量限制在常温下的需要量水平，热量增加部分，应以提高碳水化合物和脂肪的供应量来保证。无机盐类供应量，应保持常温下需要量略高一些。维生素的供应，应特别注意增加维生素C的需要量。摄入足够的动物性食品和大豆，以保证优质蛋白质的供应，适当增加油脂，其中植物油最好达到一半以上，保证蔬菜、水果和奶类供给充足。若能达到上述要求，则可抵抗冬季的寒冷，保证身体的健康。营养素摄入不足，会造成机体衰退和抗病能力低下，感冒、哮喘、气管炎等旧病复发。

冬季饮食，应该多吃些羊肉、鸡肉、鹅肉等。

冬季在饮食调养方面，中医还认为应少食咸，多吃点苦味的食物，因为冬季为肾经旺盛之时，而肾主咸，心主苦，从中医学五行理论来说，咸胜苦、肾水克心火。若咸味吃多了，会使本来就偏亢的肾水更亢，使心阳的力量减弱，应多食些苦味的食物，以助心阳，能抗御过亢的肾水。明代高濂的《遵生八笺·四时调摄笺》里说："冬月肾水味咸，恐水克火，故宜养心。"

冬季饮食切忌黏硬、生冷食物，因为此类食物属阴，易使脾胃之阳受损。但有些冷食对某些人亦可食，如脏腑热盛上火或发热时。比如：上焦蕴热上火，症状为舌尖红赤、苔黄，多见于风热型感冒、咽喉炎、扁桃体炎或心火上升等情况；中焦热盛上火，症状为尿黄赤、量少、便秘燥结、喜冷饮、苔黄厚；下焦热盛化火，多见于患有肾盂肾炎、膀胱炎、尿道炎等泌尿系统感染，舌根部质红、苔黄厚。在上述情况下，均可适当进饮冷食，奶油蛋卷、冰激凌、汽水、果冻、果汁露等均含有丰富的营养，并可清热、化滞通燥、通便、利尿、解毒和改善人体新陈代谢功能。但须注意的是，每次吃冷食不宜过多、过量，以防损伤脾胃。

对正常人来说，冬季饮食应当遵循"秋冬养阳""无扰乎阳"的原则，以食用滋阴潜阳、热量较高的膳食为宜，像藕、木耳、胡麻等物皆是有益的食品。为避免维生素缺乏，应多吃些新鲜蔬菜，如菠菜、油菜及绿豆芽等。

要谨防冬季易发生的食物中毒。如大量进食白果可致中毒，原因是白果内含有一定量的白果酸、白果酚、氢氰酸等，白果酸、白果酚等加热易分解，氢氰酸毒性强烈，但它遇热易挥发，故吃白果一定要烧熟炒透再吃，且不能多吃，更不能生吃。四季豆、扁豆、豆角、芸豆、小刀豆等，它们含有皂苷、亚硝酸盐、胰蛋白酶抑制物等毒素，若大量食用未烧熟、烧透的上述食品，有可能引起中毒，产生恶心呕吐、腹痛腹泻、心慌等症状。生大豆中含有有毒的胰蛋白酶抑制物和皂苷，若进食半生不熟的豆浆及未烧熟的黄豆亦可发生中毒。冬天大量甘蔗上市，但因长途运输，易产生霉变，儿童若食之，可损伤其大脑、肝、肾等脏器，严重影响智力。

三、起居保健

《黄帝内经》里指出，冬天应"早卧晚起，以待日光"，意思是，人们在寒冷的冬天一定要早些睡、晚点起，起床的时间最好在太阳出来之后。早睡可以保养人体阳气，保持温热的身体，而迟起以养人体阴气。待日出再起床，就能躲避严寒，求其温暖。在起居方面，还有下述养生措施。

1. 冬天穿衣要重视"衣服气候"

所谓"衣服气候"，是指穿的衣服表面温度大约在零摄氏度左右，而衣服里层与皮肤间的温度始终保持在 32～33℃，这种理想的"衣服气候"，可在人体皮肤周围创造一个良好的小气候区，缓冲外界寒冷气候对人体的侵袭，使人体维持恒定的温度。

具体措施：老年人生理功能下降，皮肤老化，血管收缩较差，加上代谢水平低，衣着以质轻又暖和为宜。青年人代谢能力强，自身调节能力比较健全，对寒冷的刺激皮肤血管能进行较大程度的收缩来减少体热的散失，穿衣不可过厚。婴幼儿则不同，其身体较稚嫩，体温调节能力低，应注意保暖。但婴幼儿代谢旺盛，也不可捂得过厚，以免出汗过多影响健康。

2. 冬季戴帽有讲究

寒冬，人们穿上了厚厚的服装，热量就主要从头、手等暴露部位散失，头部的保暖与人体的热平衡有着十分密切的关系。正如俗话所说："冬季戴棉帽，如同穿棉袄。"

冬季戴帽应特别注重帽子能护住耳朵，儿童宜选购尖角畚箕帽、平顶流苏童帽等；成人宜选用针织毛线帽，如风雪帽、围衣帽或贝雷帽、博士帽等。若天气太冷可选购棉绒帽、罗宋帽（壶套式）、长毛绒遮耳帽，或美式圆沿、土耳其式羊绒帽；至于在高寒酷冷的地区，皮帽就成了人们外出的亲密伴侣。

3. 寒风凛冽选围巾

在寒冷的冬季，不论是年过花甲的老人还是儿童、年轻人，出门围上一条围巾，既有防风御寒之效，又能给他们增添一种别样的风采。

戴围巾时，不要采用连脖子带嘴一块捂的方法，因为围巾大都以羊毛、兔毛、混纺毛线织成，纤维极易脱落，又因容易吸附灰尘、病菌和不常洗涤，在围巾接触人的口鼻时，脱落的纤维、灰尘、病菌很容易随呼吸进入体内，使人易患呼吸道疾病。

4. 寒冬脚的保暖

俗话说："寒从脚起。"脚离心脏最远，血液供应少且慢，再加上脚的表皮下脂肪层较薄，保温性较差，脚的皮温最低，趾尖温度有时只有 25℃。

中医学认为，足部受寒邪，势必影响内脏，可引致胃脘痛、腹泻、行经腹痛、月经不调、阳痿、腰腿痛等病症。尤其是脚还与上呼吸道黏膜之间的神经有着密切的联系，一旦脚部受凉，会引起黏膜的毛细血管收缩，造成血流量减少，抗病能力下降，从而引致上呼吸道感染。

5. 冬季勤开窗有利身体健康

冬季，有许多疾病是通过空气传播的，如流感、流脑等疾病的病原体，大都寄生于人的鼻咽部和呼吸道黏膜上，当人们咳嗽、打喷嚏、说笑时，病毒、细菌则随飞沫进入空气中，健康人频频吸入带毒、带菌的空气，很容易感染疾病。

从卫生角度来说，冷天应该定时开窗换气，使室内保持一定量的新鲜空气，在密闭的会议室里开长会，并且吸烟的人又很多时，尤应注意。另一方面，开窗可让阳光照进室内，借紫外线杀菌。

6. 冬季室内温湿度合适

冬天，外界寒冷，室内外温差较大，室内一般保持 16～22℃ 较适合，以 18℃ 为最理想。若大大超过这个温度会使人感到闷热或干热而心烦，令人头昏脑涨，萎靡不振。时间长了，还会引起口干舌燥，眼睛干涩，久而久之，会打破人体的生理平衡，引起生理变化，导致疾病。尤其是在北方冬天用火炉烧煤取暖的房间，温度过高时，特别容易引起外感风寒。

若室内温度过低，会使人体散热过快，大大消耗人体的热能，常常令人感到寒冷，缩手缩脚，身体虚弱者会引起寒战，胃肠虚弱者会引起腹胀、胃肠痛，甚至引起关节炎等。

室内湿度一般以30%～70%为宜，湿度过高，会使人体散热过快，增加寒冷感。时间长，会引起风湿性关节炎、呼吸道疾病等。室内湿度过低，空气干燥，人的呼吸道干涩难受，造成口干舌燥。

7. 不要蒙头睡觉

蒙头睡觉，被窝里的空气不流通，氧气就会越来越少，时间一长，空气就变得混浊不堪，人就会感到胸闷、恶心或从睡梦中惊醒，出虚汗，第二天会感到疲劳。

8. 不要夜间憋尿

尿液中含有尿素、尿酸及各种有害代谢物质。尿液在体内积存时间过长，这些有害物质对机体就可能产生影响，并可能引起膀胱炎和尿道炎。经常憋尿，还可能导致尿痛、尿血和漏尿现象的出现。尤其是女性，其尿道短而宽，尿道括约肌功能较弱。膀胱与输尿管交界部位"活瓣"作用也弱，憋尿会使膀胱内尿液反流至肾脏，导致人体出现一系列不适症状，如畏寒、发热、尿急、尿痛、腰部疼痛、倦怠乏力等。

四、坚持运动

冬天，因为气候寒冷，许多人不愿意参加体育运动，但正如俗话所说："冬天动一动，少闹一场病；冬天懒一懒，多喝药一碗。""夏练三伏，冬练三九。"说明冬季坚持体运锻炼，非常有益于身体健康。

要适应冷，提高抗寒力，首要条件是接触寒冷，而体育运动是接触寒冷的最好方式。事实证明，冬季到户外参加体育运动，身体受到寒冷的刺激，肌肉、血管不停地收缩，能够促使心脏跳动加快，呼吸加深，体内新陈代谢加强，身体产生的热量增加。由于大脑皮质兴奋性增强，使体温调节中枢的能力明显提高，有利于灵敏、准确地调节体温。人的抗寒能力就可明显增强。由于不断受到冷空气的刺激，人体造血功能也发生变化，血液中的红细胞、白细胞、血红蛋白及抵抗疾病的抗体增多，从而大大提高人体对疾病的抵抗力，有助于预防感冒、气管炎、贫血和肺炎等疾病。

冬季参加体育运动，尽管好处很多，但以下一些问题要引起注意。

① 不要在汽车频繁往来的路边活动。很多有害气体或液体都能吸附在微粒上而被人吸入肺脏深处，从而促成急性或慢性病症发生。汽车排出的废气能直接被吸入体内。健身活动尤其不宜在交通指挥灯、马路转弯或汽车站附近进行。

② 要注意进行长跑等运动时，容易将冷空气吞咽进胃肠道，从而引起胃肠痉挛性剧痛或腹胀。为减少吞咽进过多的冷空气，运动时不宜张口呼吸、嚼口香糖、说笑打闹等。在进行体育比赛前两天应少食芹菜、韭菜、大豆、扁豆、甘薯等纤维素及氧化酶含量多的食物，可避免运动时发生腹胀。

若一旦腹痛或腹胀难忍，被迫终止运动时，可酌食少量生姜、芥末粉、豆豉、葱白等具有温胃散寒作用的食品。在脐周涂松节油或樟脑醋搽剂，再加敷热水袋可帮助排气消胀。

③ 要避免着凉。冬季到户外锻炼，要适当穿得暖和些，要戴上帽子和手套。不要穿

得太厚、太臃肿，以免妨碍身体的运动，加重身体的负担，乃至出汗太多，反而招致感冒。在运动中间休息时，切记穿上外套，不可任风寒乘浑身毛孔大张之时侵入体内致病。在锻炼结束时，如果身上出汗，要擦干汗水，换上干软的内衣。否则就会觉得全身冰冷，容易感冒。

④ 不要在众多冒烟的庭院或胡同里锻炼，对健康的损害大。由于煤燃烧得不完全，加上冬天的气压低，造成扩散能力弱，烟雾弥漫，可直接损害人们的健康，其中烟尘中的二氧化硫是窒息性气体，有腐蚀作用，对眼结膜和鼻咽结膜等均有强烈的刺激作用，它可引致急性支气管炎、肺炎、哮喘等，极高浓度时可发生声带水肿、肺水肿或呼吸道麻痹，甚至危及生命。

冬日的健身活动宜在大气污染轻或无污染的地方进行，如山谷河溪旁、树林草地空地等空气洁净的地方，使机体在进行体育锻炼的同时，吸入更多的新鲜空气。

⑤ 要避免在大风、大寒、大雪、雾露中锻炼，这一点对于老年人、体质较弱的人尤其重要。在冬天的早晨，由于冷高压的影响，往往会发生逆温现象，即上层气温高，而地表气温低，大气停止上下对流活动，工厂、家庭炉灶等排出的废气，不能向大气层扩散，使得户外空气相当污浊，能见度大大降低。此时在室外进行锻炼不如室内。

⑥ 冬季锻炼，应充分做好准备活动。冬季人从室内到室外，温度骤然降低，会使皮肤和肌肉立即收缩，关节和韧带僵硬，体内的代谢放缓。若立即开始锻炼，有可能造成肌肉拉伤或关节损伤，而且由于心跳骤然加快，还可能引起恶心、呕吐等不适症状。应做好准备活动，使全身的肌肉、关节活动开，体内器官尤其是心脏进入适应运动的状态，提高神经中枢的兴奋性，使血液循环和物质代谢得到改善。准备活动要做到浑身发热后再开始锻炼，这样便会觉得四肢有力，精神饱满，寒冷也不足惧。

⑦ 冷水浴。事实证明，冷水浴锻炼是一项能提高耐寒力的有益运动。但是应根据个体情况选择全身性冷水浴或局部擦身。全身冷水浴水温应在 10～16℃，脱掉衣服，站在淋浴喷头下，迅速冲洗，时间不宜过长（2～3min 即可）。进行这种锻炼最好从夏季开始，每天坚持，冬天就可以达到冷适应锻炼的目的。局部擦身的水温可在 8～12℃，用毛巾蘸湿迅速擦身。局部擦身选择的部位常常是面部、耳部、手部、脚部等。这种方法男女老少均可采用。

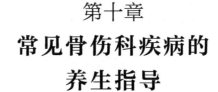

第十章
常见骨伤科疾病的养生指导

一、先天性斜颈

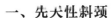

先天性斜颈是胸锁乳突肌的先天性单侧挛缩，导致头和颈的不对称畸形，头倾向患侧，下颌转向健侧。多数认为是胎儿胎位不正或受到不正常的子宫壁压力，导致胸锁乳突肌缺血所致，也有人认为是分娩时拉伤婴儿颈部的结果。

1. 临床表现

婴儿出生后，在一侧胸锁乳突肌内可摸到硬的梭形包块。几个月后包块逐渐消失，胸锁乳突肌发生挛缩，出现斜颈，即头倾向患侧，下颌转向健侧。如要将头放正，可见一侧胸锁乳突肌紧张，像弓弦一样突出于皮下。如果未能及时矫正，斜颈程度加重，导致脸的大小不对称，患侧短小，健侧丰满，头部活动受限。畸形随年龄增长而加重。

2. 家庭护理

先天性斜颈可用推拿手法治疗，患儿侧卧位，家长对患侧胸锁乳突肌施行推揉和拿捏手法。然后一手扶住患侧肩部，另一手缓慢推动患儿头部，使其逐渐向健侧肩胛部倾斜，用以拉长患侧胸锁乳突肌。如此反复使斜颈逐步得到纠正。

患儿睡眠时，使其仰卧，面部转向患侧，枕部转向健侧肩峰，周围用小沙袋固定；患儿醒时，家长取坐位将患儿置于家长的股部，左手固定患儿锁骨部，右手置于患儿颞部，缓慢牵引，并逐步将其面部转向患侧，枕部转向健侧肩峰。还可经常有意识地使患儿自行活动颈部，如喂奶经常抱在这样一种体位，患儿要吃到奶，就非得把头扭向矫正畸形的方向；用玩具诱使婴儿自动旋转头部向相反方向。

二、颈椎病

颈椎病是因颈椎长期劳损、骨质增生或椎间盘脱出、韧带增厚，致使颈椎脊髓、神经根或椎动脉受压，出现一系列功能障碍的综合征。以颈肩疼痛、上肢麻木、肌肉无力、眩晕、猝倒、汗出异常、步履蹒跚，甚者四肢瘫痪为特征。多发生于中老年人，发病率随年龄的增长而明显增高。

1. 临床表现

依病变位置、受压组织及压迫轻重不同，其临床表现也各异，临床上大体可分为以下几种。

（1）神经根型颈椎病

在各型中最常见，约占颈椎病的 60% 左右，为颈神经根受压所致，外伤或劳累后可诱发急性发作，寒冷的季节也易发病，起病缓慢、反复发作。表现为颈项部疼痛、不适、活动受限。上颈椎病变颈椎疼痛向枕部放射，枕部皮肤麻木；下颈椎病变颈肩部疼痛并可向前臂放射，一侧或双侧的上肢麻木、肌力减退，严重者可有上肢的肌肉萎缩等。

（2）脊髓型颈椎病

因脊髓受压所致。表现为颈部不适、肌力减退，上、下肢麻木无力，行走困难，握物乏力，严重者可导致截瘫。膝、踝反射亢进，病理反射阳性。

（3）交感神经型颈椎病

因头面交感神经受刺激所致。多表现为主观症状如头痛、视物模糊、听力减退、手足发热、心跳过速、汗出、面红等。

（4）椎动脉型颈椎病

因椎动脉受压所致。常见症状为头颈活动到某一位置时，突然发生眩晕及下肢麻木无力而摔倒，意识往往清楚。

由于神经根、椎动脉、交感神经、脊髓等在解剖上的密切相关，故常同时累及两种或两种以上的组织，表现为较为复杂的综合征。

2. 自我调养

颈椎病虽然大多发生在中老年，但是病变往往从青少年即开始，从青少年就应注意发病的潜在因素，防治结合。

重视正确的睡姿以及合适的枕头。一般以仰卧或侧卧为宜，床铺不宜太软。枕头的高低要适当，枕头不宜过高，仰卧位时枕头高度以压缩后略高于自己的拳头高度，枕头应放在脖子后方，用以维持颈后曲度。侧卧时与肩等宽，不要把肩部也放在枕头上，可使用防治颈椎病的中药保健枕头。

纠正不良的姿势和习惯。防止持久的单一姿势，尤其是需要长期低头工作者。应适当变换体位或参加工间操，必须定时活动头颈部。

注意保暖，避免风寒侵袭，如在淋雨后要及时擦干，防止受凉；还应避免外伤，有病及早治疗。患者可选用有关中成药，如骨刺丸、骨仙片、小活络丹、颈复康、壮骨关节丸等。

三、颈部疾病的功能锻炼

适用于颈部肌肉劳损、落枕、颈椎关节错位整复后及颈椎病，借以协助其恢复正常的活动功能。

锻炼时可采取站位或坐位。站立时使双足分开与肩同宽，练习时双手叉腰再进行锻炼，每日可在早晚进行。每次半小时至一小时。

• 颈部前屈后伸法　在练习前先进行深呼吸，在吸气时使颈部尽量前屈，下颌接近于胸前，然后在呼气时，使颈部后伸至最大限度，反复7~8次。

• 颈部侧屈法　在深呼吸下进行。吸气时头偏向左侧，耳部尽量向肩部靠近，呼气时头还原，然后吸气时头偏向右侧，呼气时头还原，如此反复7~8次。

• 颈部伸展法　在深吸气时使头颈尽量伸向左前方，在呼气时头颈还原，然后，在深吸气时头颈尽量伸向右前方，在呼气时头颈还原，如此反复7~8次。

• 颈部旋转法　头部先向左侧旋转，继而向右侧旋转，反复2~3次，最后使头颈部做大的回旋动作，先向右侧回旋1次，再向左侧回旋1次。

• 颈部牵引法　采取仰卧位，在两肩中间垫枕头20cm高，使头悬空，向后仰头，借助头部重量，达到牵引颈椎的目的，每次约半小时。

• 头颈写字法 采取直立位，用头颈按照"米"字或"美"字的笔画书写，每次书写 10 次左右为宜，动作要轻柔，不可速度过快、用力过猛，以免对颈部造成损伤。

四、青少年驼背

青少年驼背，一类称为青年驼背症，1920 年丹麦医生休门氏（Holger Scheuermann）首先报道了青年性驼背症，并且描述了本病的 X 线征象。休门氏病是发生在椎体骺板的骨软骨病变，又称为椎体骺板骨软骨病，是一种常见于青少年胸椎或胸腰椎的僵硬型脊柱后凸畸形性疾病。本病由于遗传因素、骨营养不良，加之过早过度负重，反复轻微外伤，使椎体上、下面的骺板或椎间软骨缺血，并继发性再生和修复。受累椎体椎间软骨变薄、碎裂，椎间盘的髓核疝入椎体内，形成 Schmorl 结节。椎体后方骨生长仍正常进行，使椎体形成前狭后宽或梯形样畸形。部分患者有家族史，男性多于女性，随青春期生长发育的加快而逐渐出现典型的临床表现。由于本病在青少年时期开始，患者出现胸或胸腰段驼背，家人常认为是由不良姿势所引起，以致成为延误诊断和治疗的常见原因。

另一类称为姿势性驼背，是由于青少年骨骼娇嫩和肌肉力量不足，不注意身体正确姿势，长期低头，含胸，使后背的肌肉和韧带松弛，影响胸廓、脊柱的发育，日久则形成脊柱韧带前紧后松，导致脊柱变形而形成的驼背。

另外还有麻痹性驼背，由于某种疾病使躯干肌无力而致驼背；代偿性驼背，常继发于腰椎的过度前凸。这些驼背的特点是背部较柔软，通过活动可以纠正畸形，X 射线无骨骺的改变。

1. 医生处理

以自我调养、预防畸形为主，如怀疑合并有佝偻病时，可对症处理。有疼痛的患者可服止痛药，还可用热敷药贴敷后背。如无效而病变进展很快，畸形较重时，则可做手术，用钢棍做内支撑控制畸形发展，待成年后可以将钢棍取出。

2. 自我调养

该病多发于学龄期青少年，应培养学生保持良好的坐、站和行走姿势，纠正不良姿势，注意平时的坐位姿势要端正，站或坐时都要将躯干挺直，使其保持一个均衡稳定而不易疲劳的体位，"坐如钟、站如松"。青少年最好睡硬板床，以使脊柱在睡眠时保持平直。

保证足够的锻炼，有充足的时间参加体育活动，尤其要加强双杠、平衡木、跳箱、垫上运动、体操等能加强腰、背、腹、肩部肌肉，起到脊柱保健作用的运动，能有效预防脊柱侧弯。鼓励患者多挺胸，做背部肌肉练习。还可做跪坐挺胸腹、颈后推举、俯卧飞鸟等挺胸、收腹练习。

避免过度劳累，患者平时应多注意休息，避免过久站立或长途行走，最好不要肩挑身扛重物。

加强营养，青少年应摄入足量富含优质蛋白和钙的食品，适度晒太阳，提高骨密度，促进肌肉的生长，增强脊柱的稳固性。

五、脊柱侧凸

站立时从背后检查脊柱外形，正常人体是直的。如果向左或向右弯曲，即称脊柱侧凸，俗称脊柱侧弯。最常见的是原发性脊柱侧凸，占侧凸患者总数的 80% 左右，其病因目前尚未明确。还有先天性脊柱侧凸（脊椎发育不全或异常所致）、麻痹性脊柱侧凸（小儿麻痹症所致）。写作业时姿势歪斜或者单侧肩膀背书包，也可造成脊柱"C"形或"S"形弯曲。

1. 临床表现

原发性侧凸好发于女性，以学龄儿童的发病率最高，由于其发展缓慢，且患部被衣服遮盖，故通常在 10～16 岁侧凸较明显时才被发现。初时站立位可看出两肩、两肩胛骨或两臂部有高低。侧凸严重者还可看到胸廓也有变形，一侧凸起，另一侧瘪陷。

先天性脊柱侧凸一般在 3～4 岁即出现下胸椎和上腰椎部明显侧凸（常向左侧凸）。如让患儿用双手吊起，两足离地，侧凸常无改变。麻痹性侧凸，除有小儿麻痹症的病史外，还常有四肢麻痹的表现。初期，双手吊起侧凸消失，双手放下又重现。

2. 自我调养

因形成侧凸后，脊柱两旁肌肉力量不均衡，可首先用手掌轻快地按揉凹侧的腰背肌，使肌肉放松，然后再按揉另一侧，两侧交替按揉 5～10min。接着可用肘部沿脊柱两旁骶棘肌做由上而下的直推疗法，每侧 3～5 次，注意直推时，在背部肋骨区压力不要太大。

上身向凸侧做侧屈动作，以加强凸侧的肌肉力量，每天做 30～40 次。双足并拢站于平地，双上肢做扩胸运动 30～50 次，弯腰后直上身做 20 次，以锻炼背部及腰部肌肉力量。

应告诫儿童听课、写字姿势要端正。桌椅高度一定要适当。要用双肩背带书包或保健书包，避免用一侧肩膀背书包。

六、强直性脊柱炎

本病与类风湿性关节炎不同，其主要损害在脊柱和骶髂关节，可波及髋关节。发病年龄多为 30 岁以下的青年，病因不明。

1. 临床表现

早期主要表现为下腰部痛，腰部僵硬不能久坐。活动时疼痛加重，休息后缓解。症状可有间隙期。弯腰和屈腿可缓解疼痛，但长期这一姿态可造成严重的驼背畸形。如果病程继续发展，可累及胸椎和颈椎，使脊柱的活动明显受限。严重时上半身不能后仰，头不能左右转动，甚至不能抬头看天。如果髋关节受累，则行走困难。

2. 自我调养

防止发生严重驼背畸形十分重要。在症状严重时，应仰卧硬板床上休息，不能使用弹簧床。应避免侧身蜷曲卧位。症状缓解时，应加强锻炼，可做躯干伸屈锻炼，常在单杠上做引体向上动作等。

七、腰背部疾病的功能锻炼

适应腰部扭伤、腰肌劳损、韧带劳损、不明原因的慢性腰背疼痛、脊柱骨折恢复期。每日可在早晚进行锻炼，每次半小时至一小时。

• 腰部前屈后伸法 两足分开站立，两手叉腰，做前屈、后伸运动，运动时尽量使腰肌放松。

• 腰部侧曲法 两足分开站立，两手叉腰进行身体的向左、向右屈伸运动，至最大限度为止。

• 腰部回旋法 两足分开站立，两手叉腰，使腰部做大回旋运动，先向左环转 1 周，再向右环转 1 周，其速度可由慢到快，范围由小到大。先练习一侧，然后再练习另侧。

• 摇椅活动法 仰卧位，两侧髋膝屈曲，两臂环抱双腿，先练髋伸屈运动。伸的限度以髋伸直范围为标准，屈的限度以双侧大腿前侧完全贴胸壁为宜。最后抱住双腿使背部做摇椅式运动。

• 背肌练习法　俯卧位，两下肢伸直，两手放于体侧，使头部、两上肢及两下肢同时做背伸运动，让背部肌肉紧张，做到尽量背伸。

八、急性腰扭伤

急性腰扭伤是指腰部活动不当所致的腰部软组织急性损伤。多因弯腰工作时姿势不正确或用力不当，如抬重物时动作不协调或突然失稳，或猛然提起重物，或突然扭转等，导致腰部肌肉、韧带、筋膜甚至椎间小关节受过度牵拉或扭转而受损伤。

1. 临床表现

本病好发于下腰部（第四、第五腰椎），损伤可涉及肌肉、韧带、筋膜、椎间小关节、腰骶关节及骶髂关节。不同部位的组织损伤，临床表现也不尽相同。

多数患者有明显扭伤或外伤史，轻者感觉腰部不适，数小时或 1～2 天后症状才明显。局部疼痛、压痛，活动明显受限。重症者除上述症状外，腰部持续性剧痛，不能行走和翻身、咳嗽、深呼吸、腹部用力等活动时均可加重疼痛。检查可见腰部僵硬、活动明显受限。通过详细检查压痛部位还可初步判断损伤的组织类型和部位。

2. 自我调养

（1）腰扭伤的预防

①在运动操练或抬重物前做好准备活动；②注意劳动姿势，弯腰提物或取物时一定要采取双髋及双膝稍屈位，使重物靠近躯干，这样可以减轻背肌及椎间盘的受力；③日常干重体力活的时候，可以使用护腰带以减轻腰部的负荷；④做器械运动时，比如杠铃、哑铃等，应注意方法，并根据自身情况选择合适的器械，最好有专业人士指导。

（2）腰扭伤的家庭按摩法

一般先取俯卧位，自上而下沿两侧骶棘肌，用双手掌平推按摩，使腰背部肌肉放松，对压痛点予以由轻到重的按摩，然后再做腰部的被动扭转及屈伸运动。被动扭转时，患者先取侧卧位，一腿在下伸直，另一腿在上屈曲。术者一手或肘部按于上方的肩部使其向后，另一手或肘部按于上方的髋部使其向前。双手或肘同时用力逐渐增加扭转，直到有明显抵抗感时，用一急促力量同时向后推肩及向前推髋，此时有一声脆响，然后取另一侧卧位，重复反方向的扭转动作。再取患者的仰卧位，双膝和双髋屈曲，术者双手或肘部按于患者双膝部，被动屈髋弯腰，反复操作 10～20 次。还可以再取俯卧位，双下肢伸直，术者一手托住一侧或双侧大腿前方向上，另一手按于腰骶部向下按压，反复屈伸腰部 5～10次，最后再沿双侧骶棘肌自上而下，反复推按 10～20 次。卧位的手法治疗以后，让患者取站立位主动下蹲及起立反复 10 次。

九、腰椎间盘突出症

腰椎间盘突出症是因腰椎间盘的纤维环破裂、髓核突出压迫腰骶神经而产生的一系列复杂症状。椎间盘位于两个椎体之间，中央为胶状的髓核，四周为纤维环包绕，幼儿及少年的纤维环弹性很好，到了青壮年，纤维环逐渐发生"退变"，弹性比较差，一旦受到外伤扭挤，即可引起一部分纤维环破裂。由于腰骶部活动度大，损伤机会较多，所以本病多发生在下腰椎（第四、第五腰椎之间，或第五与第一骶椎之间）。

1. 临床表现

大部分发生在 25～45 岁的青壮年，多数患者有腰部外伤史和反复扭伤及慢性劳损史，或有反复腰痛发作史。

本病起病急，疼痛剧烈，咳嗽或打喷嚏使疼痛加重，腰椎往往向放射痛的肢体一侧凸出，形成保护性侧弯畸形，不敢直腰，有的卧床不能动弹，仰卧不能将腿上举，并伴有小腿外后侧麻木，甚至失去知觉。检查时腰椎旁有明显压痛，但较局限，同时伴有向下肢放射性痛，直腿高举困难（仅能抬高 20°～30°）。少数不典型患者可采用辅助诊断如 X 线检查、脊髓造影、CT 等确诊。

2. 自我调养

卧床体位最好取侧卧位，仰卧时应稍屈髋屈膝，在膝下可放一软枕以保持屈膝位。在症状缓解后，宜开展积极的增强腰背肌的锻炼。这很重要，经过手法治疗的患者，恢复的程度也与锻炼有关。由于宽阔的腰带对腰部有保护作用，故患者康复后一段时间应在腰带保护下积极锻炼，以强健自身的肌肉，其他调养措施参见此节"急性腰扭伤"中的"自我调养"。

十、腰肌劳损

腰肌劳损主要指腰骶部肌肉、韧带、筋膜等软组织慢性损伤，是腰腿痛中最常见的疾病之一，有人称其为功能性腰痛。本病常由于长期弯腰工作或工作姿势不良，或腰部病变使腰背肌长期处于过度疲劳，或因急性腰扭伤反复迁延而致。

1. 临床表现

长期腰痛，时轻时重，反复发作。疼痛可在劳累后或气候变化如阴雨天气时加重，缠绵不愈。检查常无固定压痛点，或压痛部位较广泛。由于其病程长，患者痛苦也大。

2. 自我调养

本病治疗可在医生指导下以自我练功和家庭手法治疗为主，辅以药物。

（1）腰背肌锻炼功法

取蹲位，双手抱住膝盖，做跳跃式前进；或仰卧位，两膝向胸前屈曲，两手在膝部加压；或取俯卧位，上肢和下肢同时向背部后伸。可参见此节"七、腰背部疾病的功能锻炼"。

（2）手法

参见此节"八、急性腰扭伤"中的家庭按摩法。

还可内服中成药如大活络丸、小活络丸等。本病重在预防，要注重体育锻炼，中年以后要开展适合年龄的练功十八法、太极拳等传统健身法。避免风寒湿邪。

十一、脊柱骨折

脊柱常因从高处坠落等原因发生骨折，发生的部位一般位于下位胸椎及上位腰椎。脊柱骨折可分为椎体骨折、附件骨折（棘突、横突、关节突）及伴有并发症的骨折，如椎体脱位、脊髓损伤等。

1. 临床表现

一般受伤后背脊剧痛，似腰断了一样，不能站立或翻身。若有脊髓损伤，根据损伤的平面高低不同，可出现两下肢（胸腰段）或四肢（颈段）无力、麻木或瘫痪。若压迫神经根，则有该神经管辖区疼痛和麻木。X 线检查可确诊有无骨折和脱位，了解其程度，对治疗也有一定的指导作用。

2. 自我调养

脊柱骨折之后需要积极地完善检查，明确损伤的具体程度，如果具有手术指征，应手术治疗。如保守治疗的，像单纯胸腰椎椎体骨折可以在家中自我康复。让患者仰卧于硬板床上，在伤椎后凸畸处放一枕头，使之逐渐伸展，同时患者做背伸肌练习。

（1）腰背肌仰卧位锻炼法

① 五点支撑法。患者用头部、双肘及双足作为支重点，使背部、腰部、臀部及下肢呈弓形撑起。一般在伤后一周以内完成。

② 三点支撑法。用头顶及双足支重，全身呈弓形撑起。一般在伤后2～3周完成。

③ 四点支撑法。用双手及双足支重，全身腾空，后伸如拱桥状。一般在伤后5～6周完成。

（2）俯卧位锻炼法

第一步，患者俯卧，两上肢置于躯体两侧，抬头挺胸，两臂后伸，使头、胸及上肢离床，并使其尽量向上翘；第二步，头颈、胸部及双下肢（仍伸直膝关节）同时抬高，两臂后伸，仅使腹部着床，整个身体呈反弓形。此过程争取在伤后4～6周完成。

脊柱骨折患者一般可于伤后6～8周离床活动，但腰背肌锻炼应持续一年以上，使腰背肌强大有力，维持脊柱的稳定性，防止腰肌劳损而造成的慢性腰痛。

十二、锁骨骨折

锁骨位置表浅，连接上肢和躯干。锁骨骨折以儿童和少年占大多数，常由跌倒时肩部着地或以手掌撑地而引起，好发于锁骨中外1/3处。

1. 临床表现

局部疼痛、肿胀明显，活动受限，检查时可摸到畸形。儿童可轻托其双肩，诱发疼痛侧为骨折所在。

2. 自我调养

锁骨骨折外固定后，最好采用半卧位，防止侧卧位，以免外固定松动。可练习握拳、屈肘等，根据愈合情况逐步增加肩的活动。

十三、肩关节脱位

肩关节脱位成年人多见，儿童很少见，根据其脱位方向分为前脱位、后脱位，以前脱位多见。另外有些患者有反复发生脱位的倾向，称为习惯性脱位。当患者跌倒时手掌或肘部撑地，躯干倾斜，肱骨干呈高度外展外旋位，使肱骨头冲破薄弱的关节囊前壁而形成前脱位。常伴有肱骨大结节撕脱性骨折。

1. 临床表现

外伤后肩部剧烈疼痛、畸形，关节活动障碍。患者常有用健侧的手托住患侧前臂的姿势；同时肩部失去原有圆隆曲线，成为平坦方肩。

2. 自我调养

固定期间应加强手指和腕的活动，避免发生关节僵硬和失用性肌肉萎缩。经常做上臂前臂肩关节肌群的收缩运动。去除固定后，应主动锻炼肩关节各个方向的活动，使肩关节功能尽快恢复（可具体请教主治医师），注意不可牵扳肩关节。在功能练习基础上配合理疗、热敷，对肩关节的恢复更加有利。

十四、肩关节周围炎

肩关节周围炎简称肩周炎，又称为冻结肩、漏肩风、肩凝症，因好发于 50 岁左右，故又称五十肩。它是由急慢性劳损或其他原因所致的肩关节囊及其周围韧带、肌腱、腱鞘和滑囊等组织的退行性改变和慢性非特异性炎症，有的发病可能与受寒或外伤有关，好发于女性。

1. 临床表现

本病早期往往肩部逐渐酸痛，但患者常说不准痛的固定部位，但检查时多可找出压痛点，此时关节活动尚属正常。以后发展到肩关节活动障碍，主要为外展、上举及内外旋受限，以致梳头、穿衣伸袖、摸背均感困难。但是前后方向的活动及较轻的关节旋转运动时无痛（这可与关节炎相鉴别）。继以肩部的疼痛增加，最后肩关节活动完全消失（故有"冻结肩"之名）。

2. 自我调养

（1）家庭手法治疗

每次手法开始时先用双手按摩患者的颈部及肩部肌肉，有压痛的部位更要进行按摩，由轻到重。然后以左手手掌扶在患肩部位，同时用手指进行按摩，右手握住患者屈曲的肘部，让患者在主动配合动作下，进行肩部被动屈、伸、展、收及回旋运动，逐渐加大活动范围，以感觉微痛为限。完成被动运动以后，让患者弯腰两臂下垂或双手握布袋，同时主动前后摆动两臂数十次，再左右摆动数十次。

（2）体育疗法

动作较多，患者可酌情选做。

① 爬墙：面对墙站立，练习时患肢的手依次从墙的低处向上伸，每天做 2～3 次，并记录每天的高度。

② 摸耳朵：用患肢的手去摸健侧的耳朵。

③ 搭肩：用患肢的手搭对侧的肩，肘关节尽量贴胸。

④ 冲天炮：两手互握成拳，先放在头顶上，然后渐伸直两臂，使两手向头顶上方伸展。

⑤ 展翅：以双臂当翅膀做飞翔动作。

⑥ 扩胸分肩：站立，两手放于胸前，手背朝上，两肘与肩平，扩开胸怀，分开双肩。

⑦ 吊拉滑轮：把一只穿上绳子的滑轮固定于高处，两手各执绳的两端，健侧尽量往下拉，使患侧手能高高吊起。

在做以上锻炼时，可用健手帮助完成。

锻炼时要认真，不要怕疼而中止锻炼，要持之以恒，循序渐进，以患肩有一定的疼痛感为宜，并逐渐加大，但不可强行牵拉肩关节。锻炼以主动锻炼为主，被动活动为辅。

本病还要注意局部保暖，睡觉时不要向患侧卧，以免患肩受压。

十五、肱骨外上髁炎

肱骨外上髁炎起病缓慢，一般常见于中年人、常用手操作的工作者，如厨师、瓦工、乒乓球及网球运动员等，故俗称"网球肘"。它是由于反复伸腕用力引起的慢性损伤，因伸腕肌的止点在肱骨外上髁（肘外方最隆起的部位），故而发病。

1. 临床表现

肱骨外上髁部局限性或持续性疼痛，尤其当前臂旋转、腕关节主动背伸时，疼痛加重，部分患者可放射至前臂、腕部或上臂。屈肘时不能提重物，前臂无力，肱骨外上髁压痛明显，遇寒受凉时加重。

2. 自我调养

避免做单调重复的动作，如确因职业需要，应做工间活动和注意平时的体育锻炼。急性发病时，注意休息，停止前臂旋转及伸屈腕关节活动。

十六、肩、肘部损伤的功能锻炼

适用于肩、肘脱位复位后和肱骨颈、干、髁上、内上髁撕脱骨折及前臂骨折功能恢复期。尤其对冻结肩的患者肩关节练功活动更为重要，每天可在早晚进行及工作空余时间随时进行。

• 前伸后展法　站立后两足分开，两手下垂，将肩肘部向前伸直，然后做前后伸展活动，以扩大关节活动范围。

• 弯腰划圈法　站立位两足分开向前弯腰至 90°，患侧向外顺时针划圈，幅度由小到大，至最大限度为止。

• 双手云旋法　取半蹲位，使两上肢及手做旋转云手活动，旋转范围可由小到大，至最大限度为止。旋转时两膝随着前臂的旋转做左右摇摆和由屈变伸或由伸变屈活动。

• 外旋内旋法　取半蹲位，双手握拳，肘关节屈曲，前臂旋后，由腋向前伸出，而后外展外旋，又将前臂置旋后位，从背后收回到腋下再反复数次。即前臂做划圈活动的同时使肩关节作内旋和外旋活动。

• 上肢旋转法　取站立位，两足分开，一手叉腰，另一手握拳，做肩关节旋转活动，先向后再向前旋转，各 3～4 次。

• 手指爬墙法　两足分开，面对墙壁，用患侧四指扶墙，沿墙壁徐徐向上爬，使上肢高举到最大限度，然后再沿墙壁归回原处。

• 双臂展翅法　仰卧位，两手各指交叉，放于头后部，使两肘尽量内收，再尽量外展。

• 高拳摸顶法　使患肢肘关节于屈曲位，先摸同侧头顶，再摸对侧头顶。

• 后伸摸背法　使前臂放于旋前位，练习后伸摸背，加大肩关节后伸内旋活动。

• 滑车举肩法　患者立于滑车下以绳穿过滑车，双手各持绳两端。用健侧向上提拉患侧，但用力不可过猛。

十七、肘关节脱位

肘关节脱位是儿童及成年人都相当常见的损伤，常发生于肘关节伸直跌倒时，间接暴力传导所致。脱位绝大多数是后脱位和外侧脱位，可伴有喙突骨折、桡骨头骨折等，前脱位极少见。

1. 临床表现

患肢肘部出现畸形，并处于半屈半伸位，疼痛和肿胀。

2. 自我调养

早期进行肩、腕和手指各关节活动，以及前臂和肱三头肌的舒缩活动，以增进血液循环，消除肿胀。但不能过早地做屈伸肘活动，以免再脱位，在更换外敷药时做肘活动要谨慎。解除固定时，屈伸活动明显受限，积极而适度地练功，可使活动在 2～3 个月内恢复。不能操之过急。过度地被动活动或忍受疼痛、强力屈伸多有害无益。

十八、桡骨下端骨折

本病是临床上最常见的骨折之一，由于受伤姿势与暴力大小的不同，呈现不同类型和移位。手掌着地，骨折远端向背侧移位者，为伸直型，又称"科氏骨折"；而手背着地，骨折远端向掌侧移位者为屈曲型，又称"斯氏骨折"。

1. 临床表现

骨折后腕部肿胀，呈餐叉样的畸形、疼痛，腕及手指功能障碍。

2. 自我调养

练功极为重要。固定后当日即应开始屈伸手指的操练，否则手背肿胀难以消除，日后手指活动受限，也应做肘、肩关节的活动。解除固定后，增加腕关节屈伸、尺桡端和前臂的旋转活动。日常生活中的活动如洗脸、梳头、拣菜等也是很好的腕部活动。

十九、小儿桡骨头半脱位

小儿桡骨头半脱位又称"牵拉肘"，多发生于 7 岁以下的幼儿。小儿在穿脱衣服、跌倒或上下楼梯时被大人握住其手用力向上牵拉前臂并有旋转时，即可发生桡骨头半脱位。

1. 临床表现

幼儿患肢被牵拉后哭闹不止，肘关节稍屈，前臂呈旋前位，拒绝别人抚摸，不肯用手取物，一般局部无肿胀。

2. 自我调养

本病整复方法非常简单，家长完全可以自行处理：一手握肘，拇指放在桡骨头外侧，另一手握其腕上部，慢慢地将前臂旋后，同时屈曲肘关节，听到或感到轻微的弹响，则整复成功。复位后片刻患儿即停止哭闹，上肢活动自如。必要时用颈腕带悬挂患肢于屈肘位 1～2 天。复位后更应避免过度用力牵拉而再脱位，以防形成习惯性半脱位。

二十、骨盆骨折

骨盆由髂骨、耻骨、坐骨、骶骨和尾骨组成，以上诸骨的骨折统称骨盆骨折。日常生活中常见的骨折类型是骨盆某一处的骨折，称为某骨骨折，如耻骨骨折、坐骨骨折、尾骨骨折等；两处或两处以上的骨折多有严重的外伤史。

1. 临床表现

骨折后剧烈疼痛，不能翻身和活动，骨盆区或会阴明显肿胀，有瘀斑。检查时，挤压骨盆时患处剧痛。严重的骨盆骨折，可并发盆腔内的血管神经和脏器的损伤。其中最危重的是血管损伤，可出现严重的内出血，患者休克甚至难以救治。尿道损伤时有血尿、排尿困难；肠曲破裂时有腹膜刺激症状；若子宫破裂，阴道内可有血流出。

2. 自我调养

因骨盆骨折后下半身活动困难，故特别要注意预防褥疮。尤其是损伤初期的一周内，要由家属帮助适时变换体位，如变换体位时疼痛较剧，可用长布条或浴巾将骨盆扎紧。卧床期间要积极主动地进行功能锻炼。第一周在床上练习股四头肌舒缩和踝关节屈伸，第二周即可练髋、膝关节屈伸。3 周后可逐步下地活动。

二十一、梨状肌综合征

梨状肌位于臀部，坐骨神经一般从梨状肌下缘经过。梨状肌综合征便是指梨状肌刺激或压迫坐骨神经所引起的臀腿部疼痛。其主要病因是髋关节过度内旋、外展而使梨状肌损伤，梨状肌变异也是本病的重要病因。

1. 临床表现

多数患者有扛抬重物或蹲、站时下肢或腰臀部"闪""扭"的外伤史，部分患者有明显的受凉史。伤后臀后部及大腿后侧疼痛，疼痛可放射至整个下肢。俯卧位可在臀部触摸到横条索状物或隆起的梨状肌，局限性压痛明显，直腿抬高试验在60°以前疼痛明显，当超过60°以后，疼痛反而减轻。

2. 自我调养

应注意劳动时的姿势，定时活动腰部，注意保暖，防止风寒外侵。平时锻炼腰部肌肉，增强肌力，减少损伤。

二十二、髋关节脱位

髋关节是人体最稳定的关节，一般不太容易脱位。只有当髋关节处于某种特殊体位，再遇到强大的外伤力时才会脱位。根据脱位方向可分为前脱位、后脱位和中心性脱位三种，其中以后脱位最多见。

1. 临床表现

脱位后髋部剧烈疼痛，可在臀部摸到向后移位突出的股骨头，患肢屈曲、内收、内旋、短缩畸形。如前脱位则患肢外展、外旋，且在髋前扣及移位的股骨头。X线检查可分清脱位的类型和有无合并骨折等。

2. 自我调养

在复位后应早期进行踝部及足部的功能练习，经常做股四头肌的收缩活动。在下地活动后，应逐渐扶双拐杖活动，且在3个月内患肢不能负重。

二十三、先天性髋关节脱位

由于髋关节先天发育不良，髋臼浅而股骨头小，在胎儿生长期中，股骨头就慢慢地从髋臼滑出，形成脱位。多发生于女孩，一侧比两侧多见。

1. 临床表现

本病虽出生时即已存在，但常在幼儿学走路时才因跛行而被发现。因此，家长护理婴儿时要注意本病的早期症状。

最早的症状是大腿内侧和臀下皮肤褶皱不对称，或换尿布时两腿分开不便，患儿步行延迟，当站立行走时就可看出步态异常。单侧脱位者出现跛行，双侧者则见"鸭步"，即身体左右摇摆如鸭行。如让患儿仰卧于平台上，将两下肢髋、膝关节都屈曲90°，然后向两旁分开，如两侧大腿外面均能碰到桌面，则属正常；如一侧碰不到，或两侧都碰不到，或开始碰不到，但髋部发生滑动和弹响声后又能碰到，都说明髋关节有脱位可能。拍X线片即可确诊。

2. 家庭护理

本病强调早期发现，尤在出生后42天内发现则更好，所以在新生儿期家长应仔细观察。对新生儿宜用宽尿布，使双髋轻度外层位，让下肢自己活动，这将有助于髋关节的发育。要坚决改变把双下肢伸直并拢包裹（俗称"打蜡烛包"）的旧习。在髋关节治疗的固定期间，要鼓励患儿适当活动，包括站立、行走，或坐在以足推动的小车内活动，以增强体质，促进骨骼发育。但也要防止固定器械被尿液等弄湿或损伤影响固定效果，并防止皮肤磨损。

二十四、股骨颈骨折

股骨颈骨折最常见于老年人，由于老年人骨质疏松，一般不需很大的外力，例如平地滑倒、下肢突然扭转等即可引起骨折。骨折后股骨头血液供应不足会造成坏死，另一方面不易复位，也不易固定，若处理不当，即可造成残疾。

1. 临床表现

股骨颈骨折可发生在股骨颈的不同部位，但表现症状基本相同。一般骨折后即感髋部疼痛，不能活动，不能站立走路；叩击大转子或脚跟可引起髋关节疼痛；患肢缩短，外旋畸形。有时症状不典型易漏诊，故凡老年人伤后髋部疼痛时即应考虑有骨折的可能性。

2. 自我调养

因卧床时间长，必须注意防止褥疮等并发症。要鼓励早期坐起，做上肢帮健侧下肢活动，患肢的活动应不影响断端，没有愈合前不能盘腿或内收、外旋，不能负重，也不宜侧卧。

二十五、膝关节半月板损伤

半月板是膝关节内股骨髁和胫骨平台之间两块半月形的纤维软骨板，内侧较大，外侧较小。膝关节突然猛烈地扭拐动作，股骨与胫骨的骨端就能把半月板挤住压碎。这类损伤较多见于踢足球、打篮球或膝关节猛烈扭鳖。

1. 临床表现

多数患者受伤史不明了，个别患者破裂时膝关节内有突然的撕裂感，剧烈疼痛，不能主动伸直；3～4 周后症状可逐渐缓解，而患膝仍感软弱无力。半月板损伤的特有症状是"交锁症"和弹响，即在屈伸过程中突然感到膝内好像有东西卡住，不能动弹，如将小腿甩几下，有低钝的"咯嗒"声，或合并有疼痛后关节又恢复了功能，就像"上锁"和"开锁"的过程。有这样的典型症状诊断较易，但并非每个患者均有此症。有些患者以膝痛膝软为主诉，尤其是在高低不平的路面行走，或上下楼梯时更明显。应到医院作详细检查，以防误诊。

2. 自我调养

本病在急性期确诊往往较困难，易误认为是一般的伤筋，故怀疑有半月板损伤者，应及时就诊，并积极进行包括手法、药物、固定和休息的治疗。平时加强体育锻炼，特别是股四头肌运动，并注意患膝保暖，免受风寒。参加体育锻炼要做充分的准备动作，注意运动保护。

二十六、髌骨软化症

本病又称髌骨劳损，是一种由于长期磨损而出现的髌软骨慢性退行性病变。常见于膝关节用力活动频繁者，如登山、跳高、篮排球运动员及半蹲位劳动者，多见于中年人。

1. 临床表现

早期为关节不适感和酸软无力，以后出现疼痛，半蹲位和上下楼梯时症状加重。劳累后加重，休息后症状可缓解，捻摩髌骨时有疼痛及粗糙的摩擦感，髌骨关节面可有压痛。患膝作屈伸时，髌骨下可发出沙沙的捻擦音。单足下蹲时，出现膝痛和膝软无力，抗阻力屈伸时疼痛加重。

2. 自我调养

本病应注意预防，避免长期半蹲位工作及锻炼，避免反复蹬高及下蹲的体育运动。改变生活方式，大小便时少用蹲坑多用马桶。上楼时手扶梯杆或斜行于台阶，以减少屈膝的角度。并注意膝部保暖。在缓解期只能作膝关节不负重情况下的屈伸锻炼，以不引起明显疼痛为度，而决不能反复做下蹲起立的动作，以免增加髌骨的进一步损伤，促使发展成创伤性骨关节炎。

二十七、髌骨骨折

髌骨俗称膝盖骨，其骨折多因突然滑倒或从高处跌下时，股四头肌（大腿前方的肌肉）猛烈收缩，而使髌骨拉断。也有因直接打击在髌骨上而造成粉碎性骨折。

1. 临床表现

骨折后，膝关节腔内积满血液，患膝明显肿胀、疼痛、青紫，不能主动伸直膝关节。骨折有移位者，局部可摸到沟状凹陷，粉碎性骨折则可触及骨擦音。

2. 自我调养

受伤初期（3天内）用冷湿毛巾冷敷，以减少出血；后期（3～10天内）以湿热毛巾热敷或用灯泡烤，促进血肿吸收。局部可外敷跌打膏或金黄散，可口服中药接骨丹。除用抱膝器治疗的骨折外，均可在术后第二天起就积极主动锻炼股四头肌。

二十八、髋、膝、踝部疾病的功能锻炼

适用于髋、膝、踝关节损伤后功能障碍者，功能训练可在每天早晚进行，每次半小时至1小时。

• 肌肉收缩法　膝损伤以后股四头肌最易萎缩，须在仰卧伸膝位练习股四头肌收缩活动。

• 直腿高举法　膝关节放于完全伸直位，徐徐将伸直的下肢高举，然后再逐渐地放回原处，以恢复肌肉的力量。如此，逐渐增加直腿高举的次数，以便恢复肌肉的耐力。甚至在足底部加250～500g的质量后继续练习。

• 伸膝屈膝法　取仰卧位，将膝伸直，练习屈伸活动，以恢复肌力及活动能力。

• 蹬空练习法　取仰卧位两膝伸直，先做踝关节反复屈伸活动，然后屈髋、膝两关节向外上方做蹬空动作。

• 旋转摇膝法　患者站立，两膝呈半屈膝位，两手分别放于膝上，做膝关节旋转活动，可由屈曲到伸直，逐渐由伸直到屈曲，反复活动。

• 上下台阶法　这种活动方法，对于髋、膝、踝关节功能恢复均甚有利。

• 蹬车活动法　是练习髋、膝、踝三关节最好的活动方法，系坐于无前轮的自行车上，两足放于足蹬上，用健足足尖踏入足蹬部以健侧带动后轮旋转，借以练习患侧下肢三个关节活动。

• 足蹬滚木法　患足蹬于圆形木棍上，做前后滚动，练习膝、踝两关节伸屈活动。

• 背伸跖屈法　患者仰卧或坐位，练习踝关节背伸与跖屈活动，先背伸至最大限度，然后跖屈至最大限度，反复7～8次。

- 足踝旋转法　患者仰卧或坐位，先做顺时针方向旋转，再做逆时针方向旋转。

二十九、胫、腓骨骨折

小腿由胫骨和腓骨组成，其中胫骨较粗，是小腿部主要负重的骨骼，因其血液供应较差，故骨折后愈合时间较长。腓骨较细小。一般胫骨骨折多见，胫、腓骨双骨折次之，单纯腓骨骨折较少。

1. 临床表现

局部明显疼痛肿胀、有压痛、活动障碍，更不能负重行走。如移位明显者，则小腿有缩短、成角、旋转等畸形。但小儿青枝骨折、裂缝骨折或单纯腓骨骨折，症状可能很轻微，可能仅有局部稍肿胀和压痛，但多不肯用患肢负重行走，要及时摄 X 线片进一步检查，以免贻误病情。

2. 自我调养

一般在骨折整复（或骨牵引）后第二天起即可作踝关节屈伸和股四头肌的舒缩锻炼，以利消肿；稳定型骨折，4 周后即可带夹板扶双拐杖下床活动，但足底要踏平，不能足尖着地；不稳定型骨折，要 6 周后才可带夹板下地不负重锻炼；如为骨牵引者，要待 X 线片显示有骨痂生长，才可除牵引、带夹板、扶双拐杖下地活动，只有 X 线片及临床检查均达到临床愈合标准后，才可除去夹板，改用单拐杖，逐渐负重。

三十、踝部骨折

踝关节由胫、腓骨下端的关节面和足部距骨滑车共同组成，其主要功能是背伸和跖屈。腓骨下端高突处称外踝；胫骨下端的内侧高突处则称为内踝，其前缘称前踝，其后缘称后踝。踝部骨折通常就是指内、外、后踝的骨折。多数发生在上下楼梯或在崎岖不平的道路上行走，或跳跃时扭蹩受伤。

1. 临床表现

骨折后局部极度肿胀、疼痛、青紫，不能站立或行走；如合并距骨脱位，则畸形明显；如用手触压骨折处，除了疼痛明显加剧外，还可感到骨擦音。

2. 自我调养

一般在整复固定的当天要将患肢抬高放置，并练足趾的屈伸活动，以利消肿；肿退后及时请医生调整夹板扎带松紧度，并在床上练髋、膝关节屈伸，及在夹板固定范围内练习踝关节屈伸活动。除去外固定后，最初在脚下放一圆木踩着来回滚动，然后再持拐杖练习在平地上慢慢步行，继则在扶持下练习起蹲动作，最后练踝关节内外翻，直至正常生活。功能锻炼一定要循序渐进，不能盲目求快。

三十一、踝部扭伤

踝部扭伤，主要是踝关节周围韧带的损伤，特别是外侧韧带损伤临床最多见（因内侧韧带比较坚强）。多数是在高低不平的道路上急行或上下楼梯时蹩伤。

1. 临床表现

若仅为韧带捩伤（韧带部分损伤而未造成关节脱位趋势者称为捩伤）、伤势较轻者，当时症状不明显，但数小时后局部即有明显肿胀疼痛，影响走路，局部皮下淤血、压痛。若为韧带部分撕裂或完全断裂者，则当场很快就会肿胀疼痛不敢着地，甚至出现畸形，青紫瘀斑一般要 2～3 天后才会反映出来，如将踝关节作向内或外翻时，伤处剧痛。

2. 自我调养

伤筋不是轻症，亦应适当固定和锻炼，才会完善康复。在解除固定后，应先练踝关节的屈伸功能，忌内外翻动作，3～4周后再逐步负重走路，同时在家里可配合中药局部熏洗。

三十二、扁平足

扁平足是指足弓（脚心的凹陷）消失而言，足弓靠肌力和韧带维系其正常结构，如青春期体重的骤增、怀孕、久病初愈、起立过早及过度负重或站立过久等导致肌力不足而引起本症。

1. 临床表现

初期，在多走或多立后感到足内侧发热、酸胀、小腿外侧肌肉可酸痛，但经过一夜休息后，症状可消失。如果继续发展，症状就逐渐加重，行走不多或站立不久即痛。但有些患者未有任何症状，检查时常可发现足弓变平，足内侧（舟骨）凸出。足内侧以及踝部可有压痛点。症状比较严重的患者，足内翻运动（如踢毽子）大受限制。

2. 自我调养

有扁平足家族史的幼儿，或已被发现没有足弓但无症状的患弓，应注意不要穿平底鞋，走路不要过多，站立不要过久，更不要负重行走，穿鞋应选择带跟的，并且应在脚心内侧鞋底上加一薄垫。家长应为患儿特做一个两头低、中间高的楔状木块，让患儿站在该木块上坚持练习；还可经常让患儿赤着双脚在沙地上行走；以此来增强其足底肌力，恢复正常足弓。

还可做一些功能练习。一种方式是患儿有意用脚在水中反复抓起小石或小玩具；另一种方式是，用脚趾抓火柴棍等，来加强足内肌的肌力。此外，还可适当辅用理疗或药物治疗，如足疼痛的可行足底热敷或按摩。

三十三、 踇外翻

这是足部常见的畸形，表现拇趾向外移位，第一跖骨远端向内移位，跖骨远侧肿痛，俗称踇囊炎，很多踇外翻与扁平足并发。新生儿很少见到踇外翻，穿尖头高跟鞋是发生踇外翻的重要原因，一部分患者有遗传因素。

1. 临床表现

踇外翻常为双侧，亦有单侧者，主要症状是拇趾外翻和走路时足前内侧疼痛。当踇囊炎急性发作时，跖趾关节内侧肿胀，并有积液。

2. 自我调养

从青少年开始要注意预防，穿用宽大合适的鞋。在手术之前或错过手术机会的患者平时要注意不穿尖头鞋，以免使踇外翻畸形加重。踇外翻患者也不宜穿高跟鞋、硬底鞋。行走时局部疼痛的可穿矫形鞋，亦可贴伤湿止痛膏，局部理疗、热疗等。矫形手术后，也要注意防止复发。

三十四、跟痛症

在行走或站立时足跟发生疼痛，称跟痛症。它是跟骨底面由于慢性劳损，或伴有跟骨骨刺、跟骨结节滑囊炎等而致跟痛，是一种较为常见的中老年慢性疾病。

1. 临床表现

跟痛症多在一侧发病，也可两侧同时发病，疼痛轻重不一。起病缓慢，早晨起床下地足跟痛，稍走动后缓解，行走较多，疼痛又明显，严重时影响走动。局部不红不肿。在跟骨内侧结节处，相当于跟部前方偏内侧有一局限性压痛点。X线照片有的有骨刺，有的无骨刺。有的还可自行痊愈。

2. 自我调养

尽量减少局部刺激，穿软底或带软垫的鞋。本病不一定由骨刺引起，即使是由骨刺引起，也不必有畏惧感，经治疗，症状完全可以缓解。

跟骨骨刺验方：夏枯草50g，浸入1000mL米醋中，浸足。

三十五、骨关节结核

骨关节结核是一种由结核杆菌引起的骨、关节损害，它是其他部位的结核继发而来的。俗称"骨痨"，中医称为"流痰"。本病好发于青少年，30岁以下的患者占大多数。发病部位以脊柱为最多，其次是髋关节、膝关节。

骨与关节结核按其病理发展的过程，大致可分为三个阶段：第一阶段是结核病变局限于骨端或滑膜，此时若能及时治疗，可望取得关节功能的保全；当结核病变蔓延到整个关节时，已属第二阶段，此时即使经治愈合，但仍不免对关节功能有所影响；第三阶段是冷性脓肿穿破软组织，形成瘘管，并可继发其他化脓性细菌的感染，使病情趋于复杂和严重。

1. 临床表现

一般发病缓慢，早期无明显全身症状。如在结核活动期，可有低热、全身无力、体重减轻、食欲不振、夜间盗汗等症状。局部表现为患处隐隐酸痛，局部皮肉既不红热，又不肿胀（这与化脓性骨髓炎的脓肿不同，故把结核病形成的脓肿称为冷脓肿）。继则关节活动障碍，动则疼痛加剧，关节四周日见肿胀，关节上下肌肉呈失用性萎缩，关节呈梭形肿胀。如脓肿已成熟，患处出现透红一点，按之有波动感。破溃之后，疮口时流稀脓，或夹有败絮样物质（干酪样坏死）。日久疮口凹陷，周围皮色紫暗，形成窦道，不易收口。

病程很长的患者，患处畸形和关节功能障碍十分明显。如脊柱结核可出现驼背畸形，弯腰不便，甚或瘫痪；膝关节结核出现关节畸形、强直；髋关节出现病理性后脱位，有屈曲、内旋、内收的畸形。

2. 何时就诊

本病早期诊断及早期治疗是关键，及早诊治可减少残废，防止混合感染、畸形、强直、截瘫等并发症，可早日康复。如出现儿童无故夜啼、跛行、关节肿胀、疼痛，以及不能弯腰拾东西等症状，便应及时到医院进行检查，以排除或早日明确诊断。

3. 自我调养

本病应强调全身调治，加强营养，充分休息。忧郁也可使疾病发展，因此清心静养和精神安慰，有助于恢复健康。患者在发热、化脓时，消耗增多，除用药物调补扶助正气外，应饮食调宜，增加营养，注意高能量、维生素及蛋白质的摄入。一般不必忌口，但在病变进展时，忌食鱼腥、酒类、葱、椒、大蒜等腥燥发物。全身和局部运动应根据患者全身情况及病变发展情况而定。一般来说，体温高、病变不稳定的应强调休息；而体温不高、病变较为稳定的，可适当增加活动（日光浴、呼吸新鲜空气等），不必强调绝对卧床，适当的运动仍是必要的。

积极开展肺结核的普查、普治，可减少骨关节结核的发生。一旦发现开放性肺结核患者，应进行隔离。在儿童期，应做卡介苗预防接种，加强体育锻炼。

三十六、化脓性骨髓炎

化脓性骨髓炎是骨髓、骨和骨膜（即整个骨组织）的化脓性炎症，并不局限于骨髓，中医称为"附骨疽""骨疽"。它大多是由于身体其他部位的化脓性病灶，如疖、痈、中耳炎、扁桃体炎等，经血液循环，把细菌带入骨内引起，这称为血源性骨髓炎；有一部分是细菌经过伤口被带入骨内，如开放骨折引起的骨髓炎；也有由于软组织感染，细菌直接进入附近骨引起，如脓性指头炎引起指骨骨髓炎等。

好发的部位为胫骨上、下端，股骨下端，肱骨上端及桡骨远端。血源性感染多从长骨干骺端开始，多发于童年。干骺端的感染灶可形成局限性骨脓肿，病变扩展时可侵入骨髓腔或形成骨膜下脓肿，进一步形成死骨。新生骨又不断生长把"死骨"包围起来形成"包壳"。脓液如果穿破皮肤，就形成不易收口的"瘘管"。

1. 临床表现

化脓性骨髓炎急性期患者往往高热、发冷，体温有时可高达40℃左右。局部出现患肢疼痛、红肿、发热、压痛、肌肉痉挛，患肢怕人触动，邻近的关节屈曲，则患肢出现疼痛且逐步加剧。如果此时治疗不彻底，即可转变成慢性骨髓炎。慢性期患者，表现为"伤口多年来时发时愈"，这种伤口常常脓液不多，也没有明显疼痛，有时可能自己愈合，但间隔一定时期伤口会红肿、疼痛，破溃后症状消失，反复发作，形成经久不愈的瘘管，有时会有小的碎骨片从伤口流出。X线检查可以了解骨质破坏情况，有无"死骨"和病变范围。

2. 自我调养

本病好发于儿童，故10岁以下儿童，突发高热，近关节的骨干骺端有深压痛，首先应考虑到本病的可能，宜及早诊治，以免形成慢性骨髓炎。骨髓炎严重时应切实注意患肢固定，以预防病理性骨折。开放性骨折及人工关节置换术等，一定要彻底清创及无菌操作，术后应负压引流及应用有效的广谱抗生素以防骨内感染。

骨髓炎日久不愈，形成窦道，排脓不止，易耗损气血津液，应注意调摄，补充营养，还可用猪骨头煮汤饮服，取以骨补骨之效。

三十七、骨质疏松症

骨质疏松是指单位体积内骨量减少，即骨组织的有机成分和无机成分都减少。由于骨的体积未变而骨组织量减少，故骨的致密度必然降低，因而命名为骨质疏松症。疏松的骨比较脆弱，容易在轻微创伤或没有明显损伤的情况下发生骨折。

此病分为原发及继发两大类。原发者见于老年性骨质疏松及妇女绝经后骨质疏松，其原因未明。继发性骨质疏松症包括了多种发生于某些已知原因基础上的骨质疏松，这些原因包括内分泌疾病（如皮质醇增多症、性腺功能不足、甲状腺功能亢进等）、营养不良、长期卧床、持续使用糖皮质激素、骨髓瘤和淋巴瘤等。

1. 临床表现

有些患者虽然已经有骨质疏松症但并无自觉不适，仍可照常活动，但一旦发生轻度损伤，即可能出现某一部位的骨折。多数患者常有周身性疼痛，主要涉及背部和骨盆处，属钝痛性质，也可因某处骨折而出现该处剧烈疼痛。患本病时容易发生骨折的部位包括脊椎（尤其是腰椎）、股骨颈、桡骨远端等。

其主要检查是 X 线照片。目前有些医院开展了骨密度测定，其指标更加敏感。

2. 自我调养

自膳食摄入足够量含钙的食物，如乳类及乳制品、排骨、蛋、虾皮、豆类及豆制品、海带、紫菜、发菜、银耳、木耳，在日常吃的蔬菜中还有苋菜、香菜、芹菜、小白菜等。

应多吃新鲜蔬菜水果，以保证供给充足的维生素 C。

还应摄入足够的蛋白质，可选用牛奶、鸡蛋、鱼、鸡、瘦肉、豆制品等，以及一些含胶原蛋白的食物，如蹄筋、猪蹄等。

另外，应多参加一些户外活动，并适当增加一些体育锻炼以获取充足的日光照射，增加体内维生素 D 来源，减少骨质的损失。

三十八、类风湿性关节炎

类风湿性关节炎简称类风湿，是一种以关节非化脓性炎症为主要特征的慢性全身性疾病，凡构成关节的各种组织均可累及。多见于女性。它是一种自身免疫性疾病，但病因未明，一般认为其发病与自身免疫、遗传、感染等有关，寒冷、潮湿、外伤、营养不良、精神刺激等多为本病的诱发因素。好发年龄为 20～45 岁。

1. 临床表现

其突出的临床表现呈对称的多发关节炎，特别以手足指、趾、腕、踝等小关节最易受累。早期或急性期关节呈红、肿、热、痛和运动障碍，晚期则关节强直或畸形，并有骨和骨骼肌萎缩。在整个病程中，患者可有发热、无力、贫血、皮下结节、心包膜炎、胸膜炎、血管炎等病变。晚期关节畸形，症状较典型，手指呈现"天鹅颈"状畸形，膝、肘、腕关节固定在屈位，严重影响患者活动，甚至生活不能自理。

2. 何时就诊

本病起病迟缓，早期症状可有乏力、低热、胃纳减退、手脚发冷等全身表现。此外，患者晨间起床，常常感觉手指关节僵硬，谓之晨僵，是本病关节受累的早期症状。一旦出现便应及时去医院就诊，医生根据其症状、体征，一般可作出初步诊断。若实验检查类风湿因子阳性、血沉加快等，或 X 线有改变可以明确诊断。

3. 自我调养

本病约 1/3 病例可自行缓解而不再发作，发展至完全瘫痪者只是极少数，一旦患病，不必忧心忡忡，而应积极求医治疗。本病一般皆需长期用药，药物治疗一定在医生指导下进行，切勿凭传言和药物说明书自行用药，以防药物副作用或延误病情。

本病在急性期有发热及关节肿痛，要注意将患肢置于最适合工作需要的功能位，以防止产生畸形；全身症状严重者应卧床休息，至症状基本消失为止。待病情改善 2 周后再逐渐增加活动，以免过久卧床导致关节废用、强直。在急性期症状缓解后，只要患者可以耐受，便要早期有规律地做主动或被动的关节锻炼；缓解期还要根据自己的健康状况选择适当的项目进行体质锻炼。

饮食以清淡而富营养为宜，应含有足够量的蛋白质和维生素，但应忌膏粱厚味，戒烟酒。当发现有慢性感染灶，如扁桃体炎、中耳炎、副鼻窦炎、龋齿等，应在不妨碍患者健康的情况下尽早到医院清除，这可增加患者抵抗力。

三十九、骨性关节炎

本病又称老年性关节炎、肥大性关节炎、增生性关节炎，是一种多发生于中年以后的退行性关节病变；但也可在某些创伤、畸形、疾病的基础上造成软骨的损害。此病多见于大关节，以髋关节和膝关节最为常见，也可发生于手部小关节，如远端指间关节。大关节骨性关节炎多见于男性，而手指骨关节炎多见于女性。

1. 临床表现

最早而突出的症状是受累关节酸痛、僵硬，开始多发于晨起或久坐后立起时，故俗称"晨僵"；活动后可以缓解，但活动过多又再疼痛，多为钝痛。严重时，休息也感疼痛，甚至影响睡眠。寒冷和潮湿会使疼痛和僵硬感加剧。临床检查可见关节肿胀、肌肉萎缩，活动关节时有摩擦声或摩擦感。

本病是一种退行性病变，因此血沉不快、血清黏蛋白亦正常，不会产生关节强直，这可与类风湿性关节炎相区别。手指骨关节炎还须与痛风相区别，方法比较简单，主要取决于血尿酸浓度是否异常增高。

2. 自我调养

一般急性发作期宜休息，缓解期可在不负重情况下练舒缩活动，但不宜做反复蹲站动作。可结合全身性体育锻炼以增强体质，可做练功十八法、打太极拳等。

平时病患关节的保暖很重要，例如膝关节白天可戴护膝，晚上改用毛巾包裹。尤其在夏天，不宜在运动出汗后用冷水冲洗患处，并尽量避免电风扇直接吹向患处。

参考文献

［1］陈楠.中华养生全书（1-4卷）.北京：九州图书出版社，1999.

［2］吴志超.导引养生史论稿.北京：北京体育大学出版社，1996.

［3］宋修海.实用医疗体育.北京：华夏出版社，1989.

［4］庄元明.练功十八法.上海：上海科学技术出版社，1983.

［5］张世显.中国医学百科全书·康复医学分册.上海：上海科学技术出版社，1986.

［6］樊润泵.养生保健集.湖北：湖北科学技术出版社，1985.

［7］北京市人民政府.环境与健康.北京：人民卫生出版社，2013.

［8］正坤.黄帝内经.北京：中国文史出版社，2003.

［9］刘占文.中医养生学.上海：上海中医学院出版社，1989.

［10］郑金生.饮食起居.北京：科学普及出版社，1988.

［11］凯蒂·希伊，著.实用医疗体育手册.张路德，朱晓萌，译.郑州：河南科学技术出版社，2002.

［12］闻庆汉.图解养生.武汉：湖北科学技术出版社，2011.

［13］严晓莉.黄帝内经二十四节气养生法.西安：第四军医大学出版社，2010.

［14］谢华.黄帝内经.北京：中医古籍出版社，2006.

［15］周九如.中华饮食养生.重庆：重庆出版社，2007.

［16］刘荣奇.四季养生宝典.北京：海潮出版社，2006.

［17］姚大力.家庭医疗保健百科.北京：中国人口出版社，2004.

［18］姚鸿恩.体育保健学.4版.北京：高等教育出版社，2006.

［19］曲绵域，于长隆.实用运动医学.北京：北京大学医学出版社出版，2003.

［20］黄涛.运动损伤的治疗与康复.北京：北京体育大学出版社，2010.